Sabrina Herber • Eliane Zimmermann

Aromatherapie für Frauen

Sabrina Herber • Eliane Zimmermann

Aromatherapie für Frauen

Inhaltsverzeichnis

Geleitwort von Frau Dr. Dorothee Struck

In meiner gynäkologischen Praxis spielen ätherische Öle eine wichtige Rolle. Ich wüsste nicht, wie ich meinen Praxisalltag ohne diese „duften" Helfer im besten Sinne komplementär gestalten sollte.

Nicht zuletzt meine Kinderwunsch-Patientinnen schätzen sie sehr, denn ein Storchschnabelgewächs kann ein bewährter Helfer sein, um den „Storch" anzulocken. Wir Insiderinnen wissen das seit Jahrhunderten. Darum setzen wir beispielsweise das blumig duftende Öl aus den Blättern der Rosengeranie ein, dazu sinnliche Rosen- und Jasmindüfte. Auch für Männer mit nicht ganz so idealem Spermiogramm können Sie unser Behandlungskonzept ergänzen und die Durchblutung anregen. Nein, nicht zur Massage, dort, wo Sie jetzt denken, sondern am Rücken in den Segmenten, die für die Durchblutung des Hodens zuständig sind, können Rosmarin & Co nützlich sein.

Auch bei Lichen sclerosus, einer sehr unangenehm juckenden Hauterkrankung der Vulva, sind viele meiner Patientinnen dankbar, wenn ihre Beschwerden mithilfe eines Pflegeöls, z. B. mit Cistrose, Weihrauch, Neroli und Rosenattar sowie Sanddornfruchtfleischöl, gelindert werden. Bei gut gepflegten Venuslippen vergrößern sich die Abstände zwischen den Krankheitsschüben, die Haut wird beruhigt und Cortison-Anwendungen sind nicht mehr so oft nötig. Je seltener sich der Lichen bemerkbar macht, desto geringer ist auch das Risiko, dass sich Vulvakrebs entwickelt.

Bei auffälligen Pap-Abstrichen können wir den Patientinnen Zäpfchen mit virenhemmenden und antientzündlichen ätherischen Ölen an die Hand geben, um den Muttermund zwischen den Kontrollen aktiv zu pflegen. Die einzige Beschwerde, die Patientinnen gelegentlich schmunzelnd vorbringen, lautet, sie hätten während der Behandlung wie ein Blumenladen geduftet.

Dass Frauen – ob jung oder reiferen Alters – bei kleineren Gesundheitsproblemen und insbesondere bei begleitendem Kummer nicht immer die Gynäkologin aufsuchen, ist verständlich. Deshalb freut es mich, dass sie nun von einem praxisorientierten Buch über ätherische Öle und ihre Anwendungsmöglichkeiten an die Hand genommen werden. Es wurde von zwei fachkundigen Expertinnen geschrieben, die auf langjährige eigene Erfahrungen mit ätherischen Ölen zurückblicken können.

Ich wünsche den Leserinnen, dass ätherische Öle auch in ihrem Leben den Platz finden, den sie verdienen.

Dr. Dorothee Struck, Gynäkologin & Ärztin für Naturheilkunde, Kiel

Vorwort der Autorinnen

„Frausein“ ist heute mit vielen Chancen und Möglichkeiten, aber auch mit vielen Herausforderungen verbunden – mehr denn je.

Als aromatherapiebegeisterte Frauen und erfahrene, international tätige Seminarleiterinnen möchten wir Ihnen mit diesem Buch eine Vielzahl an Tipps und Erfahrungen im Zusammenhang mit ätherischen Ölen an die Hand geben. Die erprobten Rezepturen haben auch uns persönlich in den schon „durchlebten“ Phasen des Frauseins immer wieder wertvolle Hilfe geleistet.

Ob es darum ging, neuen Herausforderungen zu begegnen, partnerschaftliche Krisen zu überwinden, bei der Geburt unserer Kinder Unterstützung zu finden, das Wochenbett zu genießen, Menstruationsprobleme auszuhalten, Stimmungsschwankungen zu glätten oder auch die Zeit des Wandels einigermaßen entspannt zu überstehen – immer fanden und finden wir mit den verschiedenen ätherischen Ölen eine natürliche Hausapotheke vor.

Während unserer langjährigen intensiven Beschäftigung mit diesen kostbaren, fein duftenden Essenzen erfahren wir immer wieder, dass die Stärken der ätherischen Öle nicht nur im Bereich der allseits bekannten körperlichen Anwendungen, wie zum Beispiel bei Erkältungskrankheiten oder bei Muskelschmerzen, zu finden sind, sondern sich gleichermaßen stark auch auf unser Gefühlsleben positiv auswirken können.

Dies liegt unter anderem daran, dass Düfte uns den „roten Faden für die Nase“ schenken. Über die vielen feinen Rezeptoren der Riechschleimhaut, gelangen die vielschichtigen Informationen der Düfte in Form von elektrischen Impulsen direkt in das limbische System unseres Gehirns. So helfen Düfte zum Beispiel beim Steuern der Stress- und Geschlechtshormone, fördern Regenerationsabläufe sowie Entspannungsvorgänge und stärken das Konzentrationsvermögen.

Wir wünschen allen unseren Leserinnen, von dem wunderbaren Tanz der Naturdüfte zu profitieren und mit ihrem persönlichen „Duftkoffer“ viel Unterstützung zu erfahren sowie auch Töchter, Enkeltöchter, Mütter und Großmütter und natürlich auch Freundinnen mit den unterschiedlichen Düften zu verzaubern.

Eliane Zimmermann und Sabrina Herber

Einleitung

Ätherische Öle enthalten ein schier unüberschaubares Spektrum an unterschiedlichsten Inhaltsstoffen, einen geradezu aromatischen Regenbogen. Für jede Farbe, also für jeden Gemütszustand, finden wir Antworten in unserem Ölekoffer. Fast nebenbei und auf überaus angenehm fein duftende Weise pflegen wir damit unsere Gesundheit. Wir können Infektionen vorbeugen und hervorragend die kleinen „Zipperlein", die uns in einem Frauenleben so unterkommen, balancieren und kurieren.

Natürliche Duftstoffe können großartige Begleiter sein, denn sie beeinflussen Körper und Seele gleichermaßen. Da immer der Geruchssinn der betreffenden Frau mit einbezogen werden sollte, steht uns zudem ein hervorragender „Kompass" zur Verfügung: „Immer der Nase nach" führt zu bestmöglichen – manchmal geradezu verblüffenden – Erfolgen für das Wohlbefinden von Körper und Seele.

Die passen wie maßgeschneidert zu den Konzepten der Salutogenese und der Psychoneuroimmunologie (PNI). Diese relativ neuen Begriffe beschreiben die einst gar nicht ernst genommenen Zusammenhänge von Innenleben und körperlichen Störungen. Der amerikanische Psychologe Robert Ader (1932–2011) wies in den 1970er-Jahren nach, dass unser Immunsystem mit dem zentralen Nervensystem zusammenarbeitet und sogar lernfähig ist. Es kann geradezu umprogrammiert werden. Sehr eindrucksvoll sichtbar wird das im Bereich der Neurolinguistik (NLP), die auch in jener Zeit bekannt wurde: Eine allergische Reaktion beispielsweise kann tatsächlich wieder „entlernt" werden, denn sie wurde ja auch irgendwann vom Körper erlernt. Wir konnten bereits hervorragende Erfahrungen mit der Linderung von Allergie-Symptomen machen. Ätherische Öle liefern höchst effektive Unterstützung in diesem Bereich.

Aus der PNI wissen wir, dass Botenstoffe des Nervensystems auf unser Immunsystem, und umgekehrt Botenstoffe des Immunsystems auf unser Nervensystem, wirken. Diese Forschungsergebnisse belegen, dass unser psychisches Wohlbefinden von großer Bedeutung für körperliche Genesungsprozesse ist. Viele ätherische Öle, wenn nicht sogar alle, beeinflussen beide Bereiche gleichermaßen – fast immer auf eine sehr positive Art.

Der israelisch-amerikanische Medizinsoziologe Aaron Antonovsky (1923–1994) prägte den schönen Begriff „Salutogenese" in den 1980er-Jahren: „salus" bedeutet Gesundheit und „genese" bezeichnet eine Entstehung. Er begreift Gesundheit nicht als Zustand, sondern als einen Prozess, der sich stets an das Leben eines Menschen anpasst. Wir möchten mit diesem Buch zeigen, dass es einfache und angenehme Möglichkeiten gibt, Frauen bei der Pflege und Erhaltung ihrer Gesundheit zu unterstützen.

Wir meinen, dass es überhaupt nicht kompliziert ist, mehr Eigenverantwortung im Zusammenhang mit Gesundheitsthemen zu entwickeln. Darum geben wir neben bewährten Rezepturen auch andere Ideen samt etwas Hintergrundwissen weiter. Auch Kritik werden Sie von uns lesen. Denn wir denken, es ist an der Zeit, sich von der konsumorientierten Industrie zu befreien, Dinge zu hinterfragen und nicht nur die Schönheitspflege zu betrachten. Wir sind tief davon überzeugt, dass wir Frauen es zulassen dürfen, uns so zu akzeptieren, wie wir sind, als individuelle Wesen mit der uns eigenen inneren und äußeren Schönheit. Wenn wir im Frieden mit uns selbst leben lernen, werden wir auch automatisch mehr Achtsamkeit für unsere Erde und für andere Kreaturen empfinden können.

Ätherische Öle balancieren Seele und Körper, sie helfen, die Spannungen zwischen Innenleben und Außenwelt wieder in Harmonie zu bringen. Die Auswahl an unterschiedlichsten Düften ist so groß, dass jede Frau für viele Situationen ihres Lebens ihren ganz persönlichen Duft erschaffen kann. Wir nehmen Sie sozusagen an die Hand, wir teilen unsere Erfahrungen mit Ihnen, damit Sie mithilfe dieser wundervollen Signalstoffe des Pflanzenreichs hautnah erleben können, dass diese alle unsere Sinne wohltuend bereichern können, damit die Herausforderungen unseres vielschichtigen Frauen-Daseins mit Leichtigkeit und Freude gelebt werden können.

Für die Leserinnen, die tiefer in die Thematik der Aromatherapie für Frauen einsteigen möchten, weisen wir im Buch immer wieder auf internationale Studien und wissenschaftliche Untersuchungen zu der jeweiligen Thematik im Zusammenhang mit ätherischen Ölen hin. Im Schlussteil des Buches sind die entsprechenden Quellenangaben zu finden.

Dieses Zeichen zeigt Ihnen an, dass über den QR Code auf der Klappe des Umschlags weitere Studien zum Thema nachzulesen sind.

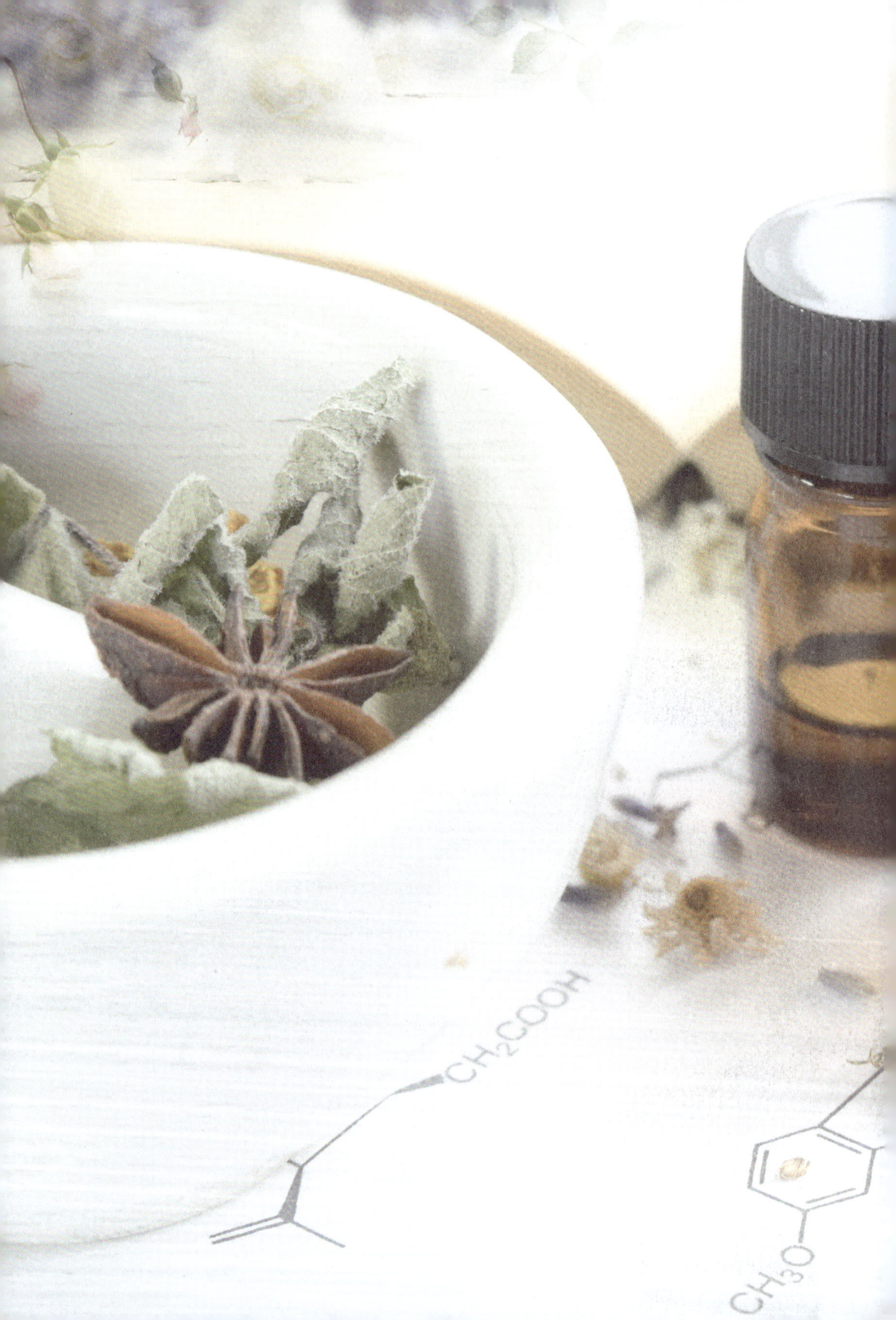
CH2COOH
CH3O

Die Welt der ätherischen Öle

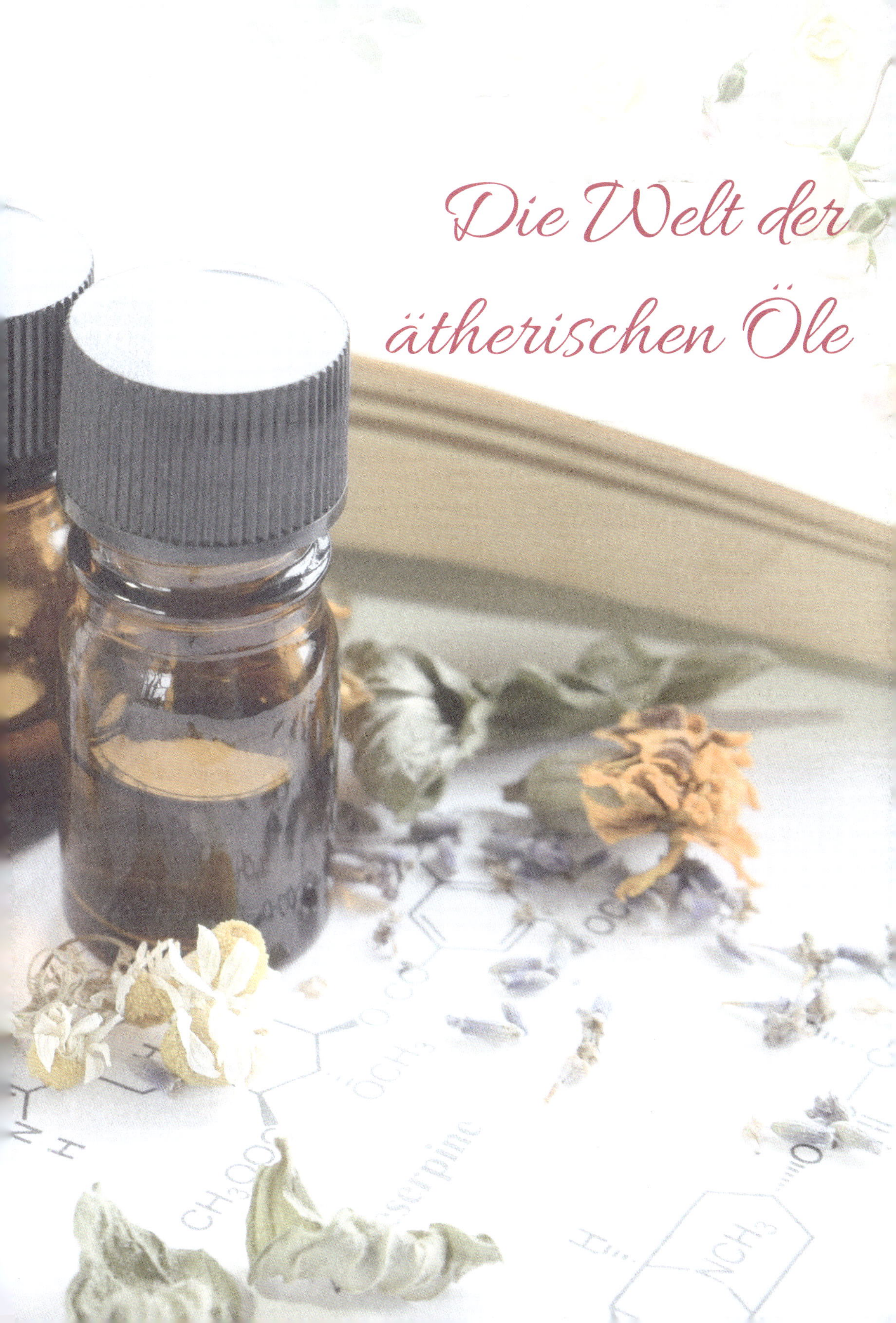

Was sind ätherische Öle?

Das Wort „ätherisch" bedeutete einst „flüchtig", also ähnlich flüchtig und auch süßlich duftend wie Äther bzw. Diethylether (heute: Ether). Dieses Gas wurde vor noch nicht allzu langer Zeit zur Betäubung vor Operationen eingesetzt. Äther ist auch ein alter Begriff für Himmel. Ätherische Öle steigen auf in Richtung Himmel, sie flüchten nach oben. Sicherlich steckte in alten Zeiten dieser Gedanke hinter dem Räuchern als Opfergabe für die Götter „dort oben". Was können wir ihnen oder dem einzigen Gott im Himmel als irdisches Geschenk überreichen? Wenn überhaupt etwas, dann sind es die duftenden Moleküle, sie stiegen bereits vor Jahrtausenden völlig ohne Technik oder Kraftaufwand in den Äther auf. Im übertragenen Sinne bedeutet dieses hübsche Wort deshalb auch so viel wie „engelhaft, zart, durchgeistigt, himmlisch".

Gelegentlich sehen wir auch den Begriff „etherische Öle", dieser wurde an die internationale Anpassung von chemischen Begriffen angelehnt, d. h. aus Äther wurde Ether. Doch nur sehr wenige Naturdüfte, die uns zur Verfügung stehen, enthalten relevante Mengen an Ethern. Das sind beispielsweise Basilikumöl mit Methylchavicol (Estragol) sowie Fenchel- und Anisöl mit Anethol. Beides sind fast identische Moleküle (Isomere) mit stark lösender Wirkung auf ein angespanntes Nervenkostüm – da kommen Assoziationen an die Narkose auf.

Gewinnung und Aufgaben von ätherischen Ölen

Ätherische Öle werden aus vielen Pflanzen gewonnen – und zwar aus ihren unterschiedlichen Teilen. Das können Blätter, Blüten, Wurzeln, Samen oder Früchte sein. Diese Naturdüfte zählen zu den sekundären Pflanzenstoffen, welche wir mit der Nahrung – freilich nur in winzigen Mengen – essen sollten, beispielsweise in Kirschen, Tomaten, Lauch, Sellerie, Knoblauch etc. Auch hochwertige Kräutertees enthalten ätherische Öle (Fenchel-, Thymian- und Kamillentee). Gemeinsam ist ihnen der intensive Geruch und eben ihre Flüchtigkeit. Ein Grund mehr, sich mit möglichst lokal erzeugter Nahrung zu versorgen. Denn weit gereiste Pflanzen büßen ihre winzigen Duftmoleküle schnell ein.

Jedes ätherische Öl besteht aus einer Vielzahl einzelner Inhaltsstoffe – 400 und mehr, je nach Analyseaufwand. Diese verleihen dem jeweiligen ätherischen Öl seinen einzigartigen Geruch und seine spezielle pharmazeutische Wirkweise. Jeder einzelne Naturduft ist eine kleine Hausapotheke für die Pflanze, die ihn produziert – seine einzelnen Moleküle schützen sie vor Krankheiten, die durch Bakterien, Pilze oder Viren ausgelöst werden. Gleichzeitig können gefräßige Schädlinge verscheucht und bestimmte Insekten angelockt werden.

Ätherische Öle – Signalstoffe der Pflanzenwelt

Düfte, die uns entspannen und glücklich machen, können jedoch auf manch andere Kreatur ganz gegenteilig wirken. Insekten, wie Käfer, Mücken, Raupen, Läuse, Wanzen, und Spinnentiere fürchten gewisse Gerüche und werden dadurch in die Flucht geschlagen. Ein guter Trick von Pflanzen, die sich schließlich weder mit Knüppeln noch mit Kanonen gegen die hungrigen Wesen verteidigen können. Gesunde Pflanzen, die gemischt mit „Kollegen“ anderer Gattungen in harmonischer Gemeinschaft gedeihen und deren Kommunikation unter der Erde nicht allzu gestört wird, trennen sich gerne von einzelnen Zweigen und Blättern, doch ihre Signalstoffe verhindern meist Schlimmeres. So werden Insekten satt und das Grünwesen überlebt trotzdem.

Anders als von Menschenhand gebastelte Riechstoffe erfüllen ätherische Öle als Signalstoffe innerhalb der Pflanzenwelt eine wichtige Rolle. Das Grünzeug kommuniziert mit Insekten. Diese werden abgewehrt oder es werden mithilfe dieses „duften Alphabets“ verbündete Kreaturen zu Hilfe gerufen. Beispielsweise wird Geraniol von Bienen als leicht desinfizierender „Nestgeruch“ gebildet, doch auch Rosen bauen diesen feinen Naturduft. Die Blüten werden angeflogen, weil sie vertraut duften. Schwerere, fast hypnotisch wirkende Riechstoffe, wie Phenylethanol mitten in der Rosenblüte, führen zu „Freudentänzen“ der Bienen. Mit diesen Bewegungen erhalten sie schöne Pakete besten Futters und sorgen nebenbei für die Bestäubung.

Entweder folgen also die Tierchen, die für die Bestäubung wichtig sind, dem „unwiderstehlichen“ Duft: Die verlockende Riechspur ist für die Bildung von Früchten und damit auch für die Fortpflanzung zuständig. Oder es werden „Alliierte“ per Riechstoff herbeizitiert. Von einigen Pflanzen ist inzwischen bekannt, dass sie am Speichel des knabbernden Feindes „erkennen“ können, um wen es sich handelt. Sogleich sondern sie stark flüchtige Riechmoleküle in die Umgebung ab, worauf wiederum ein Fraßfeind des Knabber-Ungetüms herbeigeeilt kommt und dieses zerstört (beispielsweise durch Ablegen von Maden, die sich von dem Knabbertier ernähren (Köchlin 2013). Wie der Wissenschaftsjournalist Volker Arzt bereits so schön im Untertitel seines Buches *Kluge Pflanzen* sagt: „Pflanzen locken, lügen und wehren sich" (Arzt 2011).

Ein feines, noch weitgehend unbekanntes Gleichgewicht zwischen dem Geschehen ihrer Umwelt (Wetter, Boden, Insektenpopulation) und ihrem Stoffwechsel sicherte einst das Überleben der lokalen Pflanzenwelt. Heutzutage kann fast alles an beliebigen Orten angebaut werden, dank chemischer Cocktails, Gewächshäusern, so weit das Auge reicht, Wasserpumpen, Heizungsanlagen und noch vieler anderer Wunder der modernen Technik. Diese macht auch vor dem Massenanbau von Duftpflanzen keinen Halt mehr.

Die Analytik, ein Teilbereich der Chemie, beschäftigt sich mit den in größeren Mengen enthaltenen Inhaltsstoffen von Ätherisch-Öl-Pflanzen. Darum wissen wir noch viel zu wenig über die „Mini-Stoffe", also die Riechstoffe, die im Bereich unter einem Prozent im ätherischen Öl enthalten sind. Erste Erfahrungen, vor allem Erlebnisse im faszinierenden Bereich der osmologischen Beratung, zeigen allerdings deutlich, dass diese „Minis" die Emotionen stark ansprechen können. Als Beispiel sei das Grapefruit-Mercaptan (1-p-Menthen-8-thiol) genannt, es ist zu ca. 0,01 % im ätherischen Öl der Grapefruitschale enthalten.

Diesen schwefeligen Stoff können wir noch riechen, wenn er 10-4 ppb verdünnt ist (oder 1 g in 10 Millionen Tonnen Wasser = ein sehr großer See). In vielen Absolues aus Blüten sind ebenso Spuren von Schwefel enthalten. Auch Spuren von Stickstoff scheinen eine deutliche Wirkung auf Insekten und Menschen auszuüben. Es sieht so aus, als ob diese „Spurenstoffe" eine sanft regulierende Wirkung in der Natur ausüben. Diese Erkenntnis könnte auch für den Obst- und Gemüseanbau in Zukunft interessant sein.

Doch dafür müssen Pflanzen möglichst naturnah wachsen dürfen. Wenn sie mit Gift sozusagen „verwöhnt" werden, also nicht mehr in Kommunikation mit Insekten und ihresgleichen zu treten brauchen, oder mit künstlichen Düngern, Plastikfolien oder Wachstumshormonen wie auf Intensivstationen gehalten werden, verkümmern ihre wundersamen Fähigkeiten zum Austausch mit anderen Lebewesen. Ihr Aroma verflüchtigt sich buchstäblich, ihre kommunikativen „Duftbuchstaben" werden völlig überflüssig und die gesundheitsfördernden Eigenschaften für uns Menschen gehen ebenfalls verloren. Uns steht dann nur noch „kastriertes" und „unglückliches" Grünzeug zur Verfügung. Wir zahlen mit früh einsetzenden degenerativen Erkrankungen wie Krebs,

Demenz und Parkinson einen hohen Preis für diesen unachtsamen Umgang mit der Natur. Die Dramen, die sich abspielen, beginnen wir erst zu erahnen.

Leider übertragen sich derzeit die anbautechnischen Praktiken der Erzeugung von Lebensmitteln auch auf den Anbau von Duftpflanzen. Statt Öle aus riesigen, konventionell arbeitenden Betrieben zu verwenden, sind Öle in Bioqualität zu bevorzugen. Diese stammen von Pflanzen aus kontrolliert biologischem Anbau und sind für unsere Wohlfühl-Mischungen besser geeignet. Die Verwendung von Bio-Ölen (also von unabhängiger Stelle zertifiziert) bedeutet nicht nur die Abwesenheit von Agrargiften – so gut das heute noch geht–, sondern auch die Unterstützung von Familienbetrieben. Gerade in Entwicklungsländern kommt es immer wieder vor, dass in konventionell arbeitenden Betrieben Erntehelfer gezwungen werden, mit Toxinen und Hormondisruptoren zu arbeiten.

Warum ist uns das im Zusammenhang mit der Frauenheilkunde wichtig? Die Antwort ist, dass viele Agrargifte nicht nur per se giftig sind, sondern sie besetzen im Körper Hormonrezeptoren, sodass die eigenen Hormone nicht mehr korrekt dort andocken können, wo sie sollen, und aus dem Gleichgewicht geraten. Unfruchtbarkeit bei Männern und Frauen ist eine der Folgen dieser ausbeuterischen Landwirtschaft, hormonabhängige Tumore können entstehen, Kinder können mit Wachstums- und Entwicklungsstörungen reagieren.

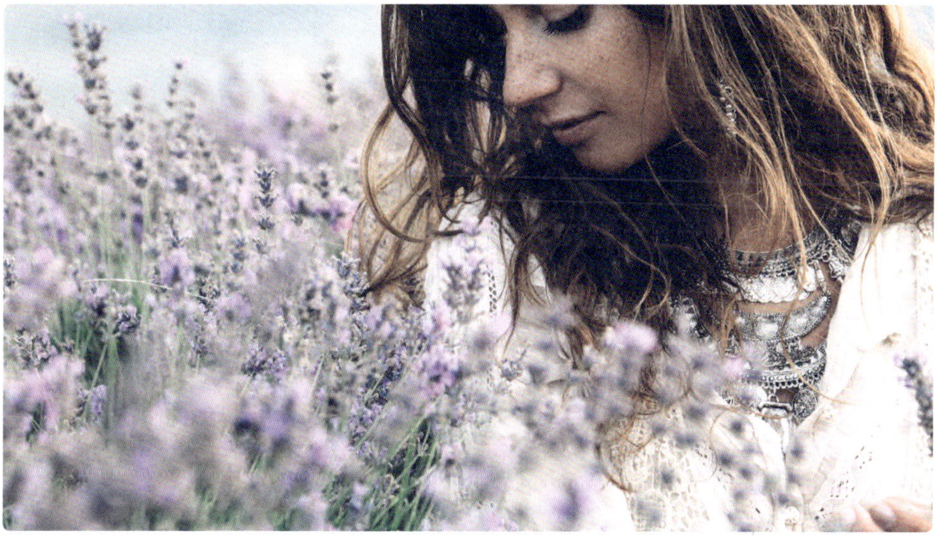

Anwendungsmöglichkeiten ätherischer Öle

UNSERE NASE – EIN OFT UNTERSCHÄTZTES „INSTRUMENT" FÜR UNSER WOHLBEFINDEN

„Die Augen sind die Wege des Menschen, die Nase ist sein Verstand."
Hildegard von Bingen

Gerüche wirken sowohl persönlich-subjektiv als auch objektiv, denn Reaktionen des Organismus auf Riechempfindungen sind reproduzierbar und führen zu messbaren Ergebnissen. In modernen bildgebenden Verfahren ist gut zu erkennen, in welchen Hirnarealen bestimmte Duftinformationen elektrische Impulse bewirken. Im Blut kann nachgewiesen werden, wann und wie lange welche Bestandteile von ätherischen Ölen unterwegs sind. Werden sie über die Lunge ausgeschieden, kann geprüft werden, welche Gewebe sie wie beeinflussen und dass sie zähflüssige Sekrete molekular zerlegt haben.

Das ist eher die pharmakologisch orientierte Anwendung, wie sie seit gut hundert Jahren praktiziert wird. Allerdings wird selten beachtet, dass die Fähigkeit und Qualität des Riechorganes, die geruchliche Ausstrahlung von Menschen sowie der fein choreografierte „Tanz" der unterschiedlichsten menschlichen Hormone sehr eng miteinander verwoben sind.

Bestandteile von manchen ätherischen Ölen, wie Methylsalicylat, Menthol, Azulen, Eukalyptol oder Campher, werden seit Jahrzehnten untersucht und eingesetzt. Sie sind geradezu alte Heilmittel bei Schmerzen und Erkältungskrankheiten – oft werden sie jedoch in isolierter oder synthetischer Form in Arzneimittel eingearbeitet statt als genuines ätherisches Öl verwendet.

Inzwischen ist ausreichend untersucht, dass nicht nur die Riechzellen in der Riechschleimhaut Gerüche wahrnehmen, sondern dass ganz unterschiedliche menschliche Zellen auf Reize von Riechmolekülen reagieren können, beispielsweise Haut-, Herz- und Blutzellen. Die Pigmentzellen, die uns braun werden lassen, und auch Prostatakrebszellen reagieren auf den Veilchenduftstoff β-Jonon mit einer Hemmung oder zumindest Verlangsamung eines krankhaft wuchernden Zellwachstums. Leberkrebszellen stehen dagegen nicht so auf Zitronenduft, sie reduzieren ihr Wachstum, wenn sie mit einem Riechstoff aus

Eucalyptus citriodora (Citronellal) in Kontakt kommen. Bestimmte Darmzellen freuen sich über frisches, hausgemachtes Essen: Sie sondern das „Happy-Hormon" Serotonin ab, wenn sie mit den empfindlichen Riechstoffen, wie sie in vielen Gewürzen vorkommen, konfrontiert werden.

Recht neu sind Erkenntnisse, dass manche neurologische Erkrankungen, wie Morbus Parkinson und Morbus Alzheimer, mit einer sehr früh feststellbaren Veränderung des Hippocampus einhergehen. Dieser paarig vorkommende winzige Teil des limbischen Systems in unserem Gehirn verarbeitet unter anderem Erinnerungen und Geruchsempfindungen. Neurologen können also jetzt anhand von standardisierten Riechstiften (Sniffin' Sticks), die dem Patienten zum Erkennen, Vergleichen, Benennen und Interpretieren gereicht werden, recht genau feststellen, ob und wie weit die vermutete Erkrankung fortgeschritten ist (Doty 2015). Die Universität Dresden ist für ihre diesbezüglichen Forschungen im deutschsprachigen Gebiet bekannt.

Wer über einen intakten Geruchssinn verfügt, hat (ab Mitte 50) noch lange zu leben. So in etwa lautet das Fazit einer größeren Studie, die von Dr. Jayant Pinto von der Universität Chicago an über 3000 Menschen durchgeführt wurde.

Alte Untersuchungen an der Universität Bern klingen inzwischen fast amüsant: Der Biologe Claus Wedekind beobachtete, dass Frauen ihre Partner unter dem Einfluss der Antibabypille „falsch" ausgesucht hatten (Wedekind & al 1995). Die frühen Varianten dieses hormonellen Verhütungsmittels gaukelten dem Körper eine Schwangerschaft vor. Ist eine Frau schwanger, interessiert sich ihr verfeinerter Geruchssinn jedoch weniger für Gerüche an oder von potenziellen Partnern, als vielmehr für möglicherweise unverträgliche Lebensmittel, die zur bekannten Übelkeit führen können.

Nahm eine Frau die Pille, fühlte sie sich eher zu einem Mann hingezogen, dessen Immunsystem dem ihren ähnelte. Fatal ist jedoch: Je ähnlicher beide Immunsysteme, desto schwieriger kann es werden, ein Kind zu empfangen, oder aber es könnte genetische Schäden davontragen. Der sogenannte „Nestgeruch" wird von unserem Immunsystem gesteuert, er ist ein Familiengeruch, der den Zusammenhalt stärkt. Zudem verringert er die Gefahr von Inzest und damit von falschen Konfigurationen der Gene, wenn sich Ei und Samenzelle zusammentun. Auch neuere Studien besagen, dass bei hormoneller Empfängnisverhütung die Qualität des Riechorganes samt der Partnerwahl beeinflusst wird (Santos & al 2005).

Zurück zu unserer Nase und der Fähigkeit zu riechen: Bereits im Mutterleib ist beim werdenden Menschen der Geruchssinn sehr früh ausgebildet und spielt für seine weitere Entwicklung eine wichtige Rolle. Das Baby „geht der

Nase nach", denn es findet nach der Geburt den „Weg zur Brustwarze" der Mutter, die mit Duftdrüsen ausgestattet ist. Der einzigartige Geruch seiner Mutter, dazu die süßliche Milch, ist für den winzigen Neuankömmling der erste und wichtigste Duft der Welt. Er kann das Neugeborene beruhigen und es zieht ihn auch dem Geruch anderer Frauen vor.

Die einfachste und effektivste Methode, in den therapeutischen Genuss ätherischer Öle zu gelangen, ist das Riechen oder besser noch das stoßweise Schnuppern. Beim Einatmen gelangen die Duftmoleküle durch die Nase in den oberen Bereich der Riechschleimhaut, in der sich die Riechzellen mit ihren Riechsinneshaaren befinden. Dort docken die Moleküle an den entsprechenden Rezeptoren an. Darauf folgen weitere komplizierte Vorgänge, bis die „Duftinformationen" als Nervenimpulse zu den beiden Riechkolben weitergeleitet werden. Von dort gelangen die Geruchsinformationen in das limbische System. Da es nicht nur für die Geruchsverarbeitung, sondern auch für unser Gefühlsleben, die Verarbeitung von Erinnerungen sowie für die Ausschüttung von Botenstoffen zuständig ist, besteht ein unmittelbarer Zusammenhang zwischen Gefühlen und Riechen. Darum kann ein angenehmer Duft zur Ausschüttung von „Happy-Botenstoffen" führen.

So kann ein angenehmer Duft positive Gefühle hervorrufen, was wiederum zur Ausschüttung von Endorphinen führt. Diese sind bekanntlich unter anderem für unser Glücks- und Schmerzempfinden zuständig. So lassen sich „über die Nase" seelische und auch körperliche Empfindungen beeinflussen.

ÄTHERISCHE ÖLE SIND STIMMUNGSMACHER

Manche Bestandteile von ätherischen Ölen sind auf molekularer Ebene den Neuropeptiden (u.a. körpereigene Opiate) ähnlich. Manche davon, wie Vanillin und Anthranilsäure (z.B. in Mandarine, Neroli, Petit Grain), beeinflussen im Gehirnstoffwechsel Stoffe wie Serotonin und Dopamin, die unsere Emotionen regulieren.

In Vanilleschoten und dem alkoholischen Extrakt der Schoten ist Vanillin enthalten. Dieser Duftstoff, der zu den aromatischen Aldehyden zählt, hat deutlich psychisch wirksame Eigenschaften.

Er kommt in vielen Hölzern vor und prägt den Duft von alten Büchern, er dient auch als Sexuallockstoff einer männlichen Wanze. Vanillin wirkt antidepressiv, aphrodisisch sowie appetitregulierend.

Erfahrungsgemäß erfolgen emotionale Reaktionen auf Naturdüfte bei starken Verdünnungen von maximal 1,5 % und weniger (z.B. 1–2 Tropfen ätherisches Öl auf 10 ml Trägersubstanz). Sollen körperliche Regulationsmechanismen wie Schmerzlinderung erfolgen, verwenden wir bis zu 6 Tropfen auf 10 ml Basisöl. Die in diesem Buch vorgestellten Öle eignen sich für Wohlfühl-Kosmetik (Körperöl, Deo, Fußbad etc.), sie können aber auch auf einen Inhalierstick gegeben und unterwegs inhaliert werden. Entscheidend ist bei seelischen „Schieflagen" die regelmäßige Anwendung, mindestens dreimal täglich über mindestens zwei Wochen.

Riechstoffe mit hoher Geruchsintensität haben vermutlich eine starke psychische Wirkung. Winzige Spuren von 1-p-Menthen-8-thiol im beliebten Grapefruitöl (siehe Seite 16) tragen vermutlich zur ausgeprägten stimmungsaufhellenden Wirkung dieses Duftes bei. Die in vielen Absolues aus Blüten enthaltenen Spuren von Schwefel tragen höchstwahrscheinlich auch zur emotionalen Wirkung dieser Naturdüfte bei. Pflanzen setzen diese minimalen Duftspuren wiederum ein, um in Kommunikation mit anderen Pflanzen und Insekten zu treten.

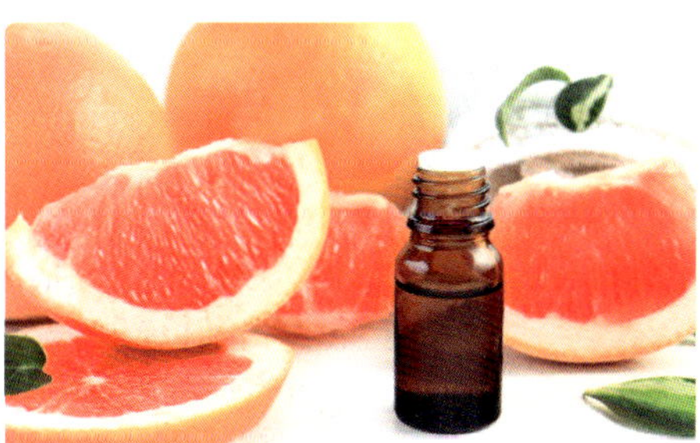

ANWENDUNGEN, DIE KÖRPER UND SEELE BERÜHREN

Ätherische Öle sind lipophile (fettlösliche) Substanzen und können in einem fetten Pflanzenöl verdünnt wunderbar von der Haut aufgenommen werden. Die winzigen Moleküle gelangen über die äußere Hautschicht in die kleinen Blutkapillare der Lederhaut und von dort bis ins Körperinnere. Besonders gut gelingt das, wenn die Haut effektiv durchblutet und warm ist. Aromamassagen und Einreibungen fördern die Aufnahme und wirken durch die Berührung zusätzlich wohltuend auf Körper und Seele. Die Verdünnung in Pflanzenöl verhindert die fettlösende, also potenziell hautschädigende Wirkung der Monoterpene, wie sie in fast allen ätherischen Ölen reichlich vorkommen. In Verbindung mit Berührung wirkt eine Aromamassage oder Einreibung wohltuend. Duftmoleküle gelangen somit systemisch (über die Blutbahnen) an die schmerzenden, verkrampften oder entzündeten Stellen und üben dort wahre Wohltaten aus. Sie interagieren mit den unterschiedlichsten Bereichen unserer Zellmembranen.

Da es sich bei ätherischen Ölen um Vielstoffgemische handelt, können die einzelnen Inhaltsstoffe auf die unterschiedlichsten Ziele (Targets) losgehen und somit gleichzeitig mehrere Beschwerden lindern (Wink 2005). Im relativ neuen Forschungsgebiet der Netzwerkpharmakologie wird inzwischen erkannt, dass ein Molekül, das einst als stark wirkend betrachtet wurde, allein oft viel schwächer wirkt als im möglichst naturbelassenen Verbund mit den von der Natur ergänzend produzierten „Mini-Inhaltsstoffen".

„Schulmedizinische" Mittel dagegen steuern schon allein wegen der besseren Studierbarkeit meist ein Ziel an (siehe Seite 259). Die recht neuen Erkenntnisse aus der Forschung mit ätherischen Ölen könnten Leben retten, denn vermutlich nur auf diese Weise können effektlose Antibiotika wieder reaktiviert werden. Einzelne Duftmoleküle kompromittieren die Zellwand von Krankheitskeimen, sodass ihre Resistenz gegen Antibiotika nachlässt und diese wieder ihre Wirksamkeit entfalten können.

Neben Massagen und Einreibungen können ätherische Öle auch über das Badewasser vom Körper aufgenommen werden. Hierfür werden die duftenden Öle grundsätzlich über eine Trägersubstanz, sogenannte Emulgatoren, dem Wasser zugesetzt. Nach neuen Erkenntnissen bilden sie keine wirklichen Emulsionen, sondern helfen nur bei der Verkleinerung der Öltröpfchen. Mögliche Emulgatoren sind Honig, Salz sowie Sahne und Milch mit hohem Fettanteil. Durch das warme Wasser öffnen sich die Poren der Haut, wodurch die ätherischen Öle besonders gut aufgenommen werden können.

GENUSS MIT DUFT – ÄTHERISCHE ÖLE IN SPEISEN UND GETRÄNKEN

In Deutschland werden ätherische Öle üblicherweise nicht innerlich verabreicht. Es gibt jedoch einige Medikamente im Handel, die ätherische Öle beinhalten, beispielsweise Lasea®-Kapseln mit Lavendelöl, Soledum®- und Gelomyrtol®-Kapseln mit Eucalyptol (letztere zusätzlich noch mit Limonen und Pinen), Carmenthin®-Kapseln mit Pfefferminz- und Kümmelöl.

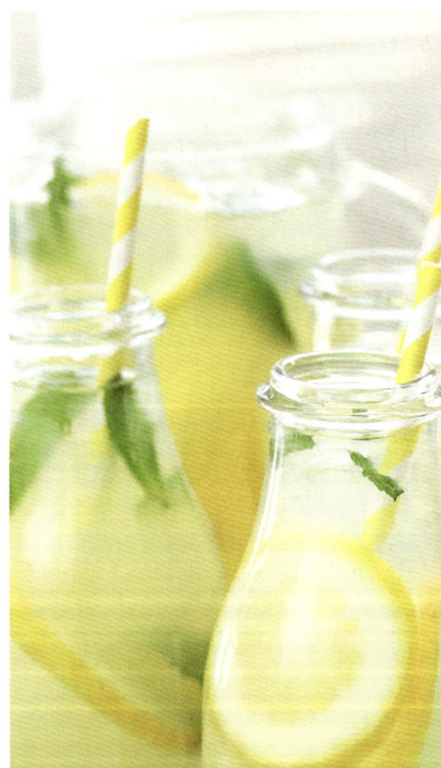

In Speisen und Getränken, in winzigen Mengen eingesetzt, können ätherische Öle eine kulinarische Bereicherung sein. Wir können sowohl von der Vielfalt der Aromen als auch von den gesundheitlichen Wirkungen der pflanzlichen Duftstoffe profitieren. Beim Verzehr gelangen sie über den Magen-Darm-Trakt in den Blutkreislauf: Anders als synthetisch hergestellte Lebensmittelaromen kennt unser Körper die natürlichen Duftmoleküle, er versteht sozusagen ihre Sprache.

Darüber, dass künstliche Würzaromen unserem Verdauungstrakt völlig falsche Kommandos geben, wird noch spekuliert. Es ist jedoch bekannt, dass unser Verdauungstrakt wie ein „zweites Gehirn" mit Nervenzellen und entsprechenden Botenstoffen ausgestattet ist. Es ist gut möglich, dass künstliche Aromen zu konstanten Abwehrreaktionen unseres Körpers führen, wie beispielsweise Entzündungen. Die ständige Reizung der sensiblen Nervenzellen im Verdauungstrakt könnte auch Ursache für den immer häufiger vorkommende Reizdarm sein.

Fenchel, Anis, Koriander und Kümmel schmecken nicht nur gut, sie wirken auch beruhigend auf die angespannte unwillkürliche Muskulatur unseres Verdauungstraktes. Nur drei Tropfen Zitronenöl entsprechen den Schalen von mindestens sechs Zitronen. So einen „Genuss" würden die meisten von uns instinktiv abscheulich finden.

Zur inneren Anwendung von Oreganoöl lesen wir auf einschlägigen Internetforen geradezu Horrorgeschichten. Dieses Öl wirkt stark antibiotisch und gehört in die Hände von Fachleuten! Nach einer mehrtägigen Einnahme müssen Probiotika eingenommen werden, um die Darmflora wiederaufzubauen (Hawrelak 2018).

Fazit:
Die innere Anwendung von ätherischen Ölen darf nur von ausreichend ausgebildeten Personen angewendet und empfohlen werden!

Menschen, die ätherische Öle im gewerblichen Bereich anwenden und Empfehlungen aussprechen, sollten mindestens 150 Stunden Ausbildung nachweisen können..

Zielsicher einkaufen – auf die Qualität kommt es an

Ätherische Öle sollten immer in dunklen Flaschen und mit Sicherheitsverschluss angeboten werden. Um sich im „Dschungel" der vielen Anbieter von ätherischen Ölen zurechtzufinden und um sicherzugehen, qualitativ hochwertige ätherische Öle zu erwerben, ist ein Blick auf das Etikett wichtig. Folgendes sollte darauf (oder auf einem Beipackzettel) zu finden sein:

- Deutscher Name des Öles
- Botanischer Pflanzenname, ggf. auch der Chemotyp, z.B. Thymian Ct. Linalool
- Gewinnungsart, z.B. Destillation oder Kaltpressung
- Ursprungsland, aus dem die Pflanze stammt
- Angabe des verwendeten Pflanzenteils, z.B. Zimt: Blätter oder Rinde; Orange: Blüten, Blätter oder Fruchtschalen
- Angaben über die Anbaumethode, z.B. kbA, Wildsammlung, Demeter, konventionell usw.
- 100 % naturreines ätherisches Öl
- Füllmenge, Chargennummer
- Sicherheitshinweise, ggf. Gefahrenzeichen (bei als Bedarfsgegenständen deklarierten Ölen)
- Haltbarkeitsdatum (bei als Kosmetika deklarierten Ölen)
- Angabe über evtl. Zusätze (Jojobaöl, Trinkalkohol)

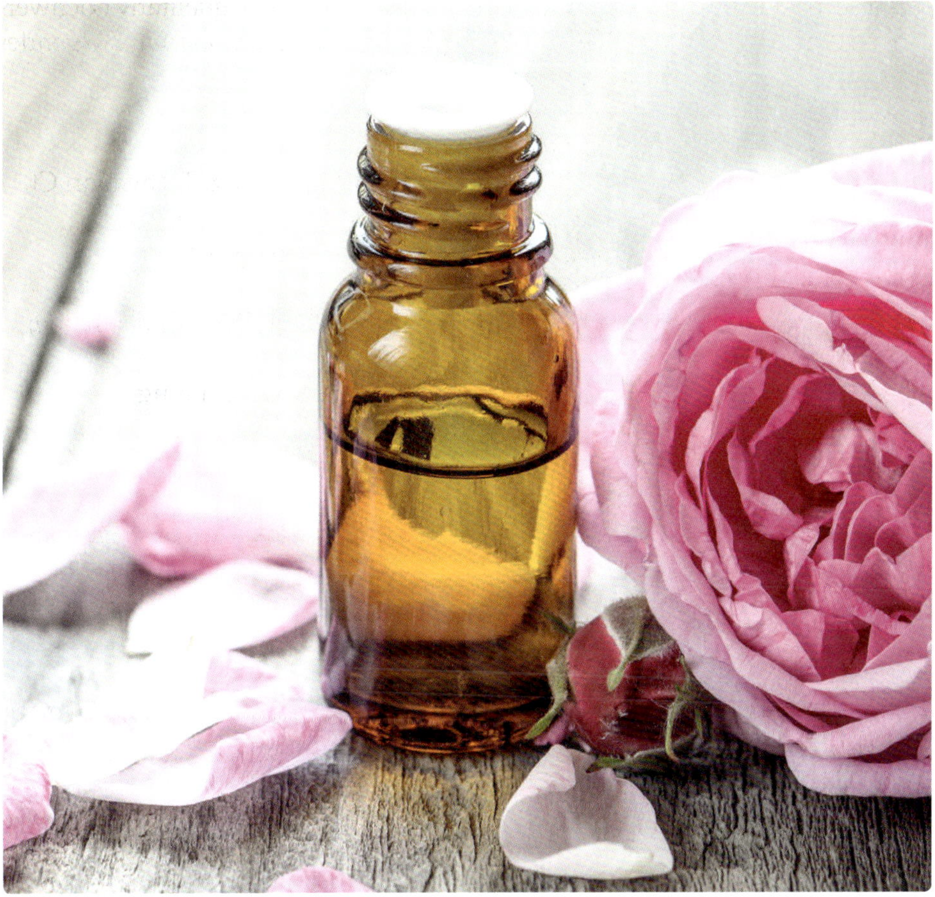

Dosierung – schon wenige Tropfen genügen

Wir vermitteln unseren Seminarteilnehmerinnen, Kundinnen und Leserinnen seit 30 Jahren den nachhaltigen und verantwortungsvollen Umgang mit den wertvollen Düften. Hierzu gehört, sich zunächst einmal klarzumachen, wie viel Pflanzenkraft eigentlich in so einem kleinen Tropfen steckt. Dies geht am besten, indem wir einen Blick auf die Herstellung der ätherischen Öle werfen.

Um ätherische Öle aus Pflanzen zu gewinnen, werden nicht selten Hunderte bis Tausende Kilogramm an Pflanzenmaterial benötigt. Für einen Liter des ätherischen Melissenöls (Melissa officinalis) werden beispielsweise ca. 7000 kg Melissenkraut verarbeitet. Von den feinen Blüten des Bitterorangenbaumes müssen immerhin 1000 kg für die Gewinnung eines Liters des wertvollen Neroliöls geerntet werden. 3500 bis 5000 kg Rosenblüten werden im Morgengrauen gesammelt und destilliert, um einen Liter Öl daraus zu gewinnen.

So ist es nicht verwunderlich, dass in einem einzigen Tropfen ätherischen Öles die geballte Kraft von mehreren Kilogramm an Pflanzen stecken kann. Es ist auch kaum vorstellbar, wenn man nicht einmal eine Destillation beobachten durfte. Dieser fast magisch anmutende Vorgang fasziniert uns auch nach vielen Jahren immer wieder aufs Neue!

Viele unverdünnte oder zu hoch dosierte Naturdüfte können sogar wie Lösungsmittel wirken, beispielsweise die monoterpenreichen Zitrus- und Nadelöle. Sie kennen das sicher: Wenn Sie ein paar Zitrusfrüchte geschält oder gerieben haben, dann bildet sich eine weißliche Schicht auf der Haut. Die oberste Schicht kann oberflächlich leicht angegriffen sein, schützende Hautfette wurden aufgespalten. Jede einzelne Zellmembran besteht aus einer Lipidschicht, die bei häufigem Auftragen von unverdünnten ätherischen Ölen langfristig geschädigt werden kann.

Die überdosierte Anwendung von vielen ätherischen Ölen kann sich negativ auf unser Immunsystem auswirken, sowohl im Hinblick auf die Entwicklung der Immunität als auch auf die Entstehung allergischer Reaktionen, entweder sofort oder zu einem späteren Zeitpunkt. Denn die meisten Bestandteile ätherischer Öle werden aufgrund ihrer winzigen Größe nicht vom Immunsystem erkannt. Doch sie können zusammen mit Proteinen auf der Haut bzw. im Körper sogenannte Haptene bilden, die nun vom Immunsystem registriert werden.

Auf diese Weise kann bei ständigem Kontakt mit überdosierten oder reizenden Naturdüften eine immunologische Reaktion ausgelöst werden. Diese wird vom Immunsystem als eine Bedrohung identifiziert und artet dann im schlimmsten Fall in einer Allergie aus. Im günstigsten Fall reagiert die überreizte Haut mit Rötungen, Schuppen und Ekzemen. Schleimhäute nehmen ätherische Öle besonders gut auf, reagieren jedoch sehr empfindlich auf hautreizende oder oxidierte ätherische Öle und zu hohe Dosierungen. Die besonders dünne und empfindliche Haut von Säuglingen und Senioren reagiert besonders sensibel auf ätherische Öle, daher muss die Dosierung angepasst werden.

Dosierungs-Empfehlungen für DIY-Mischungen

Dosierung in %	1 EL (10 ml) Basisöl	2 EL (20 ml) Basisöl	3 EL (30 ml) Basisöl	5 EL (50 ml) Basisöl	10 EL (100 ml) Basisöl
0,5 %	1	2	3	5	10
1 %	2	4	6	10	20
2 %	4	8	12	20	40
3 %	6	12	18	30	60

Verdünnungen und ihre Einsatzgebiete:

< 0,5 %	sehr empfindliche Haut	1 %–2 %	Schmerzöle, Teilkörper
0,5 %–1 %	längere Anwendungen, Ganzkörper-Massage	2 %–3 %	punktuelle und kurzzeitige Anwendungen

Sichere Handhabung und Qualitätserhalt ätherischer Öle

Wichtige Sicherheitshinweise:

- Ätherische Öle vor Kindern sicher aufbewahren.
- Ätherische Öle nicht in der Nähe der Augen verwenden.
- Keine innere Anwendung, außer in entsprechender Dosierung zum Aromatisieren von Speisen und Getränken.
- Nicht unverdünnt auf Haut- und Schleimhäute auftragen.
- Bei empfindlicher Haut einen Tropfen der zu verwendenden Mischung (also verdünnt!) in der Ellbogenbeuge auftragen. Nach ca. 15 Minuten erkennen Sie, ob eine Hautreaktion auftritt.

Wenn ätherische Öle ins Auge gelangen, spülen Sie das Auge mit viel lauwarmem Wasser. Danach können Sie zur Beruhigung Wattepads mit Rosenhydrolat auflegen. Sollte das Auge schmerzen oder die Sehkraft beeinträchtigt sein, suchen Sie einen Augenarzt auf.

Gelangen ätherische Öle unverdünnt in größeren Mengen auf die Haut, spülen Sie diese lange mit kaltem Wasser ab. Danach Rosenhydrolat aufsprühen oder die eventuell gereizte Haut mit Mandelöl vorsichtig abtupfen.

Lagerung:

» Verschließen Sie die Fläschchen direkt nach Gebrauch, denn ätherische Öle reagieren empfindlich auf Sauerstoff und Luftfeuchtigkeit.
» Schreiben Sie das Datum des ersten Öffnens auf das Fläschchen oder in ein extra dafür angelegtes Buch.
» Lagern Sie das ätherische Öl kühl (8–12 Grad, angebrochene Fläschchen jedoch nicht im Kühlschrank) und trocken.

Hydrolate – Renaissance der duftenden Pflanzenwässer

Hydrolate, die Nebenprodukte der Destillation, gerieten im 19. Jahrhundert in Vergessenheit und wurden lange Zeit als „Abfallprodukte“ der Wasserdampfdestillation betrachtet. Bis auf Rosenhydrolat war bis vor wenigen Jahren kaum ein Hydrolat näher bekannt oder wurde in der Aromatherapie verwendet.

Umso erfreulicher ist es, dass das Wissen um die Hydrolate in den letzten Jahren eine Renaissance erlebt und die duften Pflanzenwässer zunehmend Einzug in die Aromatherapie nehmen. Hydrolate enthalten vorwiegend die wasserlöslichen und flüchtigen Moleküle der destillierten Pflanze, ähnlich wie beim Teeaufguss. Je nach Weiterverarbeitung enthalten sie nur winzige Spuren des ätherischen Öls. Der Prozentsatz entspricht in etwa dem Anteil an ätherischem Öl in der Ausgangspflanze. Aus diesem Grund ist die Anwendung von Hydrolaten recht einfach und ohne Nebenwirkungen möglich. Der pH-Wert liegt bei den meisten Hydrolaten um 5,5, sodass sie perfekt zum physiologischen Säureschutzmantel unserer Haut passen. In der Aromapflege sind sie eine wertvolle Ergänzung zu den ätherischen Ölen.

Viele Hydrolate riechen völlig anders als das ätherische Öl der gleichen Pflanze. Dies liegt daran, dass einige duftgebende Inhaltsstoffe, wie beispielsweise die blumig duftenden Ester im Lavendel, hauptsächlich ins ätherische Öl übergehen und somit kaum noch im Hydrolat zu finden sind. Dementsprechend kann sich auch die Wirkung unterscheiden. Lavendel- und Orangenblütenhydrolat wirken beispielsweise längst nicht so entspannend wie die entsprechenden Öle.

Rosenhydrolat hat in der Küche zum Aromatisieren von Speisen eine lange Tradition. In Apotheken wird es als „Rosenwasser“ angeboten. Oft wird dazu einfach destilliertes Wasser mit Rosenöl versetzt. Dies ist allerdings nicht mit echtem Rosenhydrolat vergleichbar, denn dieses enthält wertvolle wasserlösliche Bestandteile der destillierten Rosenblüten, wie beispielsweise den Rosenalkohol (Phenylethanol). Rosenalkohol ist für die schmerzlindernde, antibakterielle und entzündungshemmende Wirkung des Hydrolates verantwortlich.

Nicht konservierte Hydrolate sind meist nur kurz haltbar und können bei unsachgemäßer Handhabung und Lagerung schnell verkeimen, insbesondere durch Schimmel. Achten Sie auf Schlieren- und Partikelbildung! Das können deutlich sichtbare Zeichen für eine bereits vorangeschrittene Verkeimung sein.

Weitere Informationen zu Hydrolaten finden Sie in dem Buch *Hydrolate* von Eliane Zimmermann, siehe Literaturverzeichnis Seite 292.

Konservierungsvarianten von Hydrolaten und Anwendungsmöglichkeiten

Ohne jeglichen Zusatz in Snap-On-Sprühflaschen mit Sterilfilter	Haut- und Schleimhäute
Ohne jeglichen Zusatz in Schraub- oder Sprühverschlussflaschen	Haut- und Schleimhäute
Mit Alkohol	bei Prellungen und Verstauchungen, äußerlicher Hautpflege, insbesondere von fettiger und unreiner Haut, kann empfindliche Haut austrocknen
Mit Leuconostoc/ Leucidal (Rettichwurzel-Extrakt); Lactobacillus-Ferment	Haut- und Schleimhäute, von einem Schweizer Hersteller auf Verträglichkeit bei Anwendungen an (geschlossenen) Augen überprüft

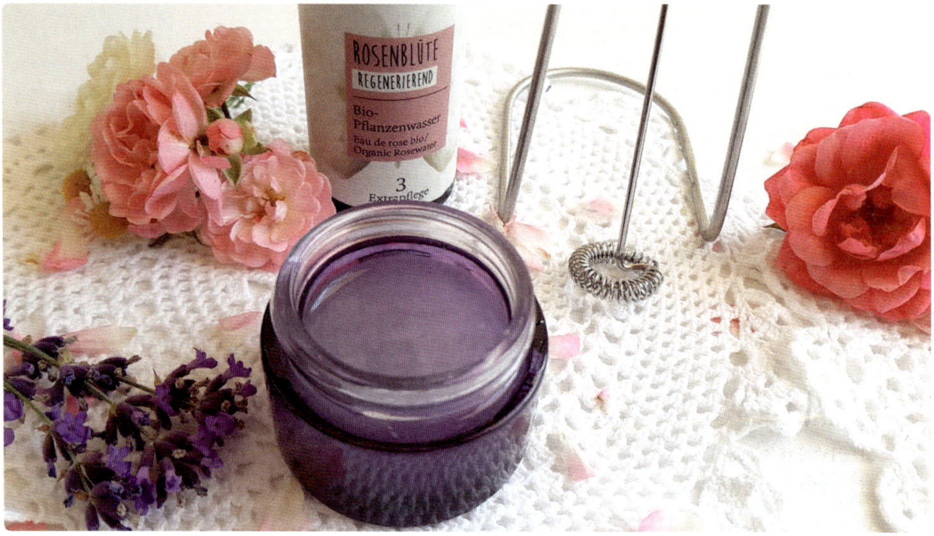

Pflanzenöle und Fette – flüssiges Gold für unseren Körper

Fette und Pflanzenöle dienen in der Aromatherapie als wichtige Trägersubstanzen für ätherische Öle. Sie sind jedoch viel mehr als nur „Basisöle". Die richtige Wahl eines Basisöls ist für eine gelungene Mischung wichtig. Auch auf die Qualität ist zu achten. Nur hochwertige Fette und Pflanzenöle „nähren" unsere Haut von außen und innen, pflegen und reparieren sie. Diese Eigenschaften haben wir ihren vielfältigen Wirkstoffen zu verdanken. Pflanzenöle werden meist aus Samen, Nüssen und Früchten gewonnen.

Die beste Qualität wird durch mechanische Kaltpressung erreicht. Diese Öle werden als „native Öle" bezeichnet. Unser Körper ist auf hochwertige Fette angewiesen, da sie die Grundbausteine aller Zellmembranen sind. Insbesondere die Nervenzellen benötigen Fette für ihre einwandfreie Weiterleitung von Signalen. Der zuverlässige Aufbau unserer Geschlechts- und Stresshormone (Steroidhormone) geschieht nur bei ausreichender Zufuhr von nativen Ölen.

Wirkungsmöglichkeiten innerlich, je nach Öl:

- schützt vor freien Sauerstoffradikalen
- reguliert Cholesterin
- unterstützt die Lern-, Merk- und Denkfähigkeit
- unterstützt Herz und Kreislauf
- sichert das Funktionieren des Nervensystems

Wirkungsmöglichkeiten äußerlich, je nach Öl:

- unterstützt das Immunsystem der Haut
- regeneriert Haut und Schleimhaut
- mildert Juckreiz
- hemmt Entzündungen
- reguliert den Verhornungsprozess der Haut

Überblick Inhaltsstoffe fetter Öle:

Gesättigte Fettsäuren, einfach und mehrfach ungesättigte Fettsäuren, Flavonoide, Vitamin E, Carotinoide, Phytosterole, Lecithin, Spurenelemente, Spuren von ätherischen Ölen (an deren Profil Verfälschungen erkannt werden können).

Mazerate:

Von Mazeraten sprechen wir, wenn Blüten oder andere Pflanzenteile über einen längeren Zeitraum in Pflanzenöl einlegt wurden und die entsprechenden Wirkstoffe der Pflanze im Pflanzenöl als Auszug enthalten sind.

Es gibt unterschiedliche Herstellungsverfahren von Mazeraten. Manchmal werden die Ölflaschen mit den Pflanzenteilen dem Sonnenlicht ausgesetzt, manchmal im Dunkeln gelagert oder die Herstellung findet durch ein Wärmeauszugsverfahren bei stundenlangem Köcheln statt.

Als Auszugsmittel wird meist ein hochwertiges Olivenöl verwendet, da dieses sehr oxidationsstabil ist. Wertvolle Mazerate gibt es auch auf Kokosöl- oder Sesamölbasis. Mazerate auf Sonnenblumenölbasis sind nicht sehr stabil, darum sind diese nur für kurzzeitige Anwendungen zu gebrauchen.

Raffinierte Pflanzenöle

Durch die industrielle Herstellung raffinierter Pflanzenöle werden wertvolle hitzeempfindliche Inhaltsstoffe, wie ungesättigte Fettsäuren und Vitamine, zerstört. In einem aufwendigen Prozess mithilfe von Lösungsmitteln, Wasser, Lauge und Wasserdampf werden zudem unerwünschte Moleküle, wie z. B. Farbstoffe und Geschmacksstoffe entfernt. Je nach Öl und Hersteller werden anschließend Teile davon wieder zugefügt, es wird zu einem Produkt aus beliebigen Bausteinen.

Kakaobutter und Kokosöl

Native Kakaobutter duftet leicht nach Schokolade im Gegensatz zu einer raffinierten Qualität die geruchsfrei ist.

Kokosöl duftet in nativer Qualität zart nach Kokos.

Kakaobutter schmilzt bei Körpertemperatur (37 Grad), Kokosfett bereits bei 24 Grad.

Kokosöl ist nicht gleich Kokosöl

Wie Sie in diesem Buch immer wieder sehen werden, lieben wir schnell umzusetzende Rezepturen. Körperpflegemischungen sind jedoch nicht immer „billig“ und schon gar nicht primitiv, sondern wahrlich kostbare Pflegemittel, die unsere Haut nähren und schützen sollen.

Gerade in Bezug auf Kokosöl ist Vorsicht geboten: Seit einigen Jahren versuchen einige Öleanbieter uns Kunden weiszumachen, dass „fraktioniertes Kokosöl“ etwas ähnliches wie natives Kokosöl sei.

Anders als in naturbelassenen Bio-Ölen fehlen diesem Modeprodukt jedoch pflegende und nährende Fettbegleitstoffe! Aber gerade diese brauchen Menschen mit Hautproblemen.

Natürlich kann in manchen Fällen bzw. wenn wir es eilig haben ein schnell einziehendes Fett zur Hautpflege verwendet werden, das nach der schnellen Dusche und dem flotten Einölen nicht die Kleidung beschmutzt. Dieses preiswerte „trockene Öl“, das auch Caprylis genannt wird (INCI: Caprylic/capric triglycerides > Capryl- und Caprinsäure C8 und C10) kostet realistisch weniger als 2 Euro pro 100 ml, meist wird es zu viel höheren, geradezu unanständigen Preisen verkauft.

Es handelt sich um den „leichten“ Anteil des Kokosfettes, dem also alle oxidationsanfälligen und fest werdenden Anteile mithilfe eines physikalischen Trennverfahrens entzogen wurden. Dadurch hält es sich sehr lange und ist speziell für die Pflege der Haarspitzen sehr angenehm, denn es fettet kaum. Doch keine der „biegsamen“ hoch ungesättigten Fettsäuren sind mehr im Produkt enthalten, also genau jene, die hautregenerierend wirken und die Elastizität der Haut fördern. Geschweige denn „unwichtige“ Begleitstoffe, die sich dennoch förderlich auf die physiologische Hautbarriere auswirken.

Eine Auflistung aller in diesem Buch verwendeten Pflanzenöle und Fette mit ihren wichtigsten Eigenschaften finden Sie auf der Umschlagklappe.

Do it yourself – Wohlfühl-Rezepturen einfach selbst hergestellt

Auch wenn wir Frauen häufig berufstätig sind und wenig Zeit haben, sollten wir in der Lage sein, uns schnell eine hochwertige Körperpflege oder eine natürliche Mischung für unsere Gesundheit zu mischen. Aus diesem Grund ist es uns wichtig, dass die in den nachfolgenden Kapiteln aufgeführten Rezepturen unkompliziert und einfach umzusetzen sind. Folgende Utensilien werden für die Herstellung benötigt:

Gefäße

Schraubgläser können in allen Größen und Varianten gesammelt werden. Sie eignen sich zur Aufbewahrung von Badesalzen und Balsamen. Für Einmal-Anwendungen reichen kleine Porzellan- oder Glasschälchen, wie sie z. B. in Hotels für die Frühstücksmarmelade genutzt werden. Leere Roll-On-Flaschen, Sprühflaschen und Flaschen zur Herstellung von Körperölen können Sie bei vielen Anbietern in den unterschiedlichsten Größen und Farben erwerben (siehe Bezugsadressen im Anhang).

Hübsche leere Kosmetiktiegel aus Glas können selbstverständlich ausgewaschen und wiederverwendet werden. Beachten Sie, dass recycelte Gefäße, gut gespült und mit Alkohol gereinigt, völlig trocken vor dem Einfüllen der neuen Mischung sein müssen.

Zubereitungen mit ätherischen Ölen sollten nicht in beliebigen Plastikbehältnissen aufbewahrt werden, da die in ätherischen Ölen enthaltenen Monoterpene Kunststoffe angreifen und Schadstoffe herauslösen könnten. Es sei denn, diese Behälter sind ausdrücklich für Kosmetika und Chemikalien vorgesehen, bis zu dreiprozentige Verdünnungen (= Kosmetika) sollten sich mit allen Behältern aus Kunststoff vertragen.

Zubehör und Rohstoffe

- Ätherische Öle, Pflanzenöle und Hydrolate
- Alkohol (70 %) oder Wodka zum Reinigen oder zur Herstellung von Raumsprays
- Salz und Zucker zur Herstellung von Badesalz und Peelings
- Baumwollläppchen aus alten Bettlaken, Geschirr- oder Handtücher, Kompressen oder Papiertaschentücher zur Herstellung von Kompressen, Ölauflagen oder als Duftträger, wenn keine andere Raumbeduftung möglich ist
- Ein kleiner batteriebetriebener Milchaufschäumer
- Spatel und Pipetten zum hygienischen Abfüllen und Entnehmen

Grundregeln für die Herstellung eigener Rezepturen

- Achten Sie auf die richtige Dosierung, insbesondere bei Kindern und Senioren.
- Arbeiten Sie auf einer sauberen Unterlage, nur mit gewaschenen Händen und penibel gereinigten Arbeitsgeräten (mit 70 %igem Alkohol gereinigt, notfalls mit Wodka).
- Gefäße sollten in der Spülmaschine und vor dem Befüllen mit Alkohol gereinigt werden.
- Entnehmen Sie Balsame immer mit mit Löffel oder Spatel. Ölmischungen können gut mit einer Pipette entnommen werden.
- Reinigen Sie nach dem Entnehmen von fetten Ölen immer das Gewinde mit einem sauberen (Papier-) Tuch, sonst wird die feine Ölschicht sehr schnell ranzig und kontaminiert beim nächsten Ausgießen oder Zurücklaufen schlimmstenfalls das restliche Öl.
- Berühren Sie die Flaschenöffnungen nicht mit den Händen, pusten Sie nicht in das Fläschchen, wenn der Tropfeinsatz verstopft ist.
- Beschriften Sie Ihre selbst hergestellten Produkte mit Datum und Zutaten. Letztere können auch in einem extra dafür angelegten Heft gesammelt werden.

Der weibliche Zyklus – den Mond umarmen

In vielen Sprachen ist der Mond ein weibliches Wesen: la luna, la lune, a lua. Wie „die Mondin" wächst und schrumpft das Schleimhautnest in unserem Körper, in dem sich eine befruchtete Eizelle einnisten kann. Wie „die Mondin" die Meere anschwellen und zurückgehen lässt, lagert sich in unserem Körper Wasser an (gesteuert vor allem durch Östrogen) oder es zieht sich zurück.

Der Zyklus, insbesondere die Tage rund um die Blutung, werden in unserer westlichen Kultur meist als schmerzhafte Last erlebt, als überflüssiges und lästiges Übel. Dafür verantwortlich sind nicht nur die kulturellen Konzepte in westlichen Ländern, sondern auch unsere rastlose Lebensweise sowie die verheerende hormonelle Schieflage.

Auch Ernährungsdefizite durch die seit den Siebzigerjahren in die Mode gekommene fettarme Ernährung sind für Krämpfe und anderweitig unangenehme Monatszyklen mit verantwortlich.

Es gibt jedoch immer noch naturnah lebende Völker, in denen die Frauen sowohl die fruchtbaren Tage in der Mitte des Zyklus als auch die reinigenden Tage der Monatsblutung zelebrieren. Denn die „roten Tage" gehen auch mit einer gewisse „Entgiftung" einher, auf der körperlichen Ebene und erst recht auf der seelischen. Dieses natürliche Ritual bleibt den Männern verwehrt, denn ihr Körper muss nicht für eine mögliche Schwangerschaft „gereinigt" werden. Auch entfällt diese Möglichkeit der „Entschlackung" nach der allerletzten Blutung, sodass bei vielen Frauen im Klimakterium die heftigen Schweißausbrüche diese Aufgabe übernehmen.

Nun schauen wir uns kurz die faszinierenden, fein aufeinander abgestimmten Abläufe in unserem Körper an. Zwischen dem 8. und 12. Lebensjahr wird aus der Hypophyse erstmalig das FSH-Hormon (follikelstimulierendes Hormon) freigesetzt. Es gelangt über den Blutweg zu beiden Eierstöcken. Dieses Hormon bewirkt, dass im Eierstock ein Bläschen (Follikel) heranreift. In diesem Follikel befindet sich die Eizelle. Der Follikel wächst und die darin befindliche Eizelle reift heran.

In der ersten Zyklushälfte wird im reifenden Follikel (Ei mit umgebender Zellschicht) das Hormon Östrogen (Follikelhormon) produziert, das den Aufbau der Gebärmutterschleimhaut (ca. 14 Tage) bewirkt. Ungefähr am 14. Tag erfolgt der Eisprung, d. h. der Follikel platzt und das Ei wird in den Eileiter hinausgeschleudert. Es wandert nun in Richtung Gebärmutter, um sich in der Schleimhaut einzunisten.

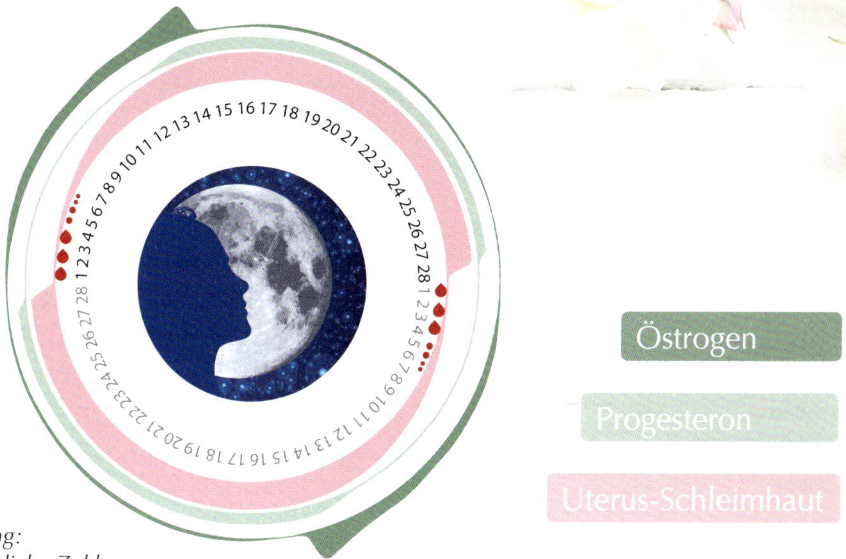

Abbildung:
Der weibliche Zyklus

Ähnlich wie der Mond, so wie er uns von der Erde erscheint, verhält sich unser weiblicher Zyklus: die Menge an Östrogen (grüne Linie) schwillt an und fällt am 14. Tag stark ab, Progesteron (hellgrüne Linie) steigt nun an. Die Gebärmutterschleimhaut (rosa Linie) baut sich ab Tag eins kontinuierlich auf, am Ende eines Zyklus ohne Befruchtung werden die nicht für eine Schwangerschaft benötigten Anteile mit Hilfe einer Blutung (Tropfen und rote Punkte) ausgeschieden. (Grafik © Eliane Zimmermann)

In der zweiten Zyklushälfte wird das FSH-Hormon im Hypothalamus durch das LH-Hormon (luteinisierendes Hormon = Gelbkörperhormon) abgelöst. Dieses Hormon wandert ebenfalls über den Blutweg zum Eierstock und erhält dort den geplatzten Follikel am Leben. Der Eierstock produziert nun Östrogen und Progesteron (Gelbkörperhormon), das die Gebärmutterschleimhaut in der zweiten Zyklushälfte weiterwachsen lässt. Die Gegenwart von Progesteron bewirkt, dass die Blutgefäße in der Schleimhaut nicht krampfen.

Ungefähr zwischen dem 26. bis 28. Tag stirbt der Follikel mit dem Gelbkörperhormon ab. Durch das Fehlen von Progesteron krampfen nun die Gefäße in der Gebärmutterschleimhaut. Sie wird nicht mehr versorgt, stirbt ab und wird abgestoßen, d. h. es kommt zur Regelblutung (Desquamationsphase).

Fand allerdings eine Befruchtung des gesprungenen Eies im Eileiter statt, kommt es zur geschlechtlichen Zellteilung. Das befruchtete Ei entwickelt sich auf seiner Wanderung in die Gebärmutter zunächst zur Morula (Maulbeere).

Aus der Morula entwickelt sich die Blastozyste (Trophoblast und Embryoblast). Der Trophoblast produziert das choriongonadotrophine Hormon (CGH-Hormon). Dieses Hormon ist dem Progesteron ähnlich und übernimmt dessen Funktion. Damit bleibt die Schleimhaut erhalten und es kommt nicht zur Abstoßung.

Die Balance der Hormone und Botenstoffe

Östrogen	Gleichmut, Großzügigkeit und Happiness
Progesteron	Kuschelfaktor, „hygge" und gemütliches Nest
Oxytozin	Nähe, Vertrauen, Bindung, Treue und Liebe
Prolaktin	versorgen, nähren und Milchfluss
Testosteron	Power, Kraft und Verteidigung
Endorphin und Serotonin	Rausch, Ekstase und Höhenflug

Laut Lehrbuch dauert der weibliche Zyklus 28 Tage, doch bitte nicht nervös werden, wenn er deutlich kürzer oder länger ausfällt! Wir sind keine standardisierten Roboterinnen und unterliegen vielen Herausforderungen des modernen Lebens, sodass kaum noch eine Frau einen „Bilderbuch-Zyklus" kennt.

Dieser monatliche Zyklus findet nicht nur im geschilderten Sinne im Kleinen statt, sondern die beteiligten Hormone steuern auch größere Zyklen im gesamten Leben einer Frau. Zudem sind sie an seelischen Stimmungslagen beteiligt. In der anthroposophischen Medizin und in der psychologischen Astrologie werden entscheidende Phasen im menschlichen Leben in Sieben-Jahres-Zyklen eingeteilt:

bis 7 Jahre:	Kleinkind, enge Elternbindung
7–14 Jahre:	Schulkind, erste Versuche allein
14–21 Jahre:	heftige Ablösung, sich unterscheiden, kämpfen und verlieben, emotionale Achterbahnfahrten, sortieren
21+7+7+7+7 Jahre:	Erwachsensein, Stabilität, Bindung, Fruchtbarkeit
49 Jahre:	Wechselzeit, neue Lebensphasen: Enkel, andere Arbeit, neues Haus, Reisen, andere(r) Partner, neue Hobbys, Entdeckung brachliegender Talente, erste ernste Krankheiten, Tod der Eltern etc.
49+7+7+++?? Jahre:	Reife, Weisheit, Zeit, Muße, Genießen

Ätherische Öle für die Phase vor und nach dem Eisprung

Zwei Hormone sind also wesentlich am weiblichen Zyklus beteiligt: Östrogen baut die Schleimhaut der Gebärmutter für eine Schwangerschaft auf und fördert die sexuelle Lust. Progesteron in der zweiten Zyklushälfte schafft die Bedingungen für das Einnisten eines befruchteten Eies und bereitet die Brustdrüsen auf die Milchbildung vor.

Darum ist es für Frauen, die unter Zyklusproblemen leiden, wichtig, östrogenmodulierende ätherische Öle möglichst nur in der ersten Zyklushälfte zu verwenden. In der zweiten Hälfte könnten sie – bei entsprechender Veranlagung – zu starke Blutungen verursachen.

Erste Zyklushälfte: östrogenregulierende ätherische Öle

- Muskatellersalbei
- Salbei
- Fenchel
- Estragon
- eventuell auch beide Jasmin-Absolues

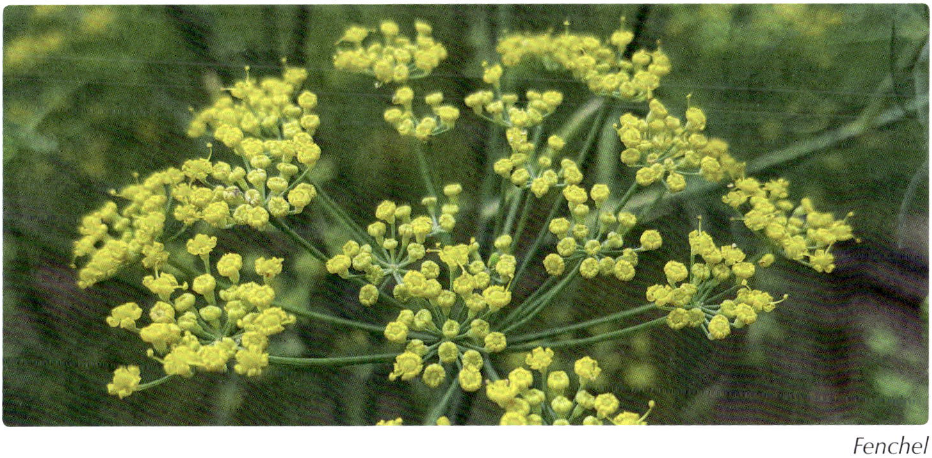

Fenchel

Dekolleté-Spray

- *50 ml Wodka*
- *5 Tropfen Muskatellersalbei*
- *3 Tropfen Fenchel*
- *4 Tropfen Bergamotte*
- *2 Tropfen Rosengeranie*
- *1 Tropfen Jasmin*

Alle Zutaten in einer 50-ml-Sprühflasche mischen und als Eau de Toilette oder Dekolleté-Spray nutzen.

Rosengeranienöl sollte bei Zyklusstörungen immer zu der Öle-Mischung gegeben werden, da es sehr balancierend auf beide Hormone wirkt.

Muskatellersalbei sollte nicht länger als drei Monate hintereinander angewendet werden. Wechseln Sie regelmäßig mit einem der anderen Öle auf der Liste ab (siehe Seite 41).

Tipp

Ähnlich wirkende und unterstützende Tees aus Himbeerblättern, Fenchel und Salbei können getrunken werden, das Gemmo-Mazerat aus den Knospen der Himbeere kann die Stoffwechselvorgänge dieser zwei Wochen unterstützen.

Zweite Zyklushälfte: progesteronregulierende ätherische Öle

- Mönchspfeffer
- Vetiver
- Schafgarbe

Bis heute ist nur ein ätherisches Öl bekannt, das eine nachweislich progesteronmodulierende Wirkung hat: Mönchspfeffer (Vitex agnus-castus). Allerdings gibt es nur wenig Erfahrungswissen darüber (Chopin Lucks 2003). Dieses hochwirksame Öl aus den Beeren des hübschen Strauches verfügt auch über eine regulierende Wirkung unseres Gehirnbotenstoffes Dopamin, es sollte jedoch nicht ohne fachliche Aufsicht eingesetzt werden, da es den Östrogenspiegel im Serum senken und den des Progesterons erhöhen kann (Tisserand & Young 2014) (siehe auch unter PMS Seite 55).

Roll-On „Vor der Mens“

- *10 ml Jojobaöl*
- *4 Tropfen Rosengeranie*
- *2 Tropfen Orange*
- *1 Tropfen Mönchspfeffer*
- *1 Tropfen Vetiver*

Alle Zutaten in einem Roll-On mischen und ein- bis zweimal täglich auf den Puls auftragen.

Da es in der zweiten Zyklushälfte bei vielen Frauen zu Wassereinlagerungen kommt, empfehlen wir zusätzlich reinigende, entgiftende und straffende Öle, die einen belasteten Stoffwechsel bei der „Entgiftung" unterstützen können.

Zweite Zyklushälfte: „reinigende" und die Ausscheidung unterstützende ätherische Öle":

- Bergamotte
- Ingwer
- Pfeffer schwarz
- Rosmarin
- Wacholderbeere
- Waldkiefer
- Zitrone

Körperöl „Vital"

- *50 ml Mandelöl*
- *5 Tropfen Zitrone*
- *2 Tropfen Rosmarin Ct. Cineol*
- *2 Tropfen Wacholderbeere*
- *1 Tropfen Pfeffer schwarz*

Alle Zutaten mischen und nach der morgendlichen Dusche den Körper und besonders die Beine damit einreiben. Alternativ: Jojobaöl statt Mandelöl.

Tipp
Unterstützend kann in dieser Phase ein Tee aus Frauenmantel (Alchemilla mollis) und Mönchspfeffer (Vitex agnus-castus) kurmäßig getrunken werden. Bei schweren Zyklusstörungen wird die Frauenärztin Tabletten oder Tinkturen aus Mönchspfeffer empfehlen, wie beispielsweise Ceres Vitex agnus castus D2 oder Castufemin®.

Bei manchen Frauen kommt es in der zweiten Zyklushälfte zu Spannungsschmerzen in der Brust (Mastodynie), verursacht durch Östrogene. Diese sorgen dafür, dass in der zweiten Zyklushälfte vermehrt Flüssigkeit im Brustgewebe eingelagert wird. Das führt dazu, dass die Brüste größer, schwerer und empfindlicher auf Berührungen werden. Die Beschwerden verschwinden meist wieder, wenn die Menstruation beginnt.

Brustöl bei Spannungsschmerzen

- *50 ml Nachtkerzenöl*
- *5 Tropfen Zypresse*
- *5 Tropfen Wacholder*
- *6 Tropfen Rosengeranie*
- *4 Tropfen Bergamotte*

Alle Zutaten in einer 50-ml-Flasche mischen und bei Bedarf die Brust sanft damit einreiben.

Bei Zyklusunregelmäßigkeiten und Menstruationsschmerzen liegt meist ein Mangel an essenziellen Fettsäuren vor. Ohne diese Bausteine kann der Körper nur unzureichend seine fettartigen Geschlechts- und Stresshormone herstellen (Steroidhormone). Die durchschnittliche Ernährungsweise enthält kaum noch native Pflanzenöle, naturbelassene Samen und ungeröstete Nüsse. Zusätzlich wird durch unsere moderne Lebensweise die Balance und Herstellung unserer Hormone gestört. Beispiele hierfür sind Stress, zu viel Alkohol, Nikotin, gehärtete und überhitzte Fette sowie Fremdhormone in Fleisch und hormonartige Substanzen in Kunststoffen.

Es ist wichtig, dass unsere Ernährung durch hochwertige (native) Bio-Pflanzenöle bereichert wird (als Kur: mindestens drei Monate, bis zu sechs Monate). So unterstützen beispielsweise Mandel- und Granatapfelsamenöl den Östradiol-Haushalt, Leinöl moduliert besonders den Estriol-Spiegel und Walnussöl hilft bei Progesteronmangel (der bei viel Stress und auch oft im Klimakterium vorliegt). Jeweils kleine Mengen sind ausreichend – wenige Tropfen am Tag genügen (2–3 g) oder die entsprechenden Samen und Kerne verspeisen.

Gamma-Linolensäure (GLA) (Omega-6) enthaltende Öle:

- Hanfsamen-Öl
- Borretschsamen-Öl
- Nachtkerzensamen-Öl
- Johannisbeersamen-Öl
- Spirulina-Algen (Tabletten, Pulver)

Alpha-Linolensäure (ALA) (Omega-3) enthaltende Öle:

- Chia-Samenöl
- Perillaöl
- Leinöl
- Sanddornfruchtfleischöl
- Hanföl

Am besten kann der nach den relevanten Fetten hungernde Organismus die Omega-3-Fettsäuren aus Algen und fettem Meeresfisch verstoffwechseln. Diese heißen EPA (Eicosapentaensäure) und DHA (Docosahexaensäure). Sie können unter idealen Bedingungen zu einem geringen Maß aus der α-Linolensäure (ALA) hergestellt werden. Fast 100 % der Omega-3-Fettsäuren in unserem Gehirn und in unserer Netzhaut bestehen aus DHA. Im Gegensatz zu EPA kann DHA Blutdruck und Herzfrequenz senken (Mori & al 1999). Beide Fettsäuren sind neben vielen Stoffwechselprozessen sowohl wichtig für die Hormonbalance als auch unentbehrlich bei schmerzhaften Entzündungen. Achten Sie beim Kauf des Algen- oder Fischpräparates auf nachhaltige und schadstofffreie Qualität, beispielsweise von Norsan.

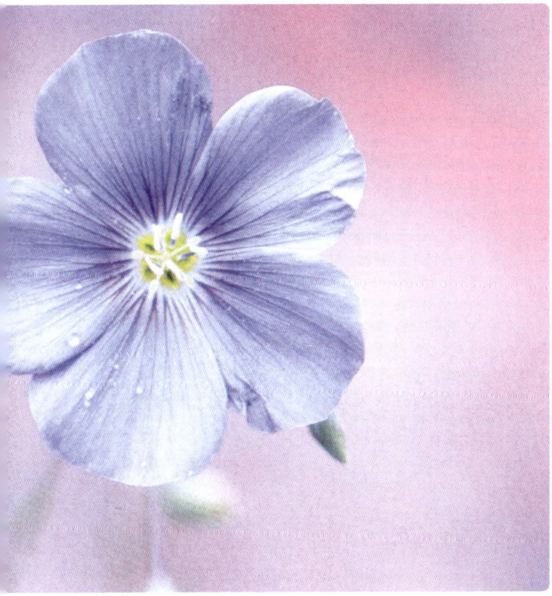

Leinblüte

„Hormonfabrik" Leber

Die unscheinbare Leber wird in ihrer Rolle als Hormonfabrik gern übersehen, stattdessen hat sie bei allzu vielen Menschen die schwere Aufgabe, jeden Abend alkoholische Getränke abzubauen. Dieses stille Organ, das selten Schmerzen verursacht, kann aus Cholesterin (korrekt: Cholesterol) diverse Hormone „basteln". Es kann mithilfe von Enzymen Hormone in ihre verwandten Varianten umbauen, je nach Bedarf.

Zum Glück haben wir ein ätherisches Öl, mit dem wir diesem geschundenen Organ ein kleines „Dankeschön" überreichen können: Rosmarin Ct. Verbenon. Einfach einen Tropfen davon auf die Handinnenfläche geben, mit etwas Olivenöl vermischen und unter dem rechten Rippenbogen einreiben. Idealerweise mit einem feuchtwarmen Tuch abdecken und 10 Minuten damit entspannen, wenn möglich, eine Woche lang jeden Tag anwenden.

Die relevanten Geschlechtshormone, die Frau- und auch Mannsein prägen

Estron: E1	Estradiol: E2
$C_{18}H_{22}O_2$	$C_{18}H_{24}O_2$
noch aktiv im Klimakterium Cholesterin zur Bildung nötig	besonders aktiv in den reproduktiven Jahren Cholesterin zur Bildung nötig **Das weiblich prägende Hormon, welches die Frau zur Frau macht**
Bildung: aus DHEA – 50 % im Unterhautfettgewebe (Fettspeicherhormon), Rest in Eierstöcken, Spuren in Nebennieren (NN)	**Bildung:** in Eierstöcken aus reifendem Follikel, in NN und Fettgewebe, von gut funktionierender/m Leber und Darm abhängig, ausreichend Sonnenlicht und Vitamin D nötig, wichtig für Stoffwechsel der Knochen > Schutz vor Osteoporose und Herzproblemen; stimuliert Schilddrüse, fördert Zellteilung und Zellwachstum Gebärmutter (Schleimhaut), fördert schöne Außenhaut und Kopfhaare > „jugendliche Erscheinung“, stärkt Libido; winzige Verschiebungen des Estradiol-Spiegels führen zu unerwünschten Wirkungen
Männer: bilden relativ viel Estron > Grundlage für Bildung von Androstendion nötig *Überladung führt zu den unter „Estradiol“ genannten Veränderungen von Brust und Bauch*	**Männer:** in Hoden und Nebennieren, sie bilden soviel Estradiol wie Frauen in Klimakterium *Überladung führt zu Vergrößerung der Prostata*
Überladung durch: viel Alkohol, Übergewicht, Fettleber Überladung führt zu Zwischenblutungen, vermehrtem Ausfluss, Kopfschmerzen, Brustspannen, erhöhtem Blutdruck, Sehstörungen, Beinkrämpfen	**Überladung durch:** tierisches Fett, viel fettreiches Fleisch, Soja (Powerriegel, angereicherte Fertigprodukte), Lakritz, Bier, Marzipan, Mandeln; führt bei beiden Geschlechtern zu Wasseransammlungen, Rötung der Gesichtshaut, Vergrößerung der Brust, Gewichtszunahme, Schilddrüsenproblemen, Neigung zum Fremdgehen, fördert Risiko für Tumore **Mangel:** führt zu Hitzewallungen, schwacher Libido, Haarausfall, faltiger Haut, Stimmungsschwankungen, Heißhunger auf Schmalz, Alkohol
Unterstützend: noch unbekannt	**Unterstützend äußerlich:** Mandelöl, Granatapfelsamenöl, Kokosfett Produkte mit Hyaluronsäure **Unterstützend innerlich:** Mandeln, Granatapfel (Öl und Kerne), Hülsenfrüchte, Lakritz, Schmalz, Eier, Rotklee, Bier, Marzipan, Kaviar, Vitamin D, dazu Extrakte aus Rhabarberwurzel, Traubensilberkerze
Testosteron wird in Eierstöcken, Hoden und Nebennieren gebildet. Es sorgt für straffes Gewebe (auch der Blutgefäße sowie der Sehnen) und Muskelkraft (auch des Herzens sowie der Schließmuskeln in Blase, Anus und Magen), auch wichtig für Kontraktionen beim Orgasmus	

Estriol: E3	Progesteron (Gelbkörperhormon)
$C_{18}H_{24}O_3$	$C_{21}H_{30}O_2$
noch aktiv im Klimakterium keine geschlechtsspezifische Wirkung Cholesterin zur Bildung nötig	besonders aktiv in den reproduktiven Jahren keine geschlechtsspezifische Wirkung Cholesterin zur Bildung nötig
Bildung: in Eierstöcken, NN, Plazenta und Fettgewebe; Stoffwechselprodukt von Estradiol und Estron; regelt Durchfeuchtung ALLER Schleimhäute, bei Männern und Frauen Ungleichgewicht nach synth. Verhütung = zu viel Estradiol, zu wenig Estriol (synth.Hormone wirken ähnlich wie natürliche Hormone, jedoch andere Struktur, besetzen Rezeptoren wesentlich länger, so dass körpereigene Hormone „arbeitslos" im Blut unterwegs sind, darum erfolgt Drosselung der Produktion)	**Bildung:** in Eierstöcken, im Corpus luteum, von Plazenta, Nebennieren, Gehirn (aus Pregnenolon); Bildung beide Geschlechter: wenig in NN; dominiert 2. Zyklushälfte; wichtig für die Schwangerschaft, macht Gebärmutterschleimhaut „weich"; stabilisiert Blutzuckerspiegel, reguliert Blutviskosität, wichtig für stabiles Bindegewebe wichtig für Gehirnfunktion: Gehirn verbraucht circa 20 % des gesamten Progesterons, hilft bei Rehabilitation nach Schlaganfall Anti-Krebs-Wirkung
Männer: Bildung in den Hoden	**Männer:** Bildung in den Hoden
Mangel: bei Überlastung und Dauer-Stress und Nebennierenschwäche, führt zu trockenen und entzündlichen Schleimhäuten: Mund, Augen, Ohren, Nase, Nebenhöhlen, Bronchien, Lunge, Gelenke, Darm (chronisch entzündliche Erkrankungen), Asthma, Gelenkschmerzen, trockener Nagelhaut	**Mangel:** bei Überlastung und Dauer-Stress **Bei Mangel:** Appetit auf fettige Milchprodukte Endometriose entsteht vermutlich durch Progesteronmangel / Estradioldominanz Mangel oft Grund für vergeblichen Kinderwunsch
Unterstützend äußerlich: Leinöl, Weizenkeimöl **Unterstützend innerlich:** in Eiweiß und Leinöl, fettem Meerfisch (Lachs, Hering, Makrele, Sardine), Fischöl/Krill (Norsan), Leinsamen, Chiasamen	**Unterstützend äußerlich:** Salben mit Yamswurzel-Extrakt **Unterstützend innerlich:** Optimal: Käse, Eier, Butter, Crème fraiche, ergänzend Süßkartoffel, Walnüsse und Walnussöl, Schokolade insbesondere Pralinen, Sahneeis, Karamell; Yamswurzel (auch Extrakte)
Zu wenig Testosteron kann bei Frauen zu Organsenkungen, Schwäche der Blase und Blutgefäße (Krampfadern, Nasenbluten), erhöhtem Blutdruck und zu verringertem Selbstbewusstsein führen (wenig Wille zum entschlossenen Erkämpfen von Dingen). **Unterstützende Nahrung:** Haferflocken, Kürbis, Petersilie, Brennnesselsamen, Maca-Wurzel-Pulver (Lepidium meyenii) und Impulse durch Chili	

Quellen: Broggi-Läubli 2018, Buchner 2016, Scheuernstuhl & Hild 2015

Die „Last“ mit den Tagen

Es wäre ideal, wenn wir Frauen uns an den Tagen der Menstruationsblutung etwas mehr als sonst schonen und zurückziehen könnten. Wir könnten uns eine „kleine Insel“ schaffen, in der wir sehr achtsam und bewusst in den Alltag einige Stunden nur für unsere Selbstpflege einbauen. Das kann das Einkuscheln in eine flauschige Decke sein, das Lesen eines inspirierenden Buches, das Trinken eines sahnigen Tees und das Einmassieren eines wundervoll duftenden Pflegeproduktes.

Sinnvoll wäre es, möglichst auf chlorgebleichte Tampons und Binden zu verzichten, denn diese reizen die empfindliche Haut und Schleimhaut des Vaginalbereichs. Um den Reinheitsanforderungen des Europäischen Arzneibuches (EAB) zu entsprechen, müssen Tampons gebleicht werden, doch es gibt schonendere Bleichmethoden, welche das Siegel „Oeko-Tex® Standard 100, Klasse 1“ erhalten. Wenn Sie zu einer eher trockenen Vaginalschleimhaut neigen, sollten nicht an allen Tagen Tampons verwendet werden. Binden oder andere heute verfügbare Methoden, wie Menstruationstasse oder Menstruationsschwamm, schonen den hochempfindlichen Bereich.

Rückstände von toxischen Pestiziden im ohnehin sehr umweltbelastenden Baumwollanbau können in konventionell hergestellten Tampons enthalten sein, diese wirken nicht nur reizend, sondern auch als Hormonstörer. Die verarbeitete synthetische, chlorgebleichte Viskose kann krebserregendes Dioxin oder Formaldehyd enthalten, sie braucht 500 Jahre, um abgebaut zu werden. Bio-Tampons werden aus Baumwolle aus ökologischem Anbau hergestellt, auf Chemikalien oder synthetische Fasern wird verzichtet, sie verrotten innerhalb ca. eines Jahres. Bei manchen Marken wird auch auf faire Entlohnung der Baumwollproduzenten geachtet. Diese Tampons reduzieren zudem das Risiko, am toxischen Schocksyndrom (TTS) zu erkranken. Das kann passieren, wenn Tampons mit synthetischen Fasern extrem lange getragen und nicht alle paar Stunden gewechselt werden. TTS ist eine seltene, aber lebensbedrohliche Infektion, bei der die Vaginalschleimhaut vom Keim Staphyllococcus aureus befallen wird.

Bedenken Sie auch die Müllberge, die durch Hygieneartikel entstehen. Denn im Durchschnitt verwenden wir Frauen in unserem Leben 17.000 Tampons. An den leichteren Tagen freuen sich die Haut, die Umwelt und langfristig auch ihr Geldbeutel über waschbaren Intimschutz, der inzwischen über zahlreiche Shops angeboten wird.

Sanfte Hilfe an beschwerlichen Tagen

Wenn wir Aromatherapie- und Aromapflege-Kurse halten, sehen wir so gut wie nie Männer. Auch an nicht stark wissenschaftlich ausgerichteten Konferenzen über ätherische Öle nehmen deutlich weniger Männer als Frauen teil. Im praktischen Bereich ist unser Gebiet also bislang eine eher weibliche Domäne. Ganz anders ist das in der Forschung mit natürlichen Riechstoffen: Diese wird von männlichen Wissenschaftlern dominiert.

Frauen fühlen sich also immer noch lieber zu den schönen Düften hingezogen als Männer, sie lassen vermutlich auch eher die emotionalen Reaktionen, die durch ätherische Öle ausgelöst werden können, an sich heran. In einer Übersichtsarbeit über unterschiedlichste Studien wurden diverse Mischungen von ätherischen Ölen zur Unterstützung spezifisch weiblicher Gesundheitsthemen untersucht. Trotz nur kleiner Patientinnen-Gruppen und unterschiedlicher Ölanwendungen wurde festgestellt, dass die Anwendung von ätherischen Ölen keine Gefahr darstellt und dass sie von Frauen akzeptiert wird (Tillett & Ames 2010).

Wenn also „die Tage" zur Plage werden, uns innere Erdbeben fast aus der Bahn zu werfen drohen oder die Angst vor einer schmerzhaften Geburt uns schier um den Verstand bringt, gibt es ausreichend Hilfe aus dem duften Öle-Schatzkästlein. Viele Rezepturen haben sich im Laufe von gut drei Jahrzehnten praktischer Aromatherapie bewährt und werden gern von Frau zu Frau weitergegeben. Dazu gibt es sogar Unterstützung von der Wissenschaft, sodass auch im „offiziellen Bereich", also beispielsweise auf Entbindungsstationen oder in gynäkologischen Praxen, mit evidenzbasiertem Wissen gearbeitet werden könnte.

DYSMENORRHOE: SCHMERZEN

Nicht allen Frauen ist bewusst, dass die Gebärmutter größtenteils aus Muskelgewebe besteht. Dieses muss bei der Geburt eines Babys Schwerstarbeit leisten. Von der Größe einer auf dem Kopf stehenden Birne muss sie sich bis auf die Größe von zwei Fußbällen dehnen können. Diese enorme Leistung schafft kein anderer Muskel im menschlichen Körper! Bekanntlich muss Muskelleistung trainiert werden, das ist auch bei der Gebärmutter nicht anders. Sie arbeitet mit peristaltischen Bewegungen und widmet sich jeden Monat aufs Neue dem Ausstoßen der nicht benötigten Schleimhaut, wenn sich kein befruchtetes Ei eingenistet hat.

Jeden Monat findet also eine Art „Mini-Geburt" statt, die von Hormonen gesteuert wird. Leichtes Ziehen und kurze, kleine, krampfartige Schmerzen gelten darum als normale Begleiterscheinung. Doch viele Frauen sind an zwei bis drei Tagen vor lauter Schmerzen, oft verbunden mit Übelkeit und Durchfall, geradezu „handlungsunfähig". Sie können kaum ihren beruflichen und familiären Aufgaben gerecht werden. Vermutlich führt eine erhöhte Produktion von Prostaglandinen und Leukotrienen zu übermäßigen Kontraktionen der Gebärmutter und gleichzeitig zu einer von heftigen Schmerzen begleiteten verminderten Durchblutung (Ischämie) der Uterusschleimhaut.

Wie schon erwähnt, muss die regelmäßige Zufuhr von gesunden Fetten gewährleistet sein, denn diese regulieren einerseits die Prostaglandine und helfen andererseits bei Aufbau und Balance der Geschlechtshormone. Bei regelmäßig auftretenden Periodenschmerzen ist es gerade in der zweiten Zyklushälfte wichtig, gesunde Fette, Samen und Nussmuse in die tägliche Ernährung einzubauen. Ebenso sollte rotes Fleisch drastisch reduziert werden, denn dieses kann den Anteil der negativ wirkenden Prostaglandine fördern.

Bei krampfartigen schmerzhaften Blutungen nutzen wir vor allem die lösende Wirkung von sanfter Wärme. Unterstützend und entkrampfend sind Kompressen oder Auflagen am oberen oder unteren Rücken (oder beides).

Unterstützende und entkrampfende Öle bei schmerzhaften Blutungen:

- Jasmin (nach Wahl J. grandiflorum oder J. sambac)
- Kamille römisch
- Lavendel fein
- Majoran (Origanum majorana, nicht Spanischer Majoran)
- Mandarine
- Muskatellersalbei
- Neroli
- Ylang Ylang

Bei regelmäßig auftretenden Schmerzen empfehlen wir die unten genannte Akut-Grundmischung aus mehreren Ölen herzustellen, sodass einzelne Tropfen dieser Mischung schnell zur Verfügung stehen.

Akut-Grundmischung „Entspannter Bauch"

- *40 Tropfen. Mandarine rot*
- *20 Tropfen Lavendel fein*
- *20 Tropfen Majoran*
- *5 Tropfen Muskatellersalbei*
- *5 Tropfen Jasmin*
- *5 Tropfen Neroli*
- *5 Tropfen Kamille römisch*
- *5 Tropfen Ylang Ylang*

Alle Öle in einem 5-ml-Fläschchen mit Tropfeinsatz mischen und bei krampfartigen Schmerzen 1–2 Tropfen in der Handinnenfläche mit 1 TL Olivenöl mischen, auftragen und mit einem Handtuch abdecken.

Marigold, das Gold der Maria, ist der englische Name der Ringelblume. Damit wird ihre besonders für Frauen unterstützende Heilkraft geehrt. Das Mazerat aus den orange-goldenen Blütenblättern wird darum gern als Trägeröl für hormonregulierende kutane Anwendungen mit ätherischen Ölen eingesetzt. Es soll balancierend auf das Zyklus-Geschehen wirken und kann zu 30–50 % mit einem anderen Trägeröl gemischt werden, beispielsweise als folgende entkrampfende wirksame Mischung:

Hormon-Balance

- *25 ml beliebiges fettes Öl*
- *25 ml Ringelblumen-Mazerat*
- *5 Tropfen Bergamottminze*
- *5 Tropfen Bergamotte*
- *5 Tropfen Ylang Ylang*
- *5 Tropfen Rosengeranie*
- *2 Tropfen Neroli*
- *2 Tropfen Jasmin*
- *2 Tropfen Muskatellersalbei*

Alle Öle mischen und einige Zyklen lang mindestens dreimal pro Woche nach dem Duschen verwenden.

Tipp

Hervorragend unterstützend bei unterschiedlichsten Arten von unangenehmen und schmerzhaften Regelblutungen wirkt das spagyrische Präparat Upelva spag.® (Pekana). Es wird nur an den Tagen vor den Tagen eingenommen. Auch die regelmäßige Einnahme von hochwertigen Magnesiumpräparaten (Magnesiumcitrat oder Magnesiumaspartat) kann das Krampfgeschehen deutlich reduzieren.

Ein nicht zu heißes Bad mit Magnesiumsulfat (Epsom Salz) und ätherischen Ölen kann sehr wohltuend wirken:

Badesalz „Epsom Plus"

- *150 g Epsom Salz (Magnesiumsulfat)*
- *150 g Meersalz*
- *4 Tropfen Majoran*
- *4 Tropfen Mandarine*
- *2 Tropfen Basilikum*

Meersalz und Epsom Salz in einem sauberen Glas mischen, die ätherischen Öle dazugeben und gut durchschütteln. Die Menge reicht für ein bis zwei entspannende und entkrampfende Bäder. Je nach Duftvorliebe kann Mandarine durch Bergamotte ersetzt werden.

Auch einige wissenschaftliche Arbeiten konnten belegen, dass aromatherapeutische Anwendungen bei Menstruationsschmerzen hilfreich sind. In einer iranischen Studie erhielten 80 Studentinnen mit Dysmenorrhoe beim Einsetzen der Blutung an zwei Zyklen entweder eine 15-minütige Bauchmassage mit Lavendelöl (2 Tropfen auf 5 ml Mandelöl) oder mit Placebo. Nach 30 Minuten wurde die Schmerzintensität gemessen. In beiden Gruppen wurde ein signifikanter Rückgang der Schmerzen verzeichnet, die Verbesserung war in der Lavendelgruppe signifikanter (Bakhtshirin & al 2015).

In einer placebokontrollierten Doppelblindstudie erhielten 67 koreanische Collegestudentinnen, die an Menstruationskrämpfen litten, Baucheinreibungen mit jeweils 2 Tropfen Lavendel-, Muskatellersalbei- und Rosenöl (R. centifolia) in 5 ml Mandelöl. Diese Mischung war hilfreich, um die Menstruationskrämpfe abzumildern (Han & al 2006).

HYPERMENORRHOE: STARKE BLUTUNGEN

Die im Kapitel Dysmenorrhoe genannten ätherischen Öle und Wärme haben eher eine erweiternde Wirkung. Sind die Blutungen jedoch zu heftig, sollten eher Rosengeranie sowie leicht zusammenziehend wirkende Öle eingesetzt werden:

Unterstützende, zusammenziehende Öle bei starken Blutungen

- Cistrose
- Salbei
- Weihrauch
- Zypresse

Tipp

Jeweils einen Tropfen Cistrose und einen zweiten von einem der vier Öle, (siehe Seite 52), in 10 ml fettes Öl geben und von dieser Mischung jeweils einige Tropfen auf einen Tampon oder eine Binde geben.

Bedenken Sie, dass ASS-Tabletten, die möglicherweise bei heftigen Menstruationsschmerzen verwendet werden, je nach Dosis eine deutlich blutverdünnende Wirkung haben. Somit könnte eine ohnehin starke Blutung noch heftiger ausfallen. Unbedingt auf andere Schmerzmittel ausweichen, etwa Ibuprofen. Bei starker Blutung kann eine mehrmonatige Tee-Kur mit Hirtentäschel, Blutwurz und Wiesenknopf hilfreich sein.

Regelmäßig starke Blutungen können zu Eisenmangel führen. „Normale" Eisenpräparate können zu Verstopfung und Unwohlsein führen. Bei ungefährlich niedrigen Eisenwerten sind Kürbis- und Pinienkerne eine gute tägliche Unterstützung, auch Hirse, Kichererbsen, Weizenkleie, Eigelb, Datteln, Feigen und Ingwer (evtl. kandiert) enthalten Eisen. Am besten immer mit saurem Obst, das Vitamin C enthält, kombinieren, so wird die Resorption des pflanzlichen Eisens verbessert.

Baucheinreibung „Zentriert sein"

- *50 ml Johanniskrautöl*
- *3 Tropfen Zypresse*
- *3 Tropfen Rosengeranie*
- *2 Tropfen Grapefruit*
- *2 Tropfen Sandelholz (neukaledonisch)*

Alle Zutaten in einer 50-ml-Flasche mischen und bei starker Blutung den Unterbauch damit sanft massieren.

Tipp

In der Spagyrik finden wir ein hervorragendes Mittel, um übermäßige Blutungen zu regulieren: 10 Tropfen Solunat Nr. 21 (Styptik) werden drei- bis viermal täglich an den blutungsintensiven Tagen mit etwas Wasser eingenommen.

ENDOMETRIOSE

Wenn Gewebe, das zur Schleimhaut der Gebärmutter (Endometrium) gehört, sich in anderen Organen bzw. Geweben einnistet oder durch Operationen „verschleppt" wird, kann dies zu extremen Schmerzen, Blutungen und sogar zu Unfruchtbarkeit führen. Denn das Gewebe wird von den Geschlechtshormonen gesteuert und unterliegt dem individuellen Zyklus der

Frau. Diese Beschwerden werden vermutlich durch die vielen Hormondisruptoren aus unserer Umwelt zunehmend verschlimmert.

Die oben genannten Maßnahmen zur Dysmenorrhoe können das Leiden je nach Schwere lindern. Der Weg zur Frauenärztin ist jedoch unumgänglich.

Myrrhe- und Weihrauchöl, kombiniert mit Majoranöl, können die Entzündlichkeit und die Schmerzen reduzieren, Ingwer- und Pfefferöl können durch ihren sanft wärmenden Effekt Linderung verschaffen. Rosengeranie sollte wegen der hormonbalancierenden Wirkung in die tägliche Pflege eingebaut werden (beispielsweise als Körperöl oder als Deo).

Muskatellersalbei kann wie oben beschrieben die erste Zyklushälfte begleiten, um die Neigung zu Krämpfen zu reduzieren und die emotionale Lage sowie die Angst vor Schmerzen zu erleichtern.

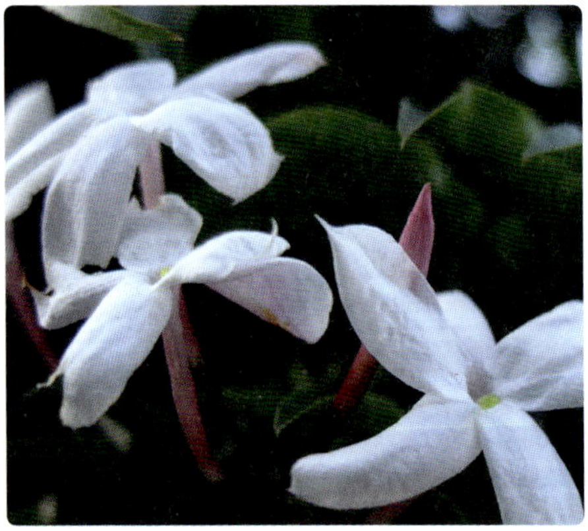

Jasmin

Körperöl „Loslassen“ Erste Zyklushälfte

- *40 ml Mandelöl*
- *10 ml Granatapfelsamenöl*
- *5 Tropfen Rosengeranie*
- *5 Tropfen Myrrhe*
- *5 Tropfen Fenchel*
- *2 Tropfen Rose*
- *2 Tropfen Salbei (thujonarm)*

Alle Öle in einer 50-ml-Flasche mischen und und einige Zyklen lang möglichst oft in der ersten Zyklushälfte nach dem Duschen verwenden.

Körperöl „Loslassen“ Zweite Zyklushälfte

- *40 ml Jojobaöl*
- *10 ml Walnussöl*
- *5 Tropfen Rosengeranie*
- *5 Tropfen Orange*
- *5 Tropfen Cardamom*
- *5 Tropfen Pfeffer schwarz*
- *5 Tropfen Vanille-Extrakt*
- *2 Tropfen Jasmin*

Alle Öle in einer 50-ml-Flasche mischen und einige Zyklen lang möglichst oft in der zweiten Zyklushälfte nach dem Duschen verwenden.

PRÄMENSTRUELLES SYNDROM (PMS)

Etwa zehn Prozent der Frauen zwischen 30 und 40 Jahren leiden unter dem PMS. Es handelt sich um einen Komplex unterschiedlichster körperlicher und emotionaler Symptome. Bei schweren Formen liegt möglicherweise eine gestörte Balance des Nervenbotenstoffes Dopamin zugrunde.

Die Beschwerden können durch folgende Faktoren ausgelöst oder verschlimmert werden:

- Ungleichgewicht der weiblichen Geschlechtshormone Östrogen und Progesteron, unter anderem durch Umweltgifte (siehe Seite 96)
- Einnahme von stark wirksamen Medikamenten
- Übermaß an Genussmitteln wie Koffein und Nikotin
- Übermaß an einfachen Kohlenhydraten (Zucker, raffiniertes Mehl, auch in Form von Pasta etc.)
- fettarme Ernährung (Fehlen von essenziellen Fettsäuren aus Nüssen und Samen)
- unausgewogene Vitamin- und Mineralstoffversorgung
- Pilzinfektionen
- Schlafstörungen
- depressive Verstimmung
- psychische Belastungen wie Prüfungsangst und Angst vor ungewollter Schwangerschaft
- Bewegungsmangel
- Das Hormon Prolaktin „spielt verrückt“, es fördert das Wachstum der Brustdrüsen und nach einer Geburt die Milchproduktion
- Störungen der Schilddrüse

Das PMS führt bei den meisten Frauen zu einer oder mehreren der folgenden Beschwerden:

- Stimmungsschwankungen, Reizbarkeit, depressive Verstimmung
- Brustspannen
- Haut- und Schleimhauttrockenheit
- Magen-Darm-Störungen, Veränderungen des Essverhaltens
- Ödembildung
- uvm.

Um das PMS erfolgreich in den Griff zu bekommen, sollte in der zweiten Hälfte des Zyklus unbedingt größter Wert auf leichte und gesunde Ernährung mit viel Frischkost, möglichst wenig isoliertem Zucker und wenig Salz gelegt werden, da auf diese Weise unnötige Wassereinlagerungen gebremst werden können. Auch sollten wenig „Nahrungsgifte" wie Farbstoffe, Konservierungsmittel, Hormone (in Fleisch) und Pflanzenspritzmittel gegessen werden. Bei PMS können ausserdem Upelva spag.® Tropfen (Pekana) hilfreich sein.

Es gilt besonders die Empfehlung, Pflanzenöle mit hohem Gehalt an essenziellen Fettsäuren sowie Vitamin B 6 einzunehmen.
Zudem können Einreibungen mit beruhigenden und stimmungsaufhellenden (esterreichen) ätherischen Ölen helfen:

- Neroli
- Kamille römisch
- Bergamotte
- Muskatellersalbei
  (nicht bei starken Blutungen)

Andererseits geht es darum, den Körper zu entstauen und zu entlasten. Dabei helfen die folgenden ätherischen Öle:

- Wacholder
- Zypresse
- Liebstöckel

Zum PMS gibt es wissenschaftliche Arbeiten, beispielsweise über die Inhalation von Neroliöl bei 62 iranischen Studentinnen, die an PMS litten. In dieser Doppelblind-Studie konnte gezeigt werden, dass dieser Duft immerhin die emotionalen Zustände signifikant verbessert, nicht so jedoch die körperlichen Beschwerden (Heydari & al 2018a). Doch die Erfahrung hat gezeigt, dass eine direkt auf den schmerzenden Unterbauch aufgetragene Mischung mit Neroli, am besten in Kombination mit dem krampflösenden Majoranöl, durchaus Schmerzen lindern kann:

Einreibung „Losgelöst"

- *10 ml Johanniskrautöl*
- *2 Tropfen Neroli*
- *1 Tropfen Majoran*
- *1 Tropfen Ylang Ylang*

Alle Öle gut vermischen, etwas davon auf den Bauch auftragen, am besten mit warmem Handtuch und/oder Wärmflasche abdecken; reicht für vier bis fünf Anwendungen. Anstelle von Neroli (hochpreisiges Öl) kann auch Bergamotteöl verwenden werden, die Zusammensetzung ist ähnlich.

LUST AUF SÜSSES AUSTRICKSEN

Im komplexen System der Hormone, die kommen und gehen wie Vollmond und Neumond, treiben plötzlich auftretende Heißhungerattacken viele Frauen zum Kühlschrank oder an die „süße Schublade". Wir fühlen uns unwohl in unserer Haut und um die Periode herum ist unser Körper besonders füllig und aufgeschwemmt. Vom zunehmenden Gewicht ganz zu schweigen.

Die an Plätzchen erinnernden Düfte der Extrakte von Vanille, Benzoe und Tonka können die Lust auf Süßes mildern.

Sie wirken regulierend auf den Appetit, stimmungsaufhellend und nähren unsere körpereigenen „Glückshormone".

Körperöl „Süßes Glück"

- *25 ml Jojobaöl*
- *25 ml Sesumöl*
- *10 Tropfen Grapefruit*
- *10 Tropfen Vanille-Extrakt*
- *5 Tropfen Benzoe*
- *5 Tropfen Tonka-Extrakt*

Alle Öle in einer 50-ml-Flasche gut mischen, jeden Morgen nach der Dusche in die feuchte Haut einmassieren.

Riechstift „Lust auf irgendetwas"

- *4 Tropfen Benzoe*
- *4 Tropfen Grapefruit*
- *2 Tropfen Tonka-Extrakt*
- *1 Tropfen Kamille römisch*

Auf dem Watteröllchen eines hübschen Inhalierstiftes verteilen und immer, wenn der kleine Hunger laut ruft, intensiv daran schnuppern, dabei visualisieren, wie ein feiner Geruch auch ohne Beteiligung der Zunge „satt" machen kann.

PSYCHISCHE ACHTERBAHN

Alle Rezepturen dieses Kapitels berücksichtigen die emotionalen Schwankungen, die mit den unterschiedlichen Zyklusproblemen eingehen. Fast jede Frau kennt dieses Auf und Ab der Gefühle von himmelhoch jauchzend bis zu Tode betrübt. Oft sind sie für uns selbst nicht nachvollziehbar, erwischen sie uns doch meist aus heiterem Himmel, manchmal sogar von einer Sekunde auf die andere. Kaum zu glauben, dass winzige Hormone dafür verantwortlich sind.

Ätherische Öle können bei solchen Gefühlslagen stimmungsaufhellend, beruhigend, angstlösend und psychisch stark ausgleichend wirken.

Besonders bei psychischen Achterbahnfahrten sollten wir uns diese Eigenschaften zunutze machen – wir staunen manchmal selbst, wie gut das funktioniert.

Roll-On „Sunny Day“

- *10 ml Jojobaöl*
- *3 Tropfen Muskatellersalbei*
- *3 Tropfen Bergamotte*
- *3 Tropfen Rosengeranie*

Alle Zutaten in einem Roll-On vermischen und bei Stimmungsschwankungen, verbunden mit PMS, auf die Pulse oder den Solarplexus auftragen.

Riechstift „Bei mir sein“

- *4 Tropfen Grapefruit*
- *1 Tropfen Jasmin sambac*
- *1 Tropfen Kardamom*

Auf dem Watteröllchen eines Inhalierstiftes, evtl. in der Lieblingsfarbe, verteilen und immer, wenn ein Gefühl von Unzufriedenheit aufkommt, intensiv daran schnuppern.

Parfümspray „Duft des Südens“

- *30 ml Orangenblütenhydrolat*
- *20 ml Alkohol 70%*
- *6 Tropfen Bergamotte*
- *3 Tropfen Basilikum*
- *2 Tropfen Kardamom*
- *2 Tropfen Tonka-Extrakt*

Erst die ätherischen Öle mit dem Alkohol in einer 50-ml-Sprühflasche vermischen, dann mit dem Hydrolat auffüllen. Die Mischung wird wie ein Parfüm oder Eau de Toilette verwendet.

Körperöl „Laissez faire“

- *50 ml Mandelöl*
- *4 Tropfen Blutorange*
- *3 Tropfen Basilikum*
- *3 Tropfen Benzoe*
- *3 Tropfen Bergamotte*
- *2 Tropfen Kamille römisch*

Alle Zutaten miteinander in einer 50-ml-Flasche mischen und als Körperöl nach dem Duschen nutzen.

UNERFÜLLTER KINDERWUNSCH

Die Ursachen für das Ausbleiben des ersehnten Nachwuchses sind vielfältig – sie können psychischer und physischer Natur sein. Heutzutage spielen mit Sicherheit auch Umweltfaktoren eine erhebliche Rolle, wie beispielsweise Hormone im Fleisch und in Milchprodukten, hormonartige Substanzen in Kosmetika usw. Der Hormonhaushalt ist sehr sensibel und anfällig für Stress. Unsere moderne Leistungsgesellschaft fordert Frauen und auch Männer oft über ihre Leistungsgrenzen hinaus. Dieser schnelllebige Alltag, der gern mit „Genussgiften", wie täglichem Alkoholkonsum, abgebremst wird, beeinflusst unsere hormonelle Ausstattung oft auf sehr negative Weise. Wie auf Seite 45 beschrieben, ist die Leber auch für den Aufbau von Hormonen zuständig. Der Abbau von potenziell giftigen Stoffen, wie alkoholischen Getränken, hat Priorität, sodass die Hormon-Werkstatt zurück gestellt wird.

Kein Wunder, in Stresssituationen des Urmenschen, als Flüchten oder Kämpfen angesagt waren, schaltete der Körper blitzschnell alle unwichtigen Funktionen auf Sparflamme. Auch in der heutigen Zeit, in der Stress selten etwas mit direktem Überlebenskampf zu tun hat, reagiert der Körper noch wie vor zigtausend Jahren. Dadurch wird bei immer mehr Menschen das Reproduktionssystem in Mitleidenschaft gezogen. Die Folge: Der „Storch" bleibt aus.

Dass dieses anmutige Tier die Babys bringt, ist auf ein Storchschnabelgewächs (Ruprechtskraut, Stinkender Storchschnabel: Geranium robertianum) zurückzuführen, welches laut alten Beobachtungen die Fruchtbarkeit positiv beeinflusst. Die verblühten Blüten des Storchschnabels sehen tatsächlich wie der Kopf eines Storches aus. Die Rosengeranie ist botanisch gesehen eine enge Verwandte, ihr ätherisches Öl beeinflusst sanft den Hormonhaushalt und kann ausgleichend wirken, ohne dass es ein Hormon wäre.

Balsam „Lass Dich verwöhnen"

- *30 g Bio-Kokosöl, nativ*
- *20 ml Jojobaöl*
- *5 Tropfen Rosengeranie*
- *4 Tropfen Grapefruit*
- *3 Tropfen Rose 10% (türkisch)*
- *2 Tropfen Fenchel*
- *1 Tropfen Vetiver*

Kokosöl in einem sauberen Glastiegel schmelzen, die restlichen Zutaten dazugeben und kalt rühren. Unterbauch, die Innenseiten der Unterarme und die Oberschenkel täglich damit einreiben.

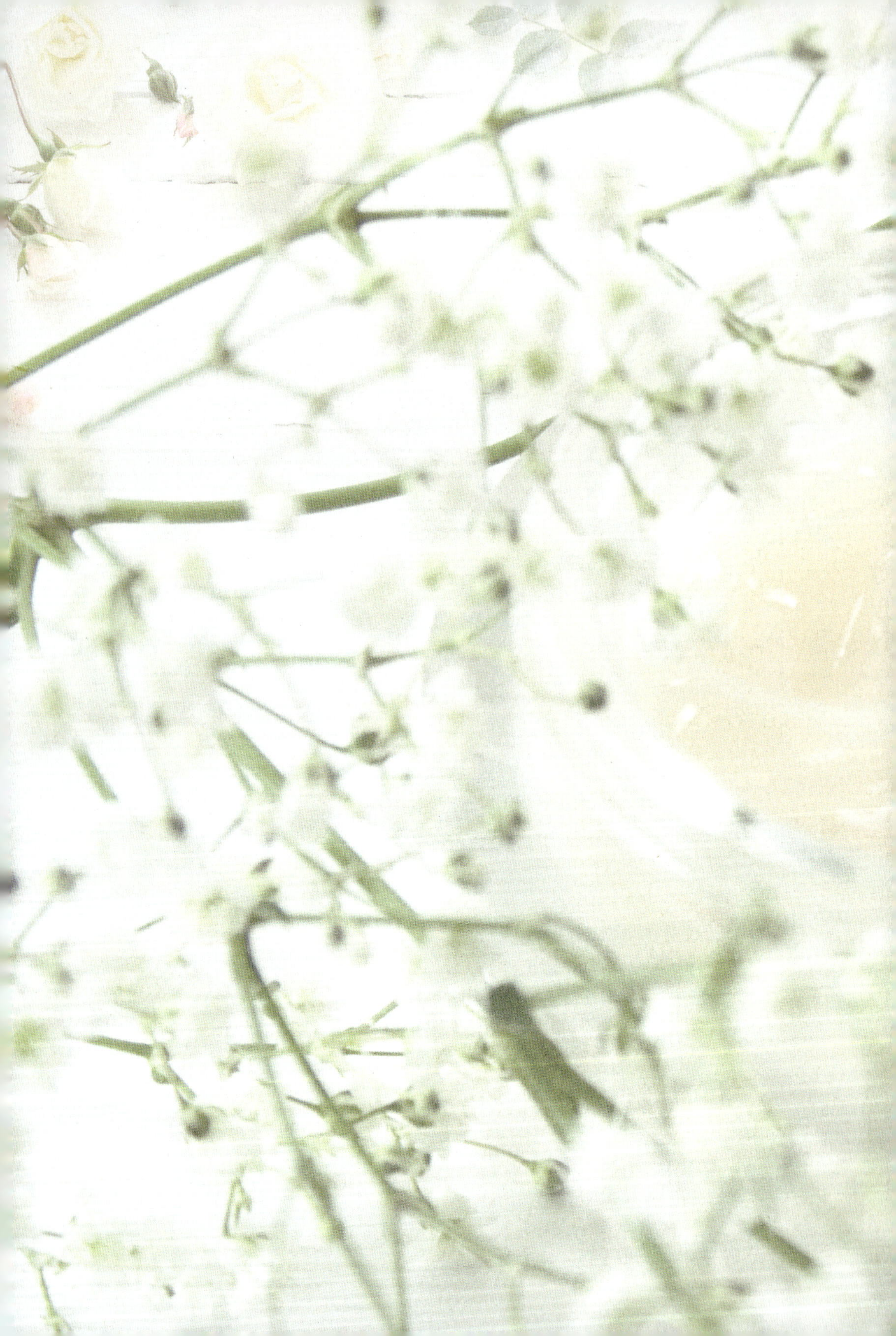

Gesichts- und Körperpflege zum Wohlfühlen

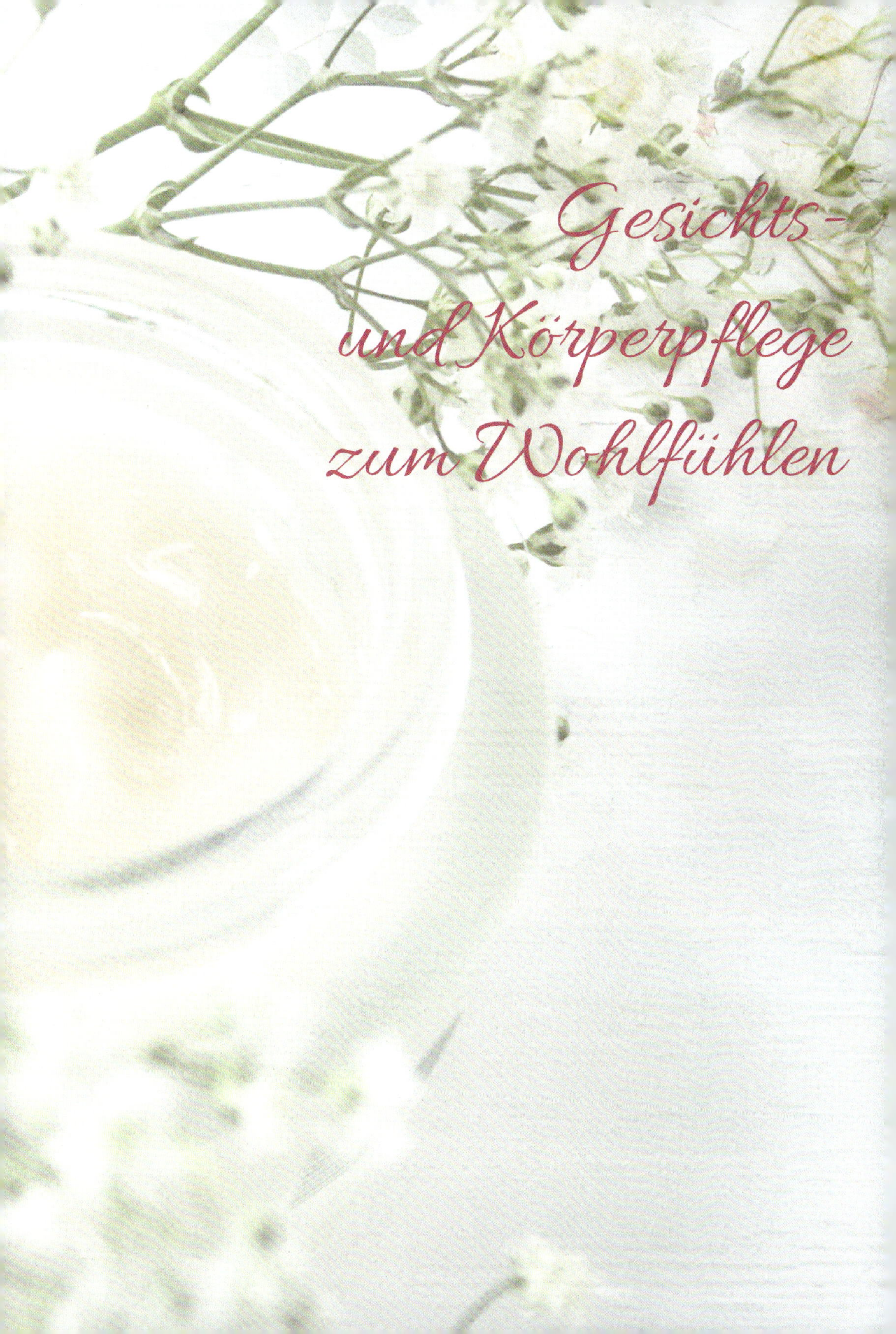

Die Herstellung der eigenen Kosmetik ist kein „Hexenwerk", viele Rezepturen lassen sich einfach und leicht zusammenrühren. Selbst gemachte Naturkosmetik hat viele Vorteile. Wir können die unseren Bedürfnissen entsprechenden Inhaltsstoffe aussuchen und diese immer wieder aufs Neue anpassen. Auch die Natur wird es uns danken: Plastikmüll wird reduziert und schwer abbaubare chemische Inhaltsstoffe, wie beispielsweise Mikroplastik, gelangen nicht ins Grundwasser und somit nicht in die Umwelt.

Mit wenigen Zutaten lassen sich Gesichts- und Körperpflegeprodukte, Deos, Zahnpulver und vieles mehr zaubern. Unser Grundgedanke und unsere Idee von nachhaltiger Pflege ist die „essbare Kosmetik". Alle Zutaten sollten weder dem Körper noch der Umwelt schaden!

Gingen die Naturheilkundler vor gut 20 Jahren noch davon aus, dass auf die Haut aufgebrachte Produkte aus Mineralölen „nur" die physiologischen Prozesse unserer Schutzhülle stören, wissen wir heute, dass solche Cremes, Lotionen und Pflegestifte aromatische Kohlenwasserstoffverbindungen (MOAH) enthalten, die laut der Europäischen Behörde für Lebensmittelsicherheit (EFSA) zumindest im Verdacht stehen, ein karzinogenes Risiko zu tragen. Es wird inzwischen angenommen, dass sie erbgutverändernde und krebserregende Komponenten enthalten. Dies stellt insbesondere bei der Verwendung von Lippenpflegestiften und Lippenstiften ein Risiko dar, da diese durch Sprechen und Schlecken direkt in den Mund gelangen.

Produkte mit Vaseline gehören keinesfalls an Vagina und Mund und genauso wenig sollten sie auf die Brustwarzen aufgetragen werden, wie von manchen stillenden Müttern praktiziert. Sie können laut Stiftung Warentest mit bis zu 9 % MOAH belastet sein. Für rissige und beispielsweise durch Neurodermitis geschädigte Haut stellen Mineralölprodukte ein zusätzliches Risiko dar.

Produkte, die Mineralöle enthalten, sind laut Internationaler Nomenklatur für kosmetische Inhaltsstoffe (INCI) mit folgenden Begriffen gekennzeichnet: Paraffinum liquidum, Paraffin, Cera Microcristallina, Petrolatum. Nach dem Analytiker Dr. Konrad Grob, vom Kantonalen Labor Zürich, sind „Mineralöle die wahrscheinlich stärkste Verunreinigung des menschlichen Körpers". Er ist der Meinung, dass wir viel zu sorglos mit diesen Stoffen umgegangen sind. Weiter sagt er: „Was wir nicht sicher beherrschen, sollten wir auch nicht einsetzen."

Es spricht also alles dafür, sich innerlich und äußerlich mit hochwertigen Ölen und Fetten zu verwöhnen!

Gesichtspflege – mit wertvollen Zutaten die Haut verwöhnen

Abschmink-Öl

- *25 ml Jojobaöl*
- *25 ml Mandelöl*

Beides in eine 50-ml-Flasche füllen, einen Wattepad damit beträufeln und Schminke entfernen.

Reinigungsgel

- *40 ml Aloe-Vera-Gel*
- *5 ml Rosenhydrolat*
- *5 ml Wodka*
- *1 Tropfen Weihrauch*
- *1 Tropfen Rosengeranie*

Die ätherischen Öle mit dem Wodka vermischen, dann alle Zutaten in einen Tiegel oder einen Lotionsspender füllen und kräftig schütteln. Eine erbsengroße Menge auf ein Wattepad oder ein selbst hergestelltes Baumwollpad (siehe Seite 64) geben und das Gesicht wie gewohnt reinigen.

Wimpern- und Augenbrauenpflege

- *1 TL Bio-Kokosöl, nativ*
- *1 TL Rizinusöl*

Kokosöl schmelzen und mit dem Rizinusöl vermischen. Die Mischung in eine leere Wimperntuschenhülse füllen, Wimpern und Augenbrauen täglich nach dem Reinigen, am besten abends, damit pflegen. Pflegeöl nur ganz sparsam und vorsichtig auftragen, damit kein Öl in die Augen gelangt. Für das Auftragen kann auch ein Wattestäbchen oder ein Dentalbürstchen verwendet werden.

Lippenpflege

- *1 TL Bio-Kokosöl, nativ*
- *1 TL Sheabutter*
- *1 Tropfen Mandarine rot*
- *1 Tropfen Vanille-Extrakt*

Kokosöl und Sheabutter vorsichtig schmelzen, die ätherischen Öle dazugeben und in einen kleinen Tiegel füllen. Die gewünschte Menge mit sehr sauberen Fingern entnehmen.

Lippenpeeling

- *1 TL Honig*
- *½ TL Rohrohrzucker*

Beide Zutaten miteinander vermischen, auf die Lippen auftragen und vorsichtig einmassieren, danach mit lauwarmem Wasser abspülen oder einfach abschlecken. Diese Anwendung ist besonders pflegend für raue und beanspruchte Lippen im Winter.

Wiederverwendbare Abschminkpads selber nähen:
Alte Handtücher und Waschlappen in ca. 7 x 7 cm große Stücke oder runde Pads schneiden. Gröberen und feineren Stoff aufeinander legen und zusammennähen. Für alle die es eilig haben: Pads samt Wäschenetz z.B. bei EcoYou bestellen (siehe Bild unten).

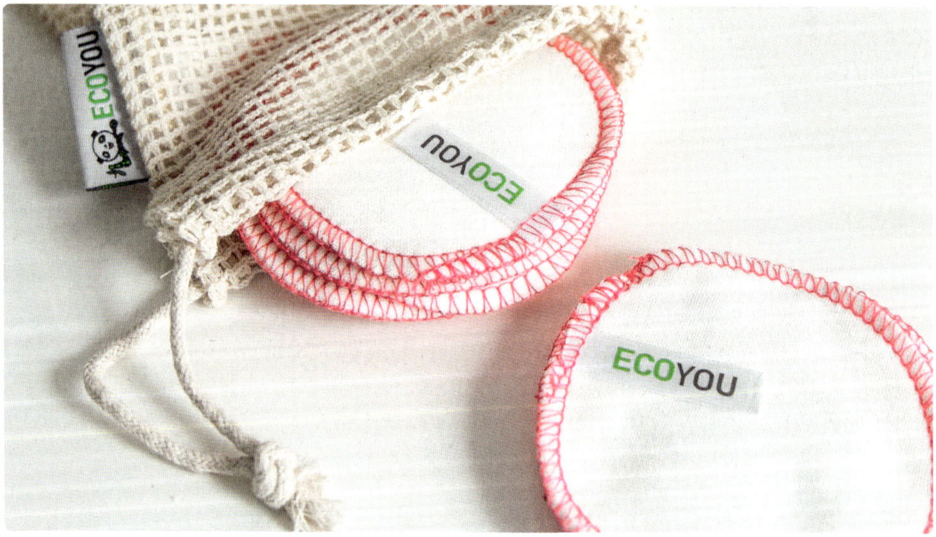

TROCKENE HAUT

In den Wintermonaten, wenn viel geheizt wird, leiden die meisten Menschen unter diversen Erscheinungen von trockener Haut. Sie spannt, ist manchmal gerötet, sie kommt einem regelrecht nervös vor und sie kann sich sogar mehr oder weniger schuppen. Auch wenn es uns nicht gut geht, kann die Haut auf diese Weise reagieren, sie schreit dann nach einer dicken Portion „Extra-Verwöhnen". Kein Wunder, als Embryo entwickelten sich unsere äußere Schutzhülle und das Nervenkostüm aus demselben Keimblatt. Darum leiden sie meist gemeinsam. Wenn sich unsere Nerven wiederum in Hochstimmung befinden, ist auch das an unserem Hautbild erkennbar.

Wenn Sie generell zu trockener Haut neigen, dann werden Sie Hydrolate lieben lernen. Insbesondere das vielseitige Rosenhydrolat empfehlen wir gern. Es spendet der Haut vor dem Auftragen der Tagespflege Feuchtigkeit, wirkt leicht kühlend und dazu sanft entzündungshemmend. Sprühen Sie das duftende Bio-Rosenwasser auf die vorher gereinigte Haut und pflegen sie diese danach wie gewohnt.

Anstatt Rosenhydrolat kann auch Orangenblütenhydrolat verwendet werden.

Gesichtsöl bei trockener Haut

- *10 ml Mandelöl*
- *10 ml Jojobaöl*
- *10 ml Pflaumenkernöl*
- *2-5 Tropfen Sanddornfruchtfleischöl*
- *1 Tropfen Weihrauch*
- *1 Tropfen Rose*

Alle Zutaten in einer Flasche mit Pipette mischen. Vor der Anwendung das Gesicht mit Rosenhydrolat einsprühen, dann 3–4 Tropfen der Mischung sanft in die Gesichtshaut einmassieren. Das fette Öl aus Pflaumenkernen duftet herrlich nach Amaretto, es kann durch Mandel- oder Aprikosenkernöl ersetzt werden.

Gesichtsöl bei extrem trockener Haut

- *10 ml Macadamiaöl*
- *10 ml Nachtkerzenöl*
- *10 ml Avocadoöl*
- *1 Tropfen Sandelholz (neukaledonisch)*
- *1 Tropfen Schafgarbe*
- *1 Tropfen Benzoe*

Alle Zutaten in einer Flasche mit Pipette mischen. Vor der Anwendung das Gesicht mit Orangenblütenhydrolat einsprühen, dann 3–4 Tropfen der Mischung sanft in die Gesichtshaut einmassieren.

Tipp

Ein paar wenige Tropfen Sanddornfruchtfleischöl im Gesichtsöl verleihen der Haut einen natürlichen Teint, schützen vor Zellschäden durch Sonnenstrahlen und „reparieren" bereits angegriffene Zellen.
Vorsicht jedoch mit heller Kleidung oder Handtüchern. Das Öl färbt stark.

Lust auf Avocado?

Wir mögen besonders einfache und praktische Rezepte und Anwendungen, d. h. viele unserer Pflegeprodukte stehen bei uns zu Hause in der Küche bereit. Eine pflegende Gesichtsmaske für trockene Haut lässt sich blitzschnell aus einer reifen Avocado herstellen.

Die Inhaltsstoffe der Avocado sind ein starkes Team, ihre vielen Fettbegleitstoffe schützen die Haut vor Feuchtigkeitsverlust und Umwelteinflüssen, fördern den Zellaufbau und die Regeneration.

Maske aus frischer Bio-Avocado
Zerdrücken Sie das Fruchtfleisch einer halben reifen Bio-Avocado zu einer glatten Masse. Geben Sie 1 EL Rosenhydrolat und 1 Tropfen Rosengeranienöl dazu. Vermischen Sie das Ganze und tragen Sie es auf das Gesicht auf (die Augen bleiben ausgespart). Die nährende Maske nach 15 Minuten mit lauwarmem Wasser abspülen.

FETTIGE HAUT

Das sichere und schnelle Herstellen von Kosmetik funktioniert am besten mit stark überfetteten Rezepturen. Für leichte Emulsionen benötigen wir Emulgatoren und müssen recht genau auf die gleiche Temperatur von wässriger und öliger Phase achten. Idealerweise werden die oben vorgestellten Rezepturen einfach nur hauchdünn auf die gut mit Hydrolaten angefeuchtete Haut aufgetragen. Da sich fette Kosmetik in den heißen Monaten meist nicht sehr angenehm anfühlt, empfiehlt sich dieses Gel:

Hydrolat-Xanthan-Gel

- *40 ml Hydrolat*
- *10 ml Wodka*
- *5 Tropfen Sanddorn-fruchtfleischöl*
- *1-2 MSP Xanthan*
- *2 Tropfen Weihrauch*
- *1 Tropfen Rose*

Hydrolat, Wodka und Sanddornfruchtfleischöl in eine 50-ml-Pumpflasche oder Tiegel füllen. Xanthan vorsichtig in die Flüssigkeit streuen. Mit einem Milchaufschäumer gut verrühren oder das Gefäß verschließen und kräftig schütteln.

Reinigungsspray „Hydrolatemix"

- *20 ml Orangenblüten-hydrolat*
- *20 ml Lavendelhydrolat*
- *5 ml Jojobaöl*
- *5 ml Wodka*

Alle Zutaten miteinander in einer 50-ml-Sprühflasche mischen und vor jeder Anwendung gut schütteln. Auf ein Wattepad sprühen und die Haut wie gewohnt reinigen.

Pflanzenöle mit einem hohen Anteil mehrfach ungesättigter Fettsäuren, wie z.B. Traubenkernöl, Sonnenblumenöl oder Hanföl mit einem Anteil Jojobaöl, bieten sich als Pflegeöle bei glänzender, fettiger Haut an. Beachten Sie, dass Öle mit mehrfach ungesättigten Fettsäuren nicht sehr oxidationsstabil sind, ihre hauchdünne Schicht auf der Haut könnte sich also bereits im Licht verändern und extrem empfindliche Haut reizen. Sie sollten besser als Nachtpflege oder im Winter eingesetzt werden als bei Sonnenschein.

Fettige Haut ist oft feuchtigkeitsarm. Statt überteuerter Ampullen, Elixiere und Seren machen Sie sich so ein Luxusprodukt in Sekundenschnelle und zum Bruchteil des Preises selbst. Denn wenn Sie einmal die INCI-Deklaration der teuren Produkte studieren, werden Sie feststellen, dass diese hauptsächlich aus den drei Zutaten Aloe-Vera-Gel, Rosenhydrolat und Jojobaöl bestehen.

Aloe-Feuchtigkeits-Gel

- *1 EL Aloe-Vera-Gel*
- *3-4 Spritzer Rosenhydrolat*
- *5-10 Tropfen Jojobaöl (oder Olivenöl, Mandelöl)*

Aloe-Vera-Gel auf die Handinnenfläche geben, das Rosenhydrolat aufsprühen und mit dem Finger verrühren. Dann das fette Öl hinzufügen, mit beiden Händen vermischen und großzügig auf das Gesicht auftragen. Mindestens 2 Minuten einziehen lassen oder als wohltuende Feuchtigkeitsmaske 15-Minuten einwirken lassen!

Aloe-Reinigungsgel

- *25 ml Bio Aloe-Vera-Gel*
- *5 ml Gurkensamenöl*

Beide Zutaten in einem Tiegel miteinander mischen und das Gesicht am Abend damit reinigen.

Inzwischen gibt es natürliche, ganz leichte Fette, die flüchtig sind (volatile Öle). Sie sind die pflanzliche Entsprechung zu den in der konventionellen Kosmetik eingesetzten Silikonen und Paraffinen auf Mineralölbasis. Im Gegensatz zu Letzteren sind sie biologisch abbaubar und dürfen in zertifizierter Bio-Kosmetik eingesetzt werden (Ecocert, COSMOS und Natrue; INCI: Undecane, Dodecane, Tridecane). Ein selbst gemachtes hauchzartes „Trockenöl" kann einen Bruchteil der in den letzten Jahren so gehypten Öle der hochpreisigen Kosmetikbranche kosten.

Luxus-Öl für fettige Haut

- *90 ml Undecane-Öl*
- *Je 2 ml Mandelöl und Macadamiaöl*
- *je 1 ml Kameliensamenöl, Borretschöl, Haselnussöl und Arganöl*
- *je 5 Tropfen Ylang Ylang, Mandarine, Grapefruit und Kamille römisch*

Alle Zutaten in einer 100-ml-Flasche oder einer Pumpspenderflasche mischen und bei Bedarf die Gesichtshaut damit pflegen.

REIFE HAUT

Unsere Haut altert an den sichtbaren Körperstellen meist schneller als unsere vor den ultravioletten Strahlen der Sonne geschützten Organe. Darum kann nie genug auf die Pflege mit nativen Ölen hingewiesen werden, denn diese sind mit leichten Sonnenschutzfaktoren ausgestattet.

Unsere Rezepturen für die trockene Haut haben wir mit „reparierenden" ätherischen Ölen angereichert.
Leicht oxidierende fette Öle wie Nachtkerzenöl, Borretschsamenöl und auch Sonnenblumenöl sollten für die sommerliche Behandlung von sehr empfindlicher Haut nicht eingesetzt werden. Ähnlich verhält es sich mit ätheri-

schen Ölen, die reich an Monoterpenen sind, denn auch diese haben einen Hang zum Oxidieren. Insbesondere Zitrus- und Nadelbaumöle sollten nicht in sommerlichen Pflegeprodukten für die exponierte Haut enthalten sein.

Wer bereits etwas Erfahrung mit hausgemachter Kosmetik hat, kann im Fachhandel die wunderbar „aufpolsternde" natürliche Hyaluronsäure erwerben und ergänzend anwenden.

Jedoch auch regenerierende ätherische Öle, die Sesquiterpene enthalten, sind perfekt für die Happy-Aging-Pflege. In den letzten Jahren wurde zwei stark duftenden ätherischen Ölen zudem „Falten-Füller-Eigenschaften" zugesprochen: Immortellen- und Cistrosenöl. Wir betrachten diesen Hype etwas kritisch, aber Probieren geht bekanntlich über Studieren, ergänzen Sie also Ihre Pflege ruhig mal mit je einen Hauch dieser beiden Sonnenanbeter-Pflanzen. Ansonsten reichern Sie Ihre Pflegeprodukte mit einem oder zwei der folgenden ätherischen Öle an:

- Atlaszeder
- Kamille deutsch
- Patchouli
- Sandelholz (neukaledonisch)
- Schafgarbe
- Weihrauch

Gesichtsöl „Happy-Aging"

- *10 ml Traubenkernöl*
- *10 ml Wildrosenöl*
- *10 ml Jojobaöl*
- *5 Tropfen Sanddornfruchtfleischöl*
- *2 Tropfen Jasmin sambac*
- *1 Tropfen Vanille-Extrakt*
- *1 Tropfen Mandarine rot*

Alle Zutaten in einer Flasche mit Pipette mischen und morgens nach der Reinigung sanft einmassieren.

Collagen-Wunder
Traubenkernöl ist das „Happy-Aging-Öl" unter den Pflanzenölen. Schon im Mittelalter galt es als „Jungbrunnen" für die Haut. Es enthält sogenannte Polyphenole, die als Radikalfänger wirken. Viele weitere Inhaltsstoffe, wie z. B. Lecithin, Vitamin E-Komplex, Vitamin K und Phytosterole, machen es zu einem wertvollen Hautpflegeöl, insbesondere für die ältere Haut. Aber auch trockene, empfindliche, entzündete und fettige Haut profitieren von diesem hochwertigen Pflanzenöl. Ergänzen Sie Ihre Gesichtspflege mit Immortellen- oder Cistrosenhydrolat. Beide gelten als Collagen-Booster.

Reife Haut dürstet nach tief gehenden Nährstoffen und viel Feuchtigkeit, denn diese kann mit zunehmendem Lebensalter immer schlechter in der Haut gehalten werden. Die Kosmetikindustrie weiß ihre älteren, gut situierten Kundinnen mit überteuerten Wundermitteln geschickt zu verführen. Doch auch in diesem Bereich lohnt sich ein Blick auf die INCI-Liste! Häufig bestehen solche Produkte aus viel Wasser, Glyzerin und Alkohol, letztere trocknen jedoch sehr empfindliche Haut zusätzlich aus. Ein Verwöhn- und Repair-Produkt ist in Sekundenschnelle und zum Bruchteil des Preises selbst gemacht.

Feuchtigkeitsmaske „Repair“

- *1 TL Sheabutter*
- *1 EL Aloe-Vera-Gel*
- *5 Tropfen Granatapfelsamenöl*
- *5 Tropfen Arganöl*
- *2 Spritzer Orangenblütenhydrolat*
- *2 Spritzer Immortellenhydrolat*

Sheabutter mit beiden Händen sanft reiben und aufweichen. Aloe-Vera-Gel und Granatapfelsamenöl dazugeben. Mit einem Finger gut verrühren, die Hydrolate aufsprühen und mit beiden Händen gut vermischen. Zwei- bis dreimal wöchentlich großzügig auf das Gesicht auftragen und mindestens 5 Minuten einziehen lassen. Visualisieren Sie dabei, wie diese kostbaren Geschenke der Natur Ihren Teint straffen.

Tipp:
Praktizieren Sie zwei bis drei Übungen des Gesichtsyogas während die Repair-Moleküle der Feuchtigkeitsmaske einziehen. (Anleitungen für „Facial Yoga“ finden Sie auf YouTube)

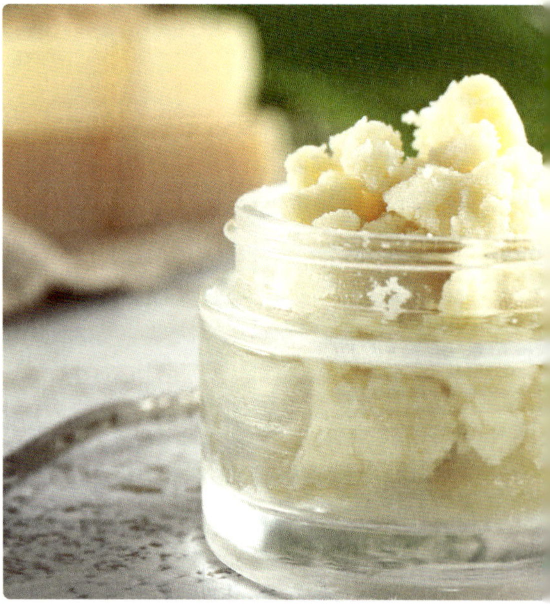

Sheabutter

COUPEROSE UND ROSACEA

Bei manchen Frauen über 40 entstehen im Gesicht unschöne erweiterte Äderchen. Kinn, Wangen und Nase sind aufgrund einer ererbten Bindegewebsschwäche gerötet, das ganze Gesicht wirkt fleckig. Durch UV-Licht, Kälte, hohen Blutdruck und die beginnenden Hormonschwankungen kann sich dieser harmlose, jedoch als unansehnlich empfundene Zustand verschlimmern.

Eine gestörte Darmflora wird als eine der Ursachen diskutiert, sodass sich eine mehrwöchige Kur mit „Synbiotica" lohnt. Das sind Mischungen aus Probiotika (nützliche Darmbakterien) und Präbiotika (Nahrung für diese Bakterien). Die Einnahme von Antibiotika kann eine Couperose verschlimmern, ebenso eine auf Rohkost basierende Ernährungsweise, denn Gärungsvorgänge können den Hautstoffwechsel negativ beeinflussen.

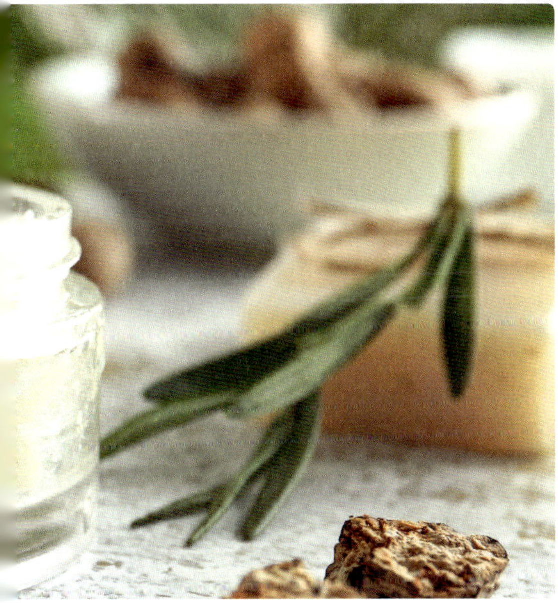

Im schlimmsten Fall kann sich eine Rosacea entwickeln. Diese chronisch-entzündliche Hauterkrankung der Gesichtshaut verläuft in Schüben. Nicht nur Bläschen, Juckreiz und sogar Schmerzen gehören zum Alltag, sondern die Betroffenen fühlen sich in ihrer fleckig-roten, teilweise mit sichtbaren Äderchen überzogenen Haut rundum unwohl.

Die Auslöser dieser als nicht heilbar geltenden Krankheit sind vielfältig, darum sollten unnötige Hitze, UV-Strahlung, scharfes Essen und Alkohol vermieden werden. Pflegeprodukte und Kosmetika sehr achtsam einsetzen, auch sie können die Symptome verschlimmern, wenn nicht gar auslösen. Vielmehr sollte eine babysanfte Pflege zur Routine werden, idealerweise mit Produkten, die keinerlei reizende Inhaltsstoffe enthalten. Da viele ätherische Öle überwiegend aus Monoterpenen bestehen, ist sogar im Naturduft-Bereich Vorsicht geboten.

Streng genommen kann das mehrfache tägliche Einsprühen von hochwertigem Rosenhydrolat (ohne Alkohol) und das anschließende hauchdünne Auftragen von Kokosöl schon ausreichen. Eventuell kann es 0,5 % sehr milder ätherischer Öle enthalten.

Gesichtsbalsam „Entspannte Haut“

- *50 g Bio-Kokosöl, nativ*
- *2-3 Tropfen Sanddorn-fruchtfleischöl*
- *2 Tropfen Patchouli*
- *1 Tropfen Rose*

Kokosöl vorsichtig in einem Glasgefäß schmelzen und abkühlen lassen. Sanddornfruchtfleischöl und ätherische Öle hinzufügen. Zunächst eine feine Schicht Hydrolat auf die Haut sprühen, welches den hautphysiologischen leicht sauren pH-Wert unterstützt. Dann hauchdünn und sanft den Balsam auftragen.

Beruhigendes Gesichtsöl

- *50 ml Jojobaöl*
- *2 Tropfen Sandelholz (neukaledonisch)*
- *1 Tropfen Rose*

Jojobaöl und ätherische Öle in einer 50-ml-Flasche mischen. Immer über einer feinen Schicht Hydrolat hauchdünn und sanft auftragen.

Straffendes Gesichtswasser

- *10 ml Immortellenhydrolat*
- *10 ml Hamamelishydrolat*
- *10 ml Rosenhydrolat*

Alle Zutaten in einer 30-ml-Sprühflasche miteinander mischen und nach der Reinigung aufsprühen.

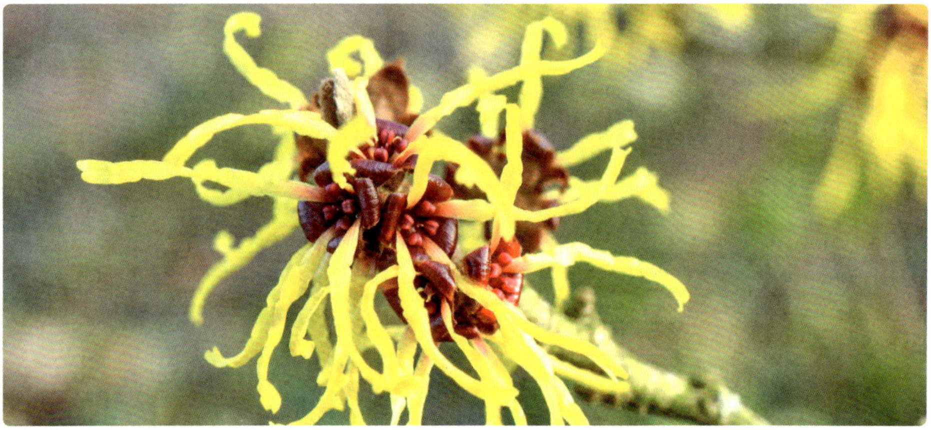

Hamamelisblüte

Körperpflege – nur hochwertige Pflege für unsere Haut

Die meisten von uns beginnen den Tag morgens mit dem Duschen. Erfrischende Rezepturen helfen uns den Tag zu begrüßen. Entspannende Mischungen eignen sich besonders für die abendliche Dusche.

Duschgel „Good Morning“

- *100 ml Bio-Duschgel, duftneutral*
- *4 Tropfen Rosmarin Ct. Cineol*
- *4 Tropfen Lavandin*
- *4 Tropfen Grapefruit*
- *4 Tropfen Orange*
- *4 Tropfen Zitrone*

Alle Zutaten in einer leeren Duschgelflasche mischen und eine etwa walnussgroße Menge zum Einseifen benutzen.

Duschgel „Abendsonne“

- *100 ml Bio-Duschgel, duftneutral*
- *4 Tropfen Bergamotte*
- *4 Tropfen Lavendel fein*
- *4 Tropfen Rosengeranie*
- *4 Tropfen Benzoe**

Alle Zutaten in einer leeren Duschgelflasche mischen und eine etwa walnussgroße Menge zum Einseifen benutzen.

*Sollte der Benzoe-Extrakt Ihres Anbieters sehr zäh sein, hilft das Auflösen in hochprozentigem Alkohol oder leichtes Erwärmen des Fläschchens.

Nach dem Duschen ist eine hautverwöhnende Körperpflege sehr angenehm. Als leichte, rosenduftende Körperpflege für die noch feuchte Haut eignet sich besonders nachfolgende Ölmischung:

Rosajoba-Pflegeöl

- *40 ml Jojobaöl*
- *10 ml Nachtkerzenöl*
- *4 Tropfen Palmarosa*
- *3 Tropfen Davana*
- *2 Tropfen Rosengeranie*
- *2 Tropfen Rose*
- *einige Tropfen Vanille-Extrakt (nach Wunsch)*

Jojobaöl und ätherische Öle in einer 50-ml-Flasche mischen. Immer auf die feuchte Haut oder über einer feinen Schicht Hydrolat hauchdünn auftragen. Für die Haut ab 50 wäre auch die Zugabe von 10 ml Granatapfelsamenöl empfehlenswert (anstatt Nachtkerzenöl). Davanaöl duftet herrlich fruchtig-aromatisch, damit wird eine sehr erfolgreiche Granatapfelsamen-Pflegeserie beduftet.

TROCKENE HAUT

Eines der optisch wie gefühlt schönsten Rezepte ist eine Körpersahne. Beim Rühren dieser „Sahne" kann einem das Wasser im Mund zusammen laufen, so appetitlich schaut sie aus. Da alle Zutaten essbar sind, wäre das Naschen davon kein Problem.

„Körpersahne" ist eine beliebte Geschenkidee!

Die folgende Rezeptur ergibt mehrere Cremedosen, denn kleine Mengen lassen sich mit haushaltsüblichen Rührmaschinen nicht gut aufschlagen. Einfach kühl stellen; bei frischen Rohstoffen sollte diese Körpersahne ein gutes halbes Jahr haltbar sein.

Körpersahne

- *150 g Sheabutter*
- *100 g Kakaobutter*
- *50 g Aprikosenkernöl (oder Mandelöl)*
- *50 g Macadamianussöl (oder Sesamöl)*
- *40 g Bio-Kokosöl, nativ (oder fein gardenienduftendes Monoi Tiaré-Öl)*
- *40 g Jojobaöl*

In einem sauberen hohen und schmalen Glasgefäß Sheabutter und Kakaobutter vorsichtig im Wasserbad (nicht über 40 Grad) schmelzen. Wenn die Mischung aussieht wie Speiseöl, die restlichen Öle hinzufügen. Mit einem sauberen langstieligen Löffel (oder Spatel) kalt rühren. Das dauert etwas, es kann jedoch zwischendurch immer wieder ausgesetzt werden. Für schnelleres Abkühlen das Rührgefäß in einen größeren Topf mit kaltem Wasser stellen. Die Mischung wird durch das Rühren nun immer weißer, sahniger und fester und duftet fein schokoladig. Je nach Wunsch können jetzt bis zu 60 Tropfen ätherische Öle hinzugegeben werden. Beispielsweise:

- *20 Tropfen Grapefruit*
- *je 5 Tropfen Magnolienblüte, Jasmin, Ingwer, Zimt*
- *je 10 Tropfen Vanille-, Tonka- und Kakao-Extrakt*

Mit einem Handrührgerät mit nur einem Rührarm, die ölige Masse einige Minuten lang schlagen, bis sie aussieht wie feste Schlagsahne. Mit zwei Löffelchen die Masse vorsichtig in mit Alkohol gereinigte Cremedosen geben. Die Körpersahne immer hygienisch mit einem Spatel entnehmen.

Körper-Praline

- *100 g Kakaobutter*
- *85 g Sheabutter*
- *25 g Mangobutter*
- *10 g Bienenwachs*
- *5 g Sesamöl (oder Macadamiaöl)*
- *5 g Bio-Kokosöl, nativ*

Sheabutter und Kakaobutter vorsichtig im Wasserbad schmelzen. Etwas abkühlen lassen und weiter verfahren wie schon bei der Körpersahne beschrieben. Die Masse in eine leere Kunststoffschale geben (z. B. eine gut ausgewaschene Quarkverpackung oder eine sehr saubere Seifenschale). Zwei Tage durchhärten lassen. Die Schale kurz in sehr warmes Wasser halten, so lässt sich der „Pflegeklotz" leicht herauslösen. In einer Seifenschale oder einer anderen hübschen Dose aufbewahren. Immer verschwenderisch den Körper damit verwöhnen, denn die Praline ist nur ca. 2 Monate haltbar.

Diese riesige „Praline“ lässt sich wie ein Stück Seife über den (feuchten) Körper gleiten und fungiert als Körperlotion ohne Emulgatoren und sonstige reizende Stoffe. Wenn wir uns nicht mit aggressiver Seife abgeschrubbt haben, übernimmt unser hauteigener Talg sogar eine leichte Emulgator-Funktion.

Body Melts

Verwenden Sie die Rezeptur der Körper-Praline (siehe Seite 75) und füllen Sie die Masse in hübsche Silikonförmchen. Nach 2 Tagen herauslösen und verpacken. So haben Sie immer ein schönes Mitbringsel parat.

Body Melts pflegen besonders gut raue Lippen und verhornte Stellen an Ellbogen und Fußsohlen. Bei sehr trockener Haut, können sie zum Einölen vor dem Wannenbad verwendet werden, so entsteht ein angenehmes Ölbad und die Haut trocknet durch das warme Wasser nicht noch zusätzlich aus.

Eine weitere Luxus-Pflege für das Wonnebad ist schnell und einfach gemacht: Wir vermengen einfach einige trockene Zutaten mit etwas Öl oder Fett wie für einen Kuchenteig.

Badewonne-Kugeln

- *50 g Kakaobutter*
- *100 g Backnatron*
- *50 g Zitronensäurepulver*
  25 g Speisestärke
- *25 g getrocknete zerkleinerte Rosenblütenblätter (auch andere Blütenblätter oder Kräuter)*

Kakaobutter vorsichtig in einer Schüssel im Wasserbad auf dem Heizkörper schmelzen, bis sie wie Öl aussieht. Alle trockenen Zutaten vermengen und hinzufügen. Die Masse zu einem Teig verarbeiten.

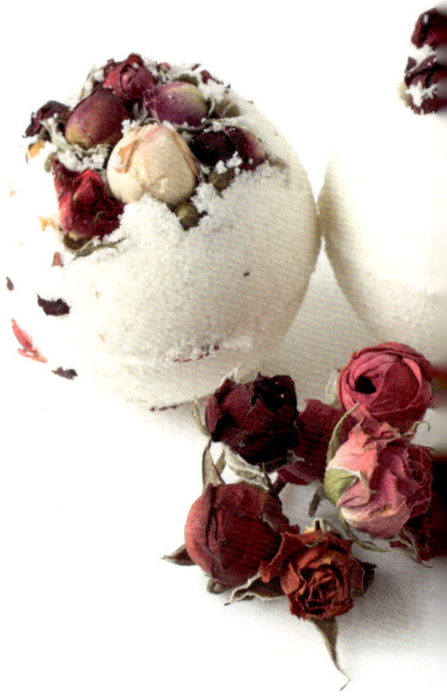

Ätherische Öle zur Beduftung:

- *max. 6 Tropfen Zitrus- oder Nadelbaumöle*

oder:

- *1-2 Tropfen Rose*
- *15 Tropfen Ho-Blätter*

oder:

- *15 Tropfen Lavendel*
- *5 Tropfen Rosengeranie*

oder:

- *15 Tropfen Bergamott-minze*
- *5 Tropfen Patchouli*

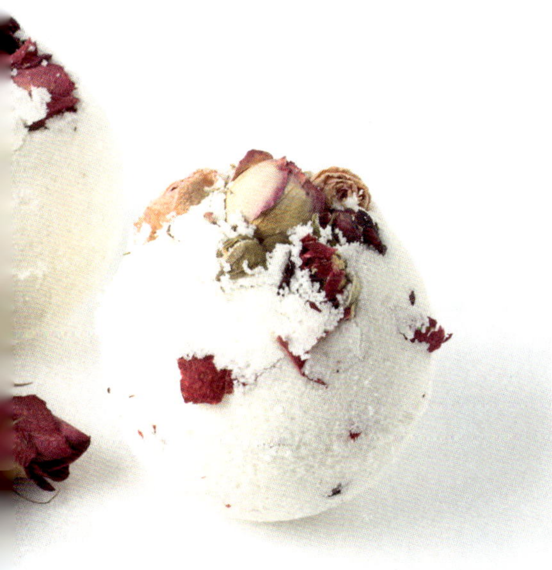

Mit sehr sauberen Händen vier Kugeln formen und mit Rosenblüten verzieren. Mindestens über Nacht in einem kühlen Raum oder im Kühlschrank aushärten lassen.

FETTIGE HAUT

Trockenöl „Tropical Dance“

- *35 ml Mix aus Undecane und Tridecane (Cetiol®Ultimate, siehe Bezugsquellen Seite 293)*
- *5 ml Jojobaöl*
- *5 ml Mandelöl*
- *5 ml Arganöl*
- *5 Tropfen Ylang Ylang*
- *5 Tropfen Vanille-Extrakt*
- *2 Tropfen Davana*
- *2 Tropfen Magnolienblüte*
- *2 Tropfen Kamille römisch*

Alle Öle in einer 50-ml-Flasche gut durchmischen, idealerweise die feuchte Haut damit einölen.

Deos – aber natürlich!

Wie auf Seite 158 beschrieben, ist es aufgrund der steigenden Brustkrebserkrankungen sinnvoll, die Achselhöhlen und das umgebende Fettgewebe nicht mit unnötigen Mengen an potenziell toxischen Stoffen zu belasten, sondern sanfte Deos zu verwenden. Die chemischen „Porenverschließer" sollten nur an „Kampftagen" eingesetzt werden. Im Sommer, täglich benutzt, immer wieder einen „Ruhetag" mit einem Naturdeo einlegen.

Deospray „Frisch durch den Tag"

- *25 ml Rosenhydrolat*
- *25 ml Wodka*
- *1 TL Backnatron*
- *10 Tropfen Limette*
- *5 Tropfen Zitronenmyrte*
- *2 Tropfen Salbei (ketonarm)*
- *2 Tropfen Zypresse*
- *1 Tropfen Patchouli*

Wodka und Hydrolat in eine 50-ml-Sprühflasche füllen. Natron und ätherische Öle hinzugeben, alles gut vermischen. Vor jeder Anwendung schütteln. Falls das Natron Ihrer Marke sehr grobkörnig bzw. „sandig" ist, vorher zu einem sehr feinen Puder mörsern.

Ein festes Deo ist schnell gemacht und kann je nach Jahreszeit unterschiedlich beduftet werden.

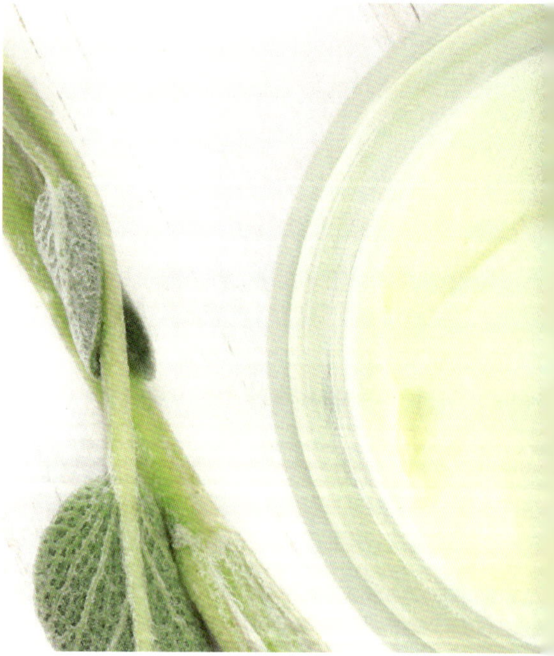

Deo-Stück

- *3 EL Sheabutter*
- *3 EL Backnatron*
- *2 TL Maisstärke*
- *2 TL Kakaobutter*
- *3 Tropfen Salbei (ketonarm)*
- *3 Tropfen Lemongrass*
- *3 Tropfen Bergamottminze*

Sheabutter und Kakaobutter in einem sauberen Schraubglas auf der Heizung oder im Wasserbad (nicht zu heiß) schmelzen. Nach und nach die Pulver und die ätherischen Öle hinzufügen, ständig umrühren. Zwei Tage aushärten lassen, jeweils eine maximal erbsengroße Menge mit einem sauberen Spatel oder Teelöffel entnehmen und nach dem Duschen auf die Achseln auftragen. Die leicht abgekühlte Mischung kann alternativ in eine ausgediente und gut gereinigte Deopackung zum Herausschrauben, in eine Seifenschale aus Kunststoff oder in eine Silikonform, gegeben werden. So erhalten Sie ein praktisches „Deo-Stück".

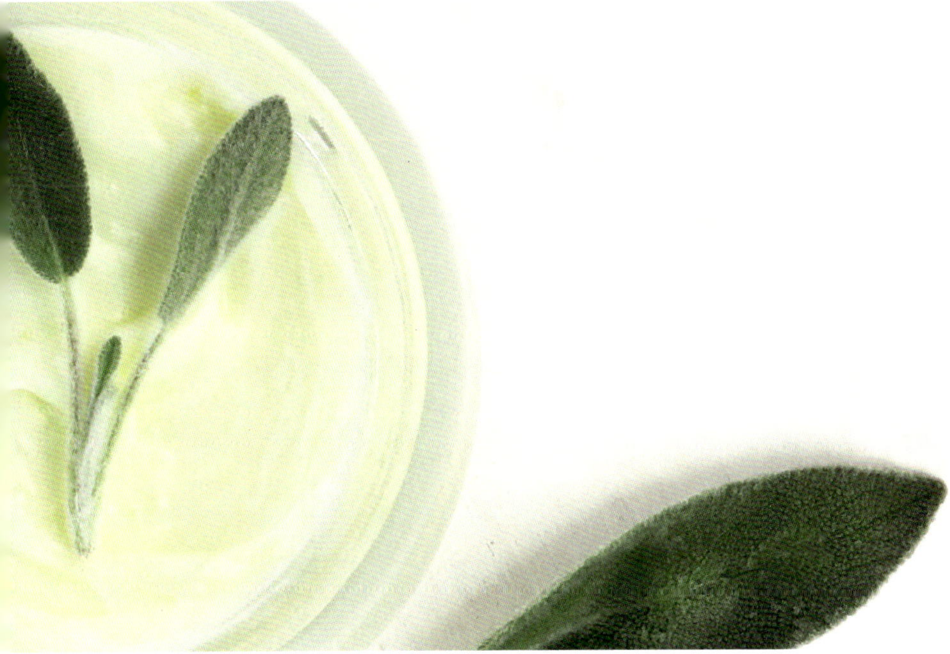

Gepflegte Hände und Füße

Die durch Haus- und Gartenarbeit strapazierten Hände, Fingernägel und Nagelhäutchen freuen sich über eine abendliche Pflege.

Handbalsam

- *30 g Sheabutter*
- *10 ml Calendula-Mazerat*
- *10 ml Mandelöl*
- *5 Tropfen Sanddornfruchtfleischöl*
- *10 Tropfen ätherische Öle nach Belieben*

Sheabutter bei niedriger Temperatur im Wasserbad schmelzen, restliche Zutaten unterrühren und mit einem Milchaufschäumer kurz aufschlagen. Die Masse 10 Minuten ins Gefrierfach stellen, danach nochmals mit dem Aufschäumer aufrühren. Die Mischung in eine saubere Cremedose füllen.

Handgel für unterwegs

- *45 ml Bio Aloe-Vera-Gel*
- *5 ml Wodka*
- *5 Tropfen Ho-Blätter*
- *5 Tropfen Litsea*
- *3 Tropfen Thymian Ct. Linalool*
- *2 Tropfen Lavandin*

Erst die ätherischen Öle mit dem Wodka mischen, diese Mischung mit dem Aloe-Vera-Gel vermischen und in eine Gel-Pumpflasche füllen. Diese Mischung ist bestens geeignet, wenn die Hände unterwegs nicht gewaschen werden können.

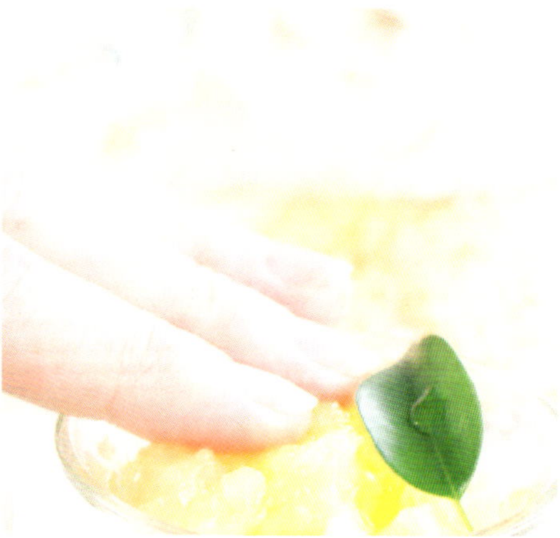

In den Wechseljahren macht sich zunehmend ein Estriol-Mangel (E3) bemerkbar, sodass die Fingernägel schnell ungepflegt aussehen. Das einst nur für Verdauungsprobleme bekannte Rizinusöl enthält fast 90 % Rizinolsäure, die kleine Wunder bewirken kann.

Pflegendes Nagelöl

- *5 ml Rizinusöl*
- *5 ml Mandelöl*
- *1 Tropfen Zitrone*
- *1 Tropfen Vetiver*

Alle Öle gut vermischen. Idealerweise in ein 10-ml-Fläschchen mit Pinsel einfüllen und jeden Abend auftragen. Ein einfaches Fläschchen ohne Tropfeinsatz, dem jeweils einige Tropfen entnommen werden, reicht auch aus. Es kann mit einem Wattestäbchen sauber entnommen werden. (Rizinusöl ist eher etwas dickflüssig).

Ist ein Nagelpilz diagnostiziert worden, kann dieses Öl mit zwei Tropfen Lorbeeröl und Rosengeranienöl verstärkt werden. Bei lange bestehendem Nagelpilz behandeln wir die ersten zwei Wochen mit einer sehr starken Mischung:

Nagelöl bei Nagelpilz

- *5 ml Rizinusöl*
- *5 ml Mandelöl*
- *2 Tropfen Thymian Ct. Thymol*
- *2 Tropfen Nelkenknospe*
- *2 Tropfen Lorbeer*

Alle Öle gut vermischen. In ein 10-ml-Fläschchen ohne Tropfeinsatz geben und zweimal täglich für mindestens vier Wochen mit jeweils einem neuem Wattestäbchen (ohne Kunststoffstäbchen) satt auf den betroffenen Nagel auftragen.

Lederstrumpf muss nicht sein

Hornhautschrunden an den Füßen (und Ellenbogen), die manchmal sogar aufgeplatzt sind, wurden gelegentlich sogar auf Fotos von Models gesichtet. Das kann vorkommen, muss jedoch nicht sein. Neben einer Ernährung mit hochwertigen essenziellen Fettsäuren ist die tägliche Pflege mit Fetten, die reich an sogenanntem „Unverseifbarem" sind, eine prima Abhilfe. Das sind Fettbegleitstoffe, die in raffinierten Ölen und erst recht in Mineralölen nicht enthalten sind. Insbesondere Sheabutter und Avocadoöl sind dann unsere Verbündeten.

Hautweichmacher

- *20 ml Sheabutter*
- *5 ml Avocadoöl*
- *5 ml Macadamiaöl*

Sheabutter und Öle in einem sauberen Schraubglas auf der Heizung oder im Wasserbad schmelzen und umrühren. 5 Tropfen ätherische Öle können, müssen jedoch nicht hinzugefügt werden. Fest werden lassen, jeden Tag betroffene Stellen nach der Dusche tüchtig abrubbeln und mit diesem Balsam einreiben. Extreme „Lederhaut" 5 Minuten in warmem Seifenwasser einweichen und die oberste Schicht mit Bimsstein vorsichtig „abschleifen". Eventuell an mehreren Tagen so behandeln, bis die Verhärtungen entfernt sind.

Tipp am Rande: Mit Düften ins „Nichtraucher-Leben"

In der französischen Naturheilkunde wird die Stärke aus den Wurzeln einer japanischen, mit Erbsen und Bohnen verwandten Schlingpflanze eingenommen, um Gelüste auf Nikotin und Alkohol zu dämpfen. Kuzu (Kudzu, Pueraria lobata) ist ein weißes, völlig geschmackfreies Pulver, das als fast kalorienfreies Verdickungsmittel in Bioläden und Reformhäusern gekauft werden kann. 250 ml naturtrüber Apfelsaft werden ganz kurz aufgekocht, währenddessen wird ein gehäufter Teelöffel Kuzu in einer Tasse mit einem Esslöffel kaltem Wasser aufgelöst. Die milchig-weiße Flüssigkeit wird zügig in den kochenden Apfelsaft gegeben, kurz umrühren, der Saft wird dickflüssig. Nach Geschmack mit entweder einem Tropfen Ingweröl, Orangenöl oder einer Prise Zimtpulver würzen. Zehn Tage lang ein- bis zweimal täglich trinken, wenn einen die Gelüste überfallen.

An einer Universität in den USA wurden die ätherischen Öle des schwarzen Pfeffers und der Angelikawurzel auf ihre Wirkung untersucht, das größte Verlangen nach Nikotin bzw. Zigaretten abzumildern (in den meisten Glimmstängeln steckt noch allerlei „Chemie"). Wann immer das Bedürfnis nach Nikotin eintrat, machten die 20 ProbandInnen eine zweiminütige Trockeninhalation (auf einem Papiertuch). Beide Öle verzögerten den Griff zum nächsten „Kick", wobei Pfeffer Öl die Lust besser reduzieren und kontrollieren konnte. Angelikaöl dagegen verlängerte den Zeitraum zwischen den Nikotinschüben. Die Folgerung der Autorinnen: „Aromatherapie kann hilfreich beim Nikotinentzug sein." (Cordell & Buckle 2013)

Cellulite – achtsamer Umgang mit einem weiblichen Phänomen

Die weichere Haut der Frau muss im Fall einer Schwangerschaft extrem nachgeben können. Dem Druck des darunterliegenden Fettgewebes bietet sie nur geringen Widerstand, das Unterhautfettgewebe kann leichter bis in die oberen Hautschichten vordrängen und die Haut von außen sichtbar „ausbeulen". Bei schwachem Bindegewebe oder bei Übergewicht kann Cellulite schon früh auftreten. Mit fortschreitendem Alter sind 80 bis 90 % der Frauen davon betroffen. Die Ursachen sind vielfältig:

- der Aufbau der weiblichen Haut, vor allem der Unterhaut
- weibliche Hormone
- die Gefäßversorgung
- entzündliche Prozesse
- erbliche Veranlagung
- Stress
- Rauchen
- Schwangerschaften

Nur durch die besondere Fähigkeit des Bindegewebes ist der weibliche Körper überhaupt in der Lage, sich während einer Schwangerschaft relativ schnell zu dehnen und dem Baby eine Herberge für ca. 40 Wochen zu geben.

Wie wichtig ist es deshalb, dass wir Frauen unseren Körper annehmen und lieben! Dies ist wohlgemerkt nicht immer ganz einfach, zeigt uns doch die Werbung immer und überall, wie (vermeintlich) perfekte Körper auszusehen haben: schlank, makellos, ohne Beulen und Dellen. Aber sind wir uns nicht darüber einig, dass jeder Körper auf seine Art und Weise schön ist? Sich schön fühlen und sich so annehmen mit den kleinen Makeln, die auch Spuren des gelebten Lebens sind, ist eine innere Haltung und erfordert manchmal ein klein wenig Übung.

Manchmal nennen wir unsere von Cellulite gezeichneten Oberschenkel liebevoll „Orangenplantage". Sie will umsorgt werden wie unser Gesicht: Jeden Tag dürfen diese Körperstellen geknetet und gepflegt werden. Mit anregenden Naturdüften können sie sogar ein wenig gestrafft werden. Die achtsame Zuwendung wird uns vertrauter machen mit diesen angeblichen Unzulänglichkeiten.

Hinweis:
Cellulite ist nicht mit Cellulitis zu verwechseln. Hierbei handelt es sich um einen entzündlichen Prozess im Un-

terhautfettgewebe, der durch eine bakterielle Infektion hervorgerufen wird.

Ätherische Öle können unterstützend wirken und in Körperpflegeölen, Bodyscrubs, Massagemischungen usw. eingesetzt werden. Brasilianische Frauen schwören seit Jahrzehnten auf die gewebestraffende Kraft des Wassernabelkrauts (Centella asiatica). In der Kosmetikindustrie wird auf Koffein in Cellulite-Produkten gesetzt. Die Pflegeprodukte sind meist sehr teuer und mit vielen anderen konventionellen Zusatzstoffen ausgestattet. Ein selbst hergestelltes Kaffeepeeling pflegt die Haut, regt die Durchblutung an und wirkt gewebsstraffend. Zudem wird im Haushalt anfallender Kaffeesatz sinnvoll recycelt.

Erfrischendes Kaffeepeeling

- *1 EL Kaffeesatz*
- *2 EL Centellaöl (oder Jojoba- oder Olivenöl)*
- *4 Tropfen Grapefruit*

Alle Zutaten in einem kleinen Schälchen miteinander mischen und beim Duschen die Oberschenkel mit kreisenden Bewegungen damit peelen.

Beinlotion „Orangenliebe"

- *20 ml Hamamelishydrolat*
- *20 ml Centellaöl*
- *10 ml Wodka*
- *3 Tropfen Orange*
- *3 Tropfen Wacholderbeere*
- *2 Tropfen Zypresse*
- *2 Tropfen Atlaszeder*

Erst ätherische Öle mit Wodka in einer 50-ml-Sprühflasche mischen, dann mit dem Hydrolat und zum Schluss mit dem Centallaöl auffüllen. Vor jeder Anwendung gut schütteln.

Tipp: Centellaöl

Das Mazerat des Indischen Wassernabelkrauts (Centella asiatica) ist eines der überzeugendsten Produkte gegen Cellulite.

Das nicht ganz preiswerte fette Öl wird hergestellt, indem die Blättchen dieses Halbschatten und feuchte Ecken liebenden und nicht frostfesten Pflänzchens in Sesam- oder Sonnenblumenöl eingelegt werden (ähnlich wie Johanniskraut- und Ringelblumenöl). Idealerweise wird das Öl äußerlich in die Dellen einmassiert, gleichzeitig kann der Tee aus der getrockneten Droge (Apotheke) oder die Tinktur eingenommen werden.

Blessuren von Rasuren

Heutzutage gehört es zum guten Aussehen (nicht nur von Frauen!), dass zumindest Achseln und Beine rasiert sind, der Intimbereich wird auch gern vom Wildwuchs befreit. Für die Haut bedeutet die scharfe Klinge Stress pur, weshalb wir sie anschließend mit beruhigenden Hydrolaten und antiinfektiösen Ölen pflegen sollten.

Im Handel gibt es allerlei überteuerte Rasieröle, doch im Grunde müssen nur zwei oder drei Öle nach Geschmack bzw. Hautzustand gemischt werden. Ihre Gleitfähigkeit muss zudem mit den verwendeten Klingen vereinbar sein. Also bitte ausprobieren! Die Umwelt wird es ohnehin danken, wenn sogenannte Rasierhobel statt Plastikmüll eingesetzt werden, diese verkleben nicht so schnell wie die Einmalklingen und können im kochenden Wasser sterilisiert werden. Das beugt unnötigen eitrigen Reizungen vor.

Rasieröl

- *25 ml Sesamöl*
- *25 ml Mandelöl*
- *2 Tropfen Atlaszeder*
- *2 Tropfen Bergamottminze*

Alle Zutaten in eine Pumpflasche geben und gut vermischen. Auf die zu rasierenden Hautstellen dünn auftragen. Wer es cremiger mag, kann die Körpersahne (siehe Seite 74) verwenden.

Nach der Rasur-Hydrolat

- *10 ml Cistrosenhydrolat*
- *10 ml Rosenhydrolat*
- *10 ml Teebaumhydrolat*

Alles zusammen in einer 30-ml-Sprühflasche mischen und nach der Rasur aufsprühen, besonders bei empfindlicher, blutender und juckender Haut.

Hautberuhigende Feuchtigkeit
Nach der Rasur das beruhigend wirksame Rosenhydrolat (gern auch mit Alkohol, wenn es vertragen wird) aufsprühen, das beugt unschönen Pickelchen und kleinen eitrigen Pusteln vor.

Haben sich dennoch welche gebildet, dann hilft das nachfolgende Gel, dass auch im Intimbereich vertragen wird:

Kühlendes Aloe-Vera-Gel

- *TL Aloe-Vera-Gel*
- *1 Tropfen Niauli*
- *1 Tropfen Lavendel fein*

Aloe-Vera-Gel auf die Handinnenfläche geben und die ätherischen Öle dazugeben. Gut verreiben und satt auf die betroffene Stelle auftragen. Einige Minuten einziehen lassen, Rest abwischen.

Blutstill-Öl

- *4 ml Lavendel fein*
- *1 ml Cistrose*

In einem 5-ml-Fläschchen mischen und tropfenweise als erste Hilfe auf Schnittwunden geben.

Auf eine blutende Verletzungen kann auch einfach ein Tropfen unverdünntes Cistrosenöl (nicht älter als 1 Jahr nach Anbruch) gegeben werden. Die Blutgefäße ziehen sich zusammen, die Blutung wird eingedämmt und versiegt erstaunlich schnell.

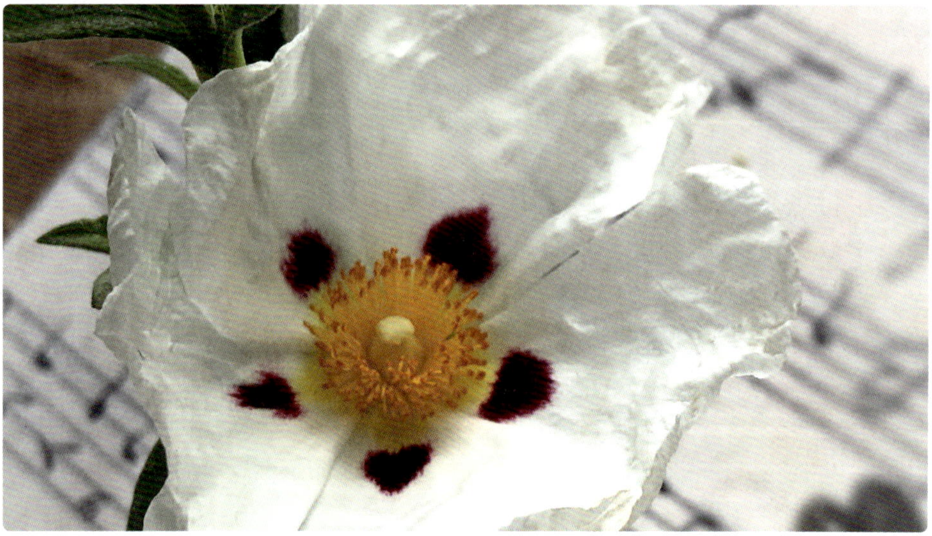

Cistrose

Gestärkte Kopfhaut – natürliche Haarpracht

Haarwurzeln sind extrem empfindliche Gebilde, denn sie reagieren auf kleinste hormonelle Schwankungen, Übersäuerung und Nebenwirkungen vieler Medikamente mit Haarausfall. Innere Verspannungen durch die vielen Anforderungen unseres modernen Lebens wirken sich oft auf die Kopfhaut aus, allerdings ist sich kaum jemand dessen bewusst.

Kleine tägliche Massagegriffe mit entspannenden ätherischen Ölen können Wirkung zeigen, indem das „Übel" buchstäblich an der Wurzel gepackt wird. Welche Öle dabei ausgewählt werden, entscheidet jeder Mensch intuitiv selbst. Zu empfehlen sind ätherische Öle, die aufgrund ihres Gehaltes an Estern entkrampfend und lösend wirken, beispielsweise:

- Lavendel und Lavandin Super
- Petit Grain
- Kamille römisch
- Bergamottminze
- Ylang Ylang
- Rosengeranie
- Bergamotte (eher abends)
- Muskatellersalbei
- Jasmin

Entspannung allein reicht jedoch nicht immer aus, obwohl sich eine Kopfmassage erstaunlich wohltuend und effektiv auf den ganzen Körper auswirkt. Es muss zusätzlich ein ätherisches Öl gewählt werden, das die Durchblutung anregt, damit „Schlacken" abtransportiert und körpereigene Verteidigungsstoffe herbeigeschafft werden. Der Klassiker ist Rosmarin Ct. Campher oder Ct. Cineol. Da auch Mikroentzündungen und Autoimmunreaktionen eine Rolle spielen können, sollte auch etwas Zedernöl enthalten sein.

Zu diesem Thema gibt es sogar eine wissenschaftliche Arbeit, die „Schottische Haarstudie". In dieser randomisierten Doppelblindstudie wurden zwei Gruppen mit insgesamt 86 PatientInnen mit kreisrundem Haarausfall sieben Monate lang entweder mit ätherischen Ölen in Traubenkern- und Jojobaöl oder einer zweiminütigen Kopfhautmassage behandelt. Zu den 23 ml des Ölemixes wurden je 2 Tropfen Thymianöl (88 mg) und Atlaszedernöl (94 mg) gegeben, dazu je 3 Tropfen Lavendel (108 mg) und Rosmarin (114 mg). In der Gruppe, die mit ätherischen Ölen behandelt wurde zeigten sich deutliche Verbesserungen im Vergleich zur Fette-Öle-Gruppe (Hay & al 1998).

Unterstützend sollte auf eine Umstellung der Ernährung geachtet werden, um die Übersäuerung des Körpers und damit der Kopfhaut zu regulieren, damit sich die Haarwurzeln in einem gesünderen Umfeld neu entfalten können. Eventuell sollte ein Speicheltest der Stress- und Geschlechtshormone vorgenommen werden.

Stärkendes Haarwasser

- *15 ml Wodka*
- *15 ml Rosmarinhydrolat*
- *4 Tropfen Rosmarin Ct. Cineol*
- *2 Tropfen Atlaszeder*
- *3 Tropfen Ylang Ylang*
- *1 Tropfen Piment (oder Thymian Ct. Thymol)*

In einer 30-ml-Pipettenflasche Wodka mit den ätherischen Ölen gut verschütteln und dann das Hydrolat hinzufügen. Bei sehr trockener, juckender Kopfhaut 10 Tropfen Jojobaöl dazugeben. Vor jeder Anwendung gut schütteln. Jeden Morgen einige Tropfen in die mehrfach gescheitelte Kopfhaut einreiben.

Schüttel-Serum für die Kopfhaut

- *15 ml Hamamelishydrolat*
- *10 ml Rosmarinhydrolat*
- *10 ml Sesamöl*
- *10 ml Hagebuttenkernöl*
- *5 ml Neemöl*
- *5 Tropfen Ylang Ylang*
- *3 Tropfen Atlaszeder*
- *3 Tropfen Rosmarin Ct. Cineol*
- *1 Tropfen Nelkenknospe*

Ätherische Öle und fette Pflanzenöle in eine 50-ml-Flasche geben und gut schütteln. Hydrolate dazugeben. Vor jeder Anwendung erneut schütteln und tropfenweise in die Kopfhaut einmassieren.

Shampoo „Glanz und Fülle“

- *95 ml Bio-Shampoo, duftneutral*
- *5 ml Jojobaöl*
- *6 Tropfen Rosengeranie*
- *4 Tropfen Atlaszeder*
- *4 Tropfen Rosmarin Ct. Cineol*
- *2 Tropfen Melisse*

Alle Zutaten mischen. Eine walnussgroße Menge genügt für mittellange Haare.

Haarspülung „Glanz und Fülle"

- *300 ml Wasser*
- *1 EL Bio-Apfelessig*
- *2 EL Rosenhydrolat*

Alle Zutaten in einem Gefäß mischen und nach dem Waschen über die Haare geben. Die Mischung wird nicht ausgewaschen. Sie verleiht dem Haar einen tollen Glanz. Der Essiggeruch verschwindet rasch.

Haarpflegespray „Hairlich"

- *25 ml Rosmarinhydrolat*
- *25 ml Bio-Apfelessig*
- *2 Tropfen Ylang Ylang*
- *2 Tropfen Lavendel fein*

Alle Zutaten zusammen in einer 50-ml-Sprühflasche mischen und nach dem Haarewaschen vor dem Kämmen auf die Haare aufsprühen.

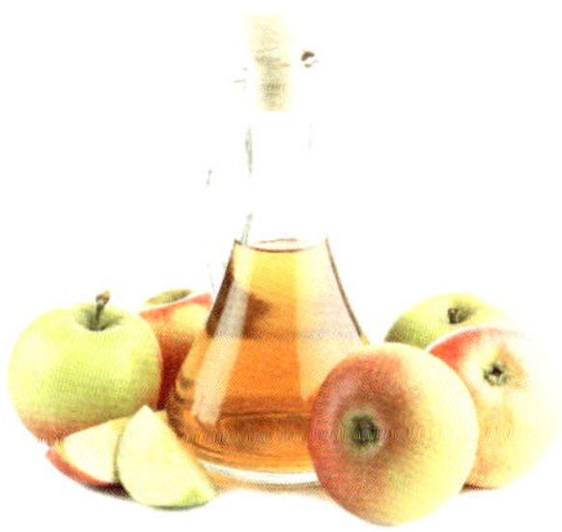

Haarspitzenpflege „Coconut"

- *50 g Bio-Kokosöl, nativ*
- *1 Tropfen Limette*
- *1 Tropfen Tonka-Extrakt*
- *1 Tropfen Ylang Ylang*

Kokosöl in einem Tiegel im Wasserbad schmelzen, ätherische Öle dazugeben, verrühren und eine max. erbsengroße Menge der Mischung in die Haarspitzen verteilen.

Tipp:
Haarpracht aus der Küche:
Vor einigen Jahren kam Brokkolisamenöl auf den deutschen Markt. Dieses silikonartige Öl kann so, wie es ist, oder mit etwas ätherischem Öl zur Geruchsverbesserung als Fluid bei brüchigen Haarspitzen eingesetzt werden.

Aus dem fein gemahlenen Küchengewürz Bockshornkleesamen (Trigonella foenum-graecum) kann eine effektive Maske bei Haarausfall und zur Förderung des Wachstums der Haare gemacht werden: Einfach 2 EL des Pulvers mit etwas Hydrolat und wenigen Tropfen Arganöl zu einem Brei verrühren, auf die mehrfach gescheitelte Kopfhaut auftragen, 10 Minuten einziehen lassen, zweimal pro Woche anwenden.

Zahnpflege – Morgenstund mit Duft im Mund

Manchmal möchten wir nicht gern zu erkennen geben, dass wir am Abend zuvor Zaziki oder Ähnliches geschlemmt haben. Knoblauchfahnen können wir durch das intensive Kauen von frischer Petersilie vermindern oder die in der Apotheke erhältlichen Chlorophyll-Kapseln schlucken. Ein diskretes Mundspray für unterwegs kann ebenfalls Erste Hilfe leisten.

Mundspray „Spearmint“

- *5 ml Pfefferminzhydrolat*
- *4 ml Wodka*
- *2 MSP Birkenzucker (Xylitol)*
- *2 Tropfen Spearmint*
- *1 Tropfen Pfefferminze*
- *1 Tropfen Limette*

Alle Zutaten gut in einem Parfüm-Reisesprühfläschchen (Drogeriemarkt) verschütteln, vor jeder Anwendung gut schütteln und jeweils einen Sprühstoß in den Mund geben, etwas einziehen lassen, hinunterschlucken oder ausspucken.

Zahnpulver „Spearmint“

- *6 TL Calciumcarbonat*
- *6 TL grüne Tonerde*
- *2 TL Birkenzucker (Xylitol)*
- *½ TL feines Meersalz*
- *8 Tropfen Spearmint*
- *5 Tropfen Pfefferminze*
- *2 Tropfen Nelkenknospe*

Zutaten in einem Schraubglas gut vermischen, eine erbsengroße Menge davon auf einen Teelöffel geben, mit nasser Zahnbürste zur Paste verrühren, aufnehmen, Zähne damit putzen, durchatmen.

Das schnell gemixte Zahnpulver kann etwas abgewandelt werden und somit ganz auf den individuellen Geschmack abgestimmt werden.

Je nach Zustand der Mundschleimhaut kann mit Wasser verdünnten Hydrolaten gespült und gegurgelt werden. Diese können Sie noch mit zahnpflegendem Birkenzucker (Xylitol) geschmacklich verbessern. Die Zugabe von etwas Alkohol (Wodka) verstärkt die antibakterielle Wirkung.

Mundwasser bei blutendem Zahnfleisch

- *25 ml Cistrosenhydrolat*
- *25 ml Pfefferminzhydrolat*
- *1 TL Birkenzucker (Xylitol)*

In einer 50-ml-Flasche gut verschütteln, einen „Schluck" in ein Schnapsglas geben und gründlich Zähne und Zahnfleisch damit spülen.

Mundwasser bei entzündlichem Zahnfleisch

- *10 ml Immortellenhydrolat*
- *40 ml Pfefferminzhydrolat*
- *1 TL Birkenzucker (Xylitol)*

In einer 50-ml-Flasche gut verschütteln, einen „Schluck" in ein Schnapsglas geben und gründlich Zähne und Zahnfleisch spülen, idealerweise 2–3 Minuten im Mund lassen.

Tipp: Aufheller
Absolut faszinierend ist das Zähneputzen mit Medizinalkohle. Mit einer Messerspitze etwas Kohlepulver auf die Zahnbürste geben, die Zähne 3 Minuten damit putzen, ausspucken, ausspülen, ggfs. mit Zahnpasta nachputzen. Die Zähne werden bereits nach einem Durchgang samtglatt! Das Kohlepulver kann auch mit etwas geschmolzenem Kokosöl vermischt werden, dann „staubt" es nicht. 1 Tropfen Nanaminzeöl auf 2 Esslöffel Kohle gibt einen Kaugummigeschmack.

Tipp: Ölziehen
Dieses uralte, inzwischen weitverbreitete Reinigungsritual pflegt den Mundinnenraum und entlastet das Immunsystem. Es sollte ein Öl, das reich an ungesättigten Fettsäuren ist, verwendet werden, diese sollen die gelösten „Schadstoffe" besser an sich binden. Nach 10 Minuten wird das Öl-Speichel-Gemisch ausgespuckt.

Erfrischende Ölzieh-Mischung

- *50 ml Sonnenblumenöl*
- *10 Tropfen Orange*
- *5 Tropfen Nanaminze*
- *2 Tropfen Manuka*

In einer 50-ml-Flasche gut verschütteln, einen „Schluck" in ein Schnapsglas geben und 5 bis 10 Minuten lang gründlich den Mund spülen, das Öl regelrecht „kauen" und durch die Zahnzwischenräume pressen. Ausspucken, Zähne wie gewohnt putzen. Dieses Öl kann auch tropfenweise in zurückgehendes Zahnfleisch einmassiert werden.

Narben glätten

Narben können zwar als erinnernswerte Spuren eines gelebten Lebens betrachtet werden, manchmal geraten sie jedoch wulstig und störend. Die geduldige Anwendung eines Narbenbalsams kann das verklebte Gewebe deutlich verbessern. Eine Schüttelsalbe ist im Handumdrehen hergestellt.

Narbenbalsam

- *20 g Sheabutter*
- *10 ml Wildrosenöl*
- *½ TL Aloe-Vera-Gel*
- *3 Spritzer Rosenhydrolat*
- *3 Tropfen Karottensamen*
- *3 Tropfen Patchouli*
- *1 Tropfen Rose*
- *1 Tropfen Lavendel fein*
- *1 Tropfen Immortelle*

Eine gut schließende Cremedose (50 ml) zur Hälfte mit Sheabutter füllen, Aloe-Vera-Gel und Rosenhydrolat dazugeben, im Wasserbad schmelzen. Mit dem Wildrosenöl (Hagebuttenkernöl) auffüllen, Deckel schließen, schütteln. Ätherische Öle hinzufügen und nochmals schütteln oder umrühren. Zweimal täglich die Narbe(n) damit sanft massieren.

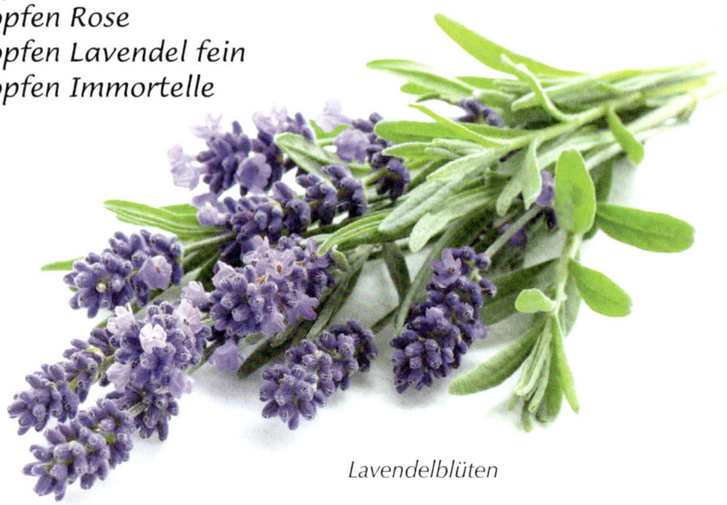

Lavendelblüten

Wichtige Infos zu hausgemachter Pflege- und Verwöhn-Kosmetik

- Immer so sauber wie möglich arbeiten (als würden wir Speisen für einen Säugling zubereiten). Chemische Desinfektion ist nicht nötig.
- Hände und Handgelenke immer gut waschen.
- Gefäße, Werkzeuge (Spatel, Rührstäbe, Löffel) und Arbeitsfläche müssen sehr sauber sein [spülmaschinenrein] und direkt vor Gebrauch mit hochprozentigem Alkohol (Ethanol = Weinbrand, kosmetischem Basiswasser oder notfalls Isopropylalkohol) ausgewischt werden (sauberes Stofftaschentuch oder Papiertuch).
- Keine Kunststoffgefäße oder -werkzeuge verwenden, es sei denn, sie sind ausdrücklich für Labor und Kosmetikherstellung gekennzeichnet: Manche Kunststoffe lösen sich auf beim Kontakt mit manchen ätherischen Ölen (z.B. stark monoterpenhaltige Öle), mit Zitrusschalen und leicht sauren Rohstoffen und entlassen schlimmstenfalls toxische Stoffe in unser Produkt. Am besten eignen sich Glas- (Marmeladengläser), Porzellan- und gut glasierte Tongefäße. Vorsicht auch bei manchen Metallen und deren Kunststoffbeschichtungen!
- Nur beste Rohstoffe verwenden, wenn möglich aus „ehrlichem Anbau" und mit dem Siegel einer anerkannten Bio-Kontrollstelle (Natrue, Demeter, BDIH, Ecocert, Schweizer Knospe etc.). Rohstoffe/Pflanzen aus dem eigenen Garten und lokal bekannter Produzenten sollten vorgezogen werden. Möglichst nur Rohstoffe verwenden, die man gut kennt oder die von vertrauenswürdigen Personen empfohlen werden. Immer „der Nase nach" gehen, d. h. unseren wertvollen Sensor für Frische, Verträglichkeit und Bekömmlichkeit (wieder) bemühen.
- Discounterware und extrem unter dem „normalen" Preis verkaufte Ware kritisch hinterfragen, denn gute Qualität hat ihren Preis (weil meist mit einem enormen Aufwand an Handarbeit verbunden.
- Möglichst natürliche ätherische Öle und Hydrolate (möglichst aus „ehrlichem Anbau", s. o.) verwenden und keine „naturidentischen"

Düfte, synthetischen Speise-Rosenwasser oder gar Parfümöle. Diese Düfte bestehen nur aus einem kleinen Teil der pflanzlichen Duftmoleküle und der Begriff „naturidentisch“ bezieht sich nur auf einen Anteil von kopierten Substanzen, die mittels chlorierten Trägerstoffen hergestellt werden.

- Bei fetten Pflanzenölen nicht nur auf „Bio“, sondern auf „native“ Qualität achten („kalt gepresst“), allenfalls schonend raffiniert wie bei Sonnenblumen- oder Traubenkernöl (mittels Wasserdampfs kann der oft als penetrant empfundene Geschmack entfernt werden). Keine künstlich gehärteten Fette verwenden (Frittierfett oder herkömmliche Margarine).
- Zum Abfüllen nur extrem saubere und vor allem sehr trockene Gefäße verwenden. Großhalsige Gefäße können recycelt werden, lassen sich sehr gut reinigen (sehr heiß oder in der Spülmaschine), mit Alkohol und einem sauberen Tuch auswischen und extrem gut trocknen (sonst sind sie eine ideale Quelle für Verkeimung). Bald verwenden, bis dahin geschlossen aufbewahren.
- Nicht versuchen, mit unseren Schätzen Krankheiten zu behandeln oder gar zu heilen.
- Der Verkauf selbst gemachter Pflegeprodukte ist laut Europäischer Kosmetikordnung nicht gestattet (viele kostenintensive Auflagen an Sterilität, Etikettierung, Aufbewahrung von Mustern etc. sind zu erfüllen).
- Wenn möglich, wichtige Stoffe mit ihrem INCI-Namen (Internationale Nomenklatur für kosmetische Inhaltsstoffe) lernen oder eine entsprechende App (z.B. Toxfox) konsultieren, wenn Zweifel und Fragen auftauchen.
- Nur kleine Mengen herstellen und schnell verbrauchen, schließlich pflegen wir unseren Körper mit LEBENSmitteln. Gern unsere Schätze teilen, also verschenken. Auch unser Wissen darüber: gern verbreiten!

Was verträgt sich eigentlich mit wem?

Ganz wichtig: Produkte auf Basis von Mineralölen, die Wirkstoffe wie Cortison, toxische/allergene/umstrittene Substanzen, hormonartige Moleküle sowie synthetische Vitamine, Duftstoffe, Farbstoffe, Konservierungsmittel enthalten, niemals mit ätherischen Ölen vermischt auf die Haut auftragen.

Denn die oberste Hautschicht (Stratum corneum) wird erstens durch einige ätherische Öle durchlässiger und zweitens werden einige oder Teile dieser Wirkstoffe in Hautschichten eingeschleust, in denen sie nichts zu suchen haben – und dort auch nicht von den Herstellerfirmen vorgesehen sind. Hautprobleme sind sonst vorprogrammiert. Durch das Mischen von ätherischen Ölen mit herkömmlichen Cremes und Lotionen – beliebtes Beispiel ist die „blaue Dose" – können unnötige Hautreizungen entstehen. Wir Laien können nicht beurteilen, welches ätherische Öl, also welche(s) seiner Bestandteile, mit welchen Kosmetiksubstanzen reagieren kann. Einzelne Inhaltsstoffe in ätherischen Ölen können im ungünstigen Fall Reaktionen mit kosmetischen Molekülen eingehen und im schlimmsten Fall können neue und unverträgliche Kombinationen bilden.

In der Kosmetikbranche werden Hunderte bedenklicher oder gar gefährlicher Substanzen verarbeitet, überraschend viele stammen aus dem Technik- und KFZ-Bereich. Sollten Sie sich mit solchen Produkten pflegen, mischen sie nichts hinzu, insbesondere kein ätherisches Öl.

Inhaltsstoffe die in konventioneller Kosmetik zu finden sind:

- Sodium Laureth Sulfate (SLS, deutsch: Natriumlaurylethersulfat, ein starker fettlösender waschaktiver und schäumender Stoff) alias 1,4-Dioxan wurde nicht nur im Vietnamkrieg als Bestandteil von „Agent Orange" zum Entlauben von Bäumen eingesetzt. Es wird heute noch reichlich in Kosmetik eingesetzt, traurigerweise auch in Babykosmetik, schauen Sie doch mal auf die Etiketten Ihrer Produkte!
- Einige PEGs (Propylenglycol) sind klassische Flüssigkeiten fürs Auto, werden aber häufig in Kosmetik eingesetzt.
- Aluminium wird in so ziemlich alle leichten metallischen Konstruktionen eingebaut. Und es sorgt für das „trockene Gefühl" unter den Achseln, also wird es immer noch in den meisten Deos verarbeitet. Es steht im Verdacht, sich im Gehirn anzulagern und eine Rolle bei der Entstehung der Alzheimer-Erkrankung zu spielen, zudem verschließt dieser Stoff eine Stelle am Körper, die genau das Gegenteil zur Aufgabe hat: das Entgiften.
- Mineralöle werden reichlich zum Schmieren von technischen Geräten und Autos eingesetzt, sie bilden meist auch die Hauptinhaltsstoffe von Kosmetika.

Mikroplastik und hormonelle „Geisterfahrer"

Der Hormonhaushalt von Millionen Menschen wird durch einige riesige Anzahl an Kosmetika still und heimlich beeinträchtigt, obendrein stinken und reizen viele dieser Produkte nur so vor sich hin und lagern sich teilweise in gefährlichen Mengen in Gewässern und Erde an. In einer Vielzahl von Kosmetika, in Putzmitteln, ihren Plastikverpackungen und auch in all den Kunststofffolien um Käse, Wurst und anderen Lebensmitteln, dazu in vielen Werkstoffen und Hilfsmitteln des modernen Lebens (z.B. Pestiziden) stecken hormonelle Geisterfahrer. Stoffe, die unserem Körper Naturhormone vorgaukeln, Moleküle, die unsere Hormonrezeptoren gewissermaßen kapern und unser gesamtes System mit falschen und krank machenden Botschaften fehlleiten.
So ist es nicht wirklich überraschend, dass wir Frauen immer häufiger mit erheblichen Zyklusstörungen und vergeblichem Kinderwunsch zu tun haben.

Ressourcenschonend und ökologisch sinnvoll sind „Three-in-One-Anwendungen" im Haushalt: Mit ätherischen Ölen sind Genuss, Pflege und Gesundheitsvorsorge bestens kombiniert. Nicht nur bei Halsweh, Kopfschmerzen und Prellungen greifen wir in unsere Duftkoffer, sondern auch bei „fraulichen Themen" können wir schnell reagieren. Ob es eine beginnende Pilzinfektion nach dem Schwimmbadbesuch ist, starke Mensblutungen, PMS-Launen oder menopausales Gefühlschaos – wir haben für (fast) alles eine sanfte und doch effektive Lösung parat.

Hätte die Mehrheit der Kosmetik-Konsumentinnen „nur" mit bedenklichen Waschsubstanzen zu tun, wäre das Übel nur halb so schlimm! Das winzige Plastik, das heute unsere Welt in rasender Geschwindigkeit komplett durchseucht, wird zunehmend zu einem hormonellen Problem auch für uns. Wenn wir Verbraucherinnen nicht möglichst bald solche Produkte in den Regalen liegen lassen, wird unsere schöne Erde innerhalb von sehr wenigen Jahren immer mehr von Plastik in flüssiger Form und als Mikropartikel verseucht sein. Und unsere Körper werden zu Müllhalden mit unberechenbaren Hormon-Achterbahnfahrten.

Dazu kommen unzählige Kunststoffe, welche die unterschiedlichsten Phthalate enthalten können, insbesondere wenn sie geschmeidig, biegsam, „softig" sind. Diese blockieren unsere Östrogenrezeptoren. Weichmacher gehören zu einer Gruppe von Schadstoffen, die in allzu vielen Kosmetika, in Parfüms, Schuhsohlen, Tapeten, in medizinischen Produkten, in Blutkonserven sowie zur Herstellung von PVC (Vinyl in vielen Bodenbelägen) eingesetzt werden. Bis 2008 wurde damit auch Kinderspielzeug schön „knuffig" gemacht, dann wurde die toxische Last endlich verboten, zumindest in Europa.

Das Umweltbundesamt fasst in seiner sehr informativen Broschüre zusammen: „Durch die vielen verbrauchernahen Anwendungen des Weich-PVCs, zum Beispiel in Laminat-Fußböden, Tapeten oder Lebensmittelverpackungen, ist der Mensch einer ständigen Belastung durch Phthalate ausgesetzt. Wir nehmen Weichmacher vor allem über die Luft und die Nahrung auf. Fast bei jedem Menschen sind Phthalate oder ihre Abbauprodukte (Metabolite) im Blut und/oder im Urin nachweisbar. ... Die Mitgliedsstaaten der Europäischen Union (EU) stuften die Phthalate DEHP, DBP und BBP als fortpflanzungsgefährdend ein." (Umweltbundesamt 2007)

BPA (Bisphenol), ein weiterer „Hormonstörer" (Disruptor), befindet sich in vielen Haushaltsgegenständen, auch als feine Beschichtung in Getränke- und Lebensmitteldosen. Klarsichtfolien und ähnliche elastische Plastikfilme um Käse und Wurst können beim Kontakt mit fetthaltigen Lebensmitteln unsichtbare und geruchlose toxische Stoffe an die Lebensmittel abgeben.

Es werden nicht nur Kunststoffpartikel in Scrubs für Körper und Gesicht sowie in Zahnpasten eingesetzt, nein, Duschgels, Shampoos, Badezusätze und sogar Geschirrspülmittel werden mit flüssigem Plastik auf sahnig und cremig getrimmt. Auch konventionelle Nagellacke und Haarfestiger beziehen ihre Festigkeit daraus.

Dieses fast nicht sichtbare Gespenst wird gemäß den technischen Angaben verschiedener Hersteller in Form fester Partikel ab einer Größe von 170 Nanometer hergestellt. Beim Recherchieren über dieses Gift, das jede unserer Zellen durchdringen wird, weil es inzwischen in fast jedem Trinkwasser steckt, konnten wir nur entsetzt und ungläubig den Kopf schütteln: Mikroplastik wird bislang nicht von der deutschen Regierung und auch nicht von der sonst so strengen Europäischen Kosmetikverordnung reglementiert. Doch es sollte ab sofort verboten werden, je schneller, desto besser!

Im Bundesumweltamt wird leider nur ganz lau formuliert: „Aus Sicht des Umweltbundesamtes sollten die Verbraucherinnen und Verbraucher daher bevorzugt zu Produkten greifen, die solche Stoffe nicht enthalten." (Umweltbundesamt 2016). Aber wie lange will man noch warten?! Die wichtigsten Mikroplastikmoleküle, die unsere Kosmetik und unsere Gewässer belasten, sollten wie Vokabeln einer Fremdsprache auswendig gelernt werden, fast alle enthalten (mindestens) zweimal den Buchstaben Y.

- Polyethylen
- Polypropylen
- Polyethylenterephthalat
- Nylon-12
- Nylon-6
- Polyurethan
- Acrylates Copolymer
- Acrylates Crosspolymer
- Polyacrylat
- Polymethylmethacrylat
- Polystyren

Diese und viele andere Kunststoffe passen wie Schlüssel in unsere von der Natur gestalteten Hormon-„Schlösser" (Rezeptoren): Wenn diese durch Fremdstoffe besetzt sind, laufen unsere körpereigenen Hormone ins Leere und können ihre wertvolle Arbeit nicht mehr erledigen. Denn wie bei einem mechanischen Uhrwerk müssen die einzelnen „Hormon-Zahnrädchen" ineinandergreifen, zu jeder Zeit Moleküle abgeben oder ausbremsen, gerade so, wie es im jeweiligen Moment benötigt wird.

Zur Gesamtlast kommen hormonelle Verhütungsmittel, die oft jahrzehntelang geschluckt oder über das Trinkwasser unfreiwillig eingenommen werden. Diese bestehen nicht aus naturidentischen Hormonen, wie gern suggeriert wird, sondern aus geringfügigen Abwandlungen von Östrogenen und Gestagenen: Nur so sind sie patentierbar und (fast) zu 100 % zuverlässig. Spuren ihrer Abbauprodukte befinden sich im Trinkwasser, da diese Moleküle so winzig sind, dass sie von Kläranlagen nur unvollständig herausgefiltert werden können. Besonders der Wirkstoff 17α-Ethinylestradiol (EE2) wird von Fachleuten mit Sorge betrachtet.

Die Ergebnisse einer Studie zeigen, dass bei drei Amphibienarten, die mit EE2 in Kontakt kamen, eine Geschlechtsumkehr von genetisch männlichen zu weiblichen Tieren stattfindet. Zwischen 15 bis zu 100 Prozent der Tiere war von der Verweiblichung betroffen (Tamschick & al 2016). Über Flüsse, Seen und Meere landet ein unberechenbarer Hormoncocktail schließlich in unserem Grundwasser und damit auch in unserem Kaffee und in unseren Spaghetti. Ob es daran liegt, dass immer mehr Menschen, Männer wie Frauen, an Unfruchtbarkeit leiden? 15 % aller Paare in Deutschland können keinen Nachwuchs zeugen.

Dr. Britta Stumpe vom Geografischen Institut der Ruhr-Universität Bochum untersuchte den Transport und Abbau von Hormonen im Boden und kam zu dem besorgniserregenden Schluss: Besonders Östrogen-Moleküle sind äußerst stabil und werden nicht abgebaut. „Es hat sich gezeigt, dass das männliche Sexualhormon Testosteron im Boden schnell Abbauprozessen unterliegt, während die Östrogene als weibliche Sexualhormone stabile Verbindungen im Boden darstellen", erläutert die Geografin ihre Ergebnisse (Stumpe 2011).

Schon bei Kindern zeigt sich die weltweite Hormonlast: Bei Mädchen ist weltweit ein frühzeitiger Eintritt in die Pubertät zu beobachten, teilweise mit 9, im Durchschnitt mit 11 Jahren. Es ist nicht mehr vorstellbar, dass Mitte des 19. Jahrhunderts das durchschnittliche Alter beim Start in die Pubertät bei 17 Jahren lag, in den 1970er-Jahren lag es immerhin noch bei 13 Jahren (Holford 2013).

Fehlgesteuerte Hormone sind verantwortlich für Brustkrebs, die Anzahl der Diagnosen steigt alarmierend: Eine von zehn Frauen in Europa erkrankt an Brustkrebs (auch wenn sie nie oder nur kurz eine Verhütungspille nahm). Verantwortlich ist höchstwahrscheinlich die vermehrte Belastung durch hormonell wirksame oder hormonartig wirkende Substanzen in der Umwelt und in der Nahrung. Die sogenannten endokrinen Disruptoren (EDCs) besetzen und blockieren also die menschlichen Rezeptoren für Hormone (Barrett & al 2012). Sie sind Geisterfahrer, die den Körper an seinen vorgesehenen Funktionen hindern. Einige der körpereigenen Hormone werden sozusagen arbeitslos und lösen Fehlfunktionen aus.

Freilich muss jedes einzelne Produkt, das zum Verkauf steht, auf seine Verträglichkeit untersucht sein. Jedes für sich mag sogar ein sehr geringes Risiko bergen, doch kein Mensch hat je untersucht, was dieser brisante Moleküle-Cocktail aus all den vielen Produkten, die wir tagtäglich benutzen, mit uns macht. Hinzu kommen die noch bedenklicheren Stoffe aus Wohnungs- und Baustoffen, Reinigungsmitteln, Computern und Druckern, sowie die technischen Zusatzstoffe in industriell bearbeiteten Nahrungsmitteln.

Es gibt inzwischen praktische Apps, wie Codecheck und ToxFox, die im Geschäft vor dem geplanten Einkauf konsultiert werden können, sodass wir vor potenziell gefährdenden Chemikalien-Mischungen in Kosmetika gewarnt werden und diese gar nicht erst mitnehmen. Wir brauchen die Vokabeln dieser wichtigen neuen internationalen Sprache der INCI-Welt also nicht auswendig zu lernen. Noch einfacher:

Kaufen Sie einfach nur noch Kosmetik mit einem der zuverlässigen unabhängigen Bio-Siegel, beispielsweise mit dem NaTrue-Siegel oder der Schweizer Bio-Knospe.

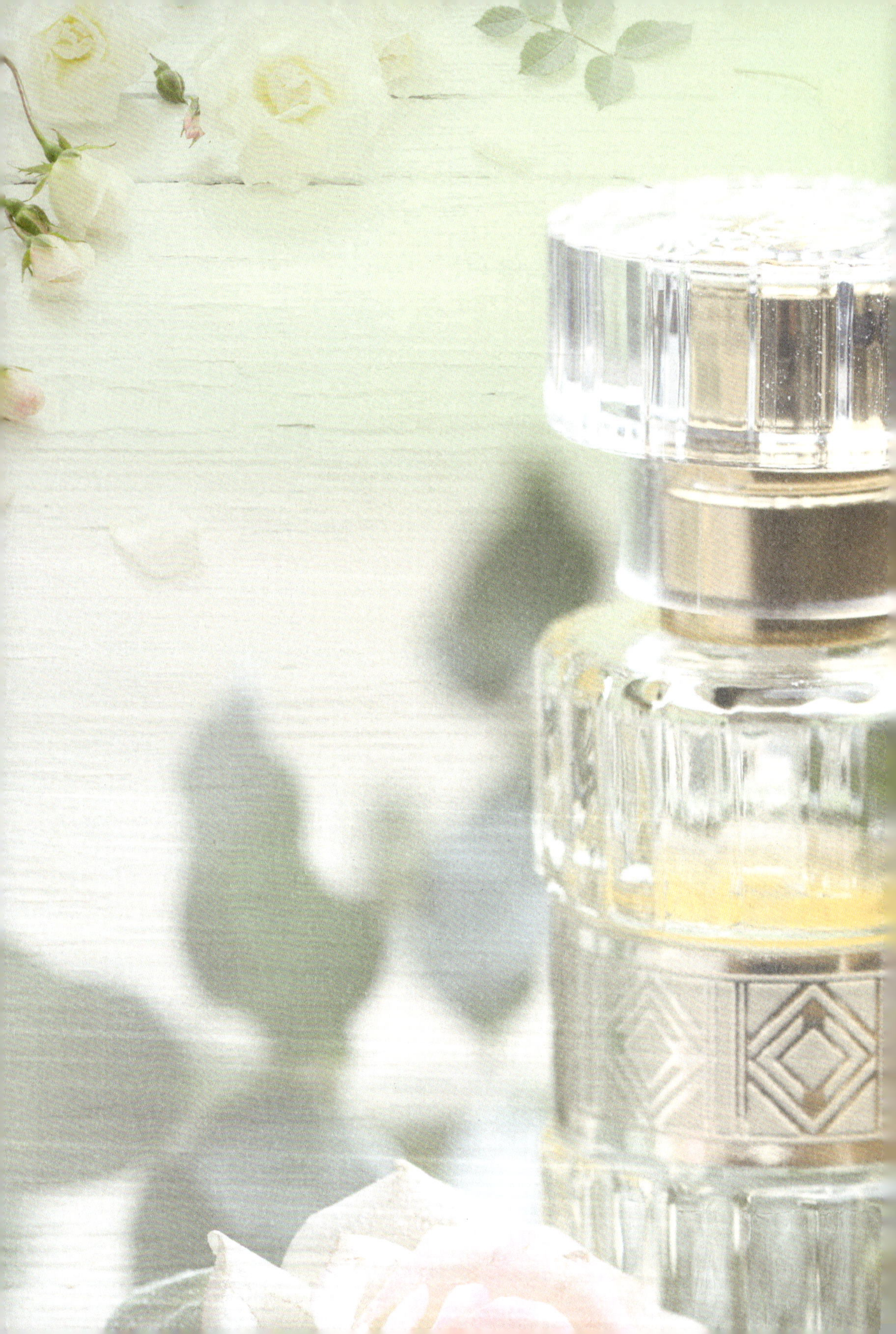

Mein individuelles Naturparfüm

Eintauchen in das Reich der Düfte

Synthetische „Aromaöle", „Duftöle" oder „Parfümöle" entspringen der Fantasie von Parfümeuren, auch wenn sie sich teilweise an natürlichen Düften orientieren. Auch wenn diese Parfüms noch so „echt" riechen, enthalten sie keine oder nur wenige pharmakologisch wirksame Inhaltsstoffe, weswegen sie – zumindest die billigen, überall erhältlichen Ausgaben – therapeutisch nutzlos sind. Auf der psychologischen Ebene können sie durch Erinnerung an wirksame Gerüche bisweilen durchaus etwas bewirken. Doch im Sinne der Naturheilkunde sind sie „tote" Stoffe.

Erst langsam wird bekannt, welche Rolle die vielen winzigen Begleitsubstanzen spielen, die sich neben den hauptsächlich vorkommenden Molekülen in einem ätherischen Öl oder in anderen natürlichen Produkten befinden (siehe Seite 15). Bei Vitamin C ist dieses Phänomen bereits bekannt: Naturheilkundlich orientierte Ärzte und Heilpraktiker wissen, dass natürliches Vitamin C mehr ist als Ascorbinsäure aus dem Labor.

Alle Hauptbestandteile von ätherischen Ölen (z.B. 1,8 Cineol [Eukalyptol], Linalool, Santalol, Linalylacetat, Vanillin) können synthetisch hergestellt werden. Diese Moleküle wurden früher „naturidentisch" genannt, sie sind exakte Nachbauten.

Auf einer subtilen Ebene fühlt sich der Mensch meist durch die künstlichen Geruchstoffe gestört, man denke nur an Parfümschwaden, die einen am Morgen in öffentlichen Verkehrsmitteln oder am Abend im Kino belästigen können. Neuere Forschungen zeigen zudem, dass sich viele synthetische und „naturidentische" Stoffe im menschlichen Gewebe anreichern und das Hormon- sowie das Immunsystem schwächen können. „Naturidentische" ätherische Öle sind dem natürlichen Vorbild nachempfunden, jedoch werden für die kommerzielle Verwendung nur wenige duftgebende Substanzen „nachgebaut". Chemiker, die sich mit der Synthese von organischen Stoffen auskennen, wissen, dass eine als naturidentisch bezeichnete Substanz meist nur zu 93 bis 97 % dem natürlichen Vorbild entspricht, sonst wäre sie viel zu aufwendig in der Herstellung und damit zu teuer.

Doch was steckt in den verbleibenden drei bis sieben Prozent? Diese können aus chlorierten Trägersubstanzen bestehen, deren Verhalten im menschlichen Körper nicht geklärt ist. Sie sind nicht für jeden verträglich. Zudem werden beim Nachahmen der Natur meist nicht die chiralen Gesetzmäßigkeiten von Duftmolekülen beachtet: Sie bestehen oft aus linksdrehenden und rechtsdrehenden Anteilen, wie man es auch vom Joghurt kennt. Die Natur verteilt diese Anteile unterschiedlich, der Chemiker gibt sie der Einfachheit halber 1:1 in seinen Duft. Doch das kann bei Langzeitanwendungen negative Folgen für die Gesundheit von Mensch und Tier haben.

Würde versucht werden, bei der Herstellung ganz nah an die vielfältige Zusammensetzung des Originals heranzukommen, wäre das Produkt aus dem Labor um ein Vielfaches teurer als das natürliche Öl. Das leisten sich allenfalls große Parfümkonzerne. Lassen Sie sich also nicht täuschen: „Naturidentische" Öle sind eine Variante der synthetischen Öle. Typische Vertreter der „Mogel-Öle" sind Duftöle von Flieder, Maiglöckchen, Freesie, Geißblatt, Lilie, Apfelblüte, Veilchen(blüte), Gardenie, Lindenblüte, Reseda, Kokos und alle derzeit in der Kosmetik aktuellen Fruchtdüfte wie Melone, Kiwi, Himbeere, Erdbeere, Aprikose etc.. Flieder, Lindenblüte und Kokos gibt es zwar bisweilen als Hexan- oder CO_2-Extrakte zu kaufen, doch erwarten Sie nicht den typischen Duft der frischen Pflanze!

Ein Handwerk und eine Kunst

Es ist nicht möglich, Rezepturen für gelungene Naturparfüms in einem Buch aufzuschreiben, denn jeder von uns hat ätherische Öle von unterschiedlichen Anbietern, sie sind unterschiedlich frisch (oder alt) und werden unterschiedlich gelagert. All das hat Einfluss auf subtile Nuancen, die jedoch ein gelungenes Parfüm ausmachen. Darum geben wir Ihnen nur ein paar Tipps, insbesondere für ungewöhnliche Kombinationen, mit denen Sie selbst experimentieren können. Der Duft muss sowohl zu Ihrem Hauttyp passen und auch zu Ihrer momentanen Befindlichkeit. Stellen Sie deshalb kleine Mengen her. Notieren Sie Ihre Zutaten und Mengen sehr sorgfältig, denn nichts ist frustrierender, als eine gelungene Mischung nicht nachbauen zu können! Die gängigen Düfte reichen in der Regel nicht aus, um ein wirklich raffiniertes Naturparfüm zu kreieren, deshalb sollten einige „Exoten", wie Boronia, Champaca, Davana, Frangipani, Mimose oder Hinoki-Zypresse sowie Eichenmoos, in einer Duftorgel vorhanden sein.

Wichtig ist auch die Reifung. Denn wenn die Mischung im Dunkeln in Ruhe gelassen wird, verändern und verbinden sich Moleküle und führen gern häufig zu völlig überraschenden Ergebnissen. Manchmal verbannt man eine vermeintlich missratene Kreation in die hinterste Ecke und ist überrascht, wenn sie nach einem Jahr wieder auftaucht. Mit dem Hinzufügen weniger Tropfen Zitrusöle oder Lavendel können wir das Ergebnis etwas korrigieren.

Ein Naturparfüm enthält Kopf-, Herz- und Basisnoten

Die Kopfnote wird als Erstes wahrgenommen, als letztes in die Mischung gegeben und eignet sich am ehesten, um Korrekturen am Duft vorzunehmen. Sie ist leicht, spritzig, hell, zart fruchtig. Die Herznote besteht oft aus blumigen Düften, ist weder leicht noch schwer, bildet sozusagen den „Körper" oder die „Grundmelodie" eines Parfüms. Die Basisnote darf und soll schwer sein, sie ist das Fundament unseres Duftgebäudes und bildet nur die Prisenzutat. Schwere Holz- und Moosnoten aus Harzen, Hölzern, Blättern und Moosen halten sich lange auf der Haut und müssen sich erst mit den anderen Komponenten verbinden.

Kaum ein Duft kann hundertprozentig einer Note zugeordnet werden, seine feinen Nuancen entziehen sich gern dem Versuch, sie in ein Schema zu pressen. Klar, Vetiver und Patchouli sind immer Basisnoten, so wie Pfefferminze und Limette immer Kopfnoten sind, doch dazwischen ist (fast) alles fließend. Geduld und Experimentierfreude gehören also dazu!

Sofern in den Rezepturen nichts anders angegeben ist, wird der Bio-Alkohol zunächst in ein Sprühflasche (20 ml oder 50 ml) gefüllt und mit den ätherischen Ölen ergänzt.

Mystischer Mondschein (exotisch)

- *20 ml Bio-Alkohol*
- *5 Tropfen Blutorange*
- *3 Tropfen Tuberose 5 %*
- *1 Tropfen Jasmin sambac*
- *1–2 Tropfen Kardamom*
- *1 Tropfen Pfefferminze*
- *1 Tropfen Fenchel*

Alkohol und ätherische Öle gut mischen, mindestens 2 Wochen kühl und dunkel stellen. Ggfs. mit etwas mehr Orangenöl nachbessern.

Arvana (herb-holzig)

- *50 ml Bio-Alkohol*
- *15 Tropfen Orange*
- *4 Tropfen Zirbelkiefer*
- *2 Tropfen Rosengeranie*
- *2 Tropfen Pfeffer schwarz*
- *1 Tropfen Pfeffer rosa*
- *1 Tropfen Davana*
- *1 Tropfen Hinoki-Zypresse*
- *1 Tropfen Vetiver*
- *1 Tropfen Benzoe*

Alkohol und ätherische Öle gut mischen, 2 Wochen kühl und dunkel stellen. Ggfs. mit etwas mehr Orangenöl oder Grapefruitöl nachbessern.

Rosa Pfeffer
Für den herb-würzigen Duft des Rosa Pfeffer werden die kleinen kugeligen Früchtchen des elegant gefiederten Peruanischen Pfefferbaumes (Schinus molle) destilliert. Er ist mit dem Pistazienbaum verwandt. Dieses selten erhältliche ätherische Öl verleiht männlich-frischen Mischungen eine edle Note.

Cabernet Le Rouge (fruchtig)

- *20 ml Bio-Alkohol*
- *8 Tropfen Grapefruit*
- *4 Tropfen Orange*
- *1 Tropfen Myrte Anden**
- *1 Tropfen Nelkenknospe*
- *1 Tropfen Zimtblätter*

Alkohol und ätherische Öle gut mischen, 2 Wochen kühl und dunkel stellen. Ggfs. mit etwas mehr Grapefruitöl nachbessern.

*Die Rezeptur benötigt den überaus fruchtigen Duft der in Peru wachsenden Myrte Anden, deren ätherisches Öl nur bei Primavera erhältlich ist.

Sole italiano, Roll-On (zitronig frisch)

- *10 ml Jojobaöl*
- *10 Tropfen Bergamotte*
- *1 Tropfen Basilikum*
- *1 Tropfen Rosmarin*
- *1 Tropfen Speiklavendel*
- *1 Tropfen Himalayazeder*

Jojobaöl und ätherische Öle gut mischen, 2 Wochen kühl und dunkel stellen. Ggfs. mit etwas mehr Bergamotteöl nachbessern.

Balsamische Nächte, Roll-On (süß)

- *10 ml Jojobaöl*
- *10 Tropfen Mandarine*
- *5 Tropfen Vanille-Extrakt*
- *2 Tropfen Benzoe*
- *1 Tropfen Davana*
- *1 Tropfen Sandelholz (neukaledonisch)*
- *1 Tropfen Kamille römisch*

Jojobaöl und ätherische Öle gut mischen, 2 Wochen kühl und dunkel stellen. Ggfs. mit etwas mehr Mandarinenöl und Vanille-Extrakt nachbessern.

Inselträume Festes Parfüm (exotisch)

- *8 g Kakaobutter*
- *2 ml Jojobaöl*
- *3 Tropfen Zitronenmyrte (oder Litsea)*
- *2 Tropfen Tonka-Extrakt*
- *2 Tropfen Vanille-Extrakt*
- *1 Tropfen Magnolienblüte*
- *1 Tropfen Zimtblätter*
- *1 Tropfen Lorbeer*

Kakaobutter in sehr sauberem Schraubgläschen sanft im Wasserbad schmelzen, Jojobaöl unterrühren, ätherische Öle und Extrakte hinzufügen, zügig in eine leere Lippen- oder Pflegestifthülse füllen, mindestens 2 Tage durchhärten lassen. Wenn es nicht gefällt, durch Herausschrauben der Hülse entnehmen, wieder sanft im Wasserbad schmelzen und mit Orangen- oder Mandarinenöl korrigieren, einfüllen und wieder aushärten lassen.

Rosenzauber (blumig-fruchtig)

- *50 ml Bio-Alkohol*
- *15 Tropfen Bergamotte*
- *10 Tropfen Rosengeranie*
- *3 Tropfen Rose*
- *3 Tropfen Osmanthus*
- *2 Tropfen Patchouli*
- *1 Tropfen Nelkenknospe*

Alkohol und ätherische Öle in einem 50-ml-Sprühfläschchen gut mischen, mindestens 2 Wochen kühl und dunkelstellen. Ggfs. mit etwas mehr Bergamotteöl nachbessern.

Tipp

Bei der Verwendung von Bergamotteöl sollten Sie darauf achten, dass Ihre Mischung nicht auf sonnen- oder solariumexponierte Haut aufgetragen wird, andernfalls Bergamotte FCF verwenden. Hinter dieser Abkürzung verbirgt sich ‚furocumarinfrei', d. h. die Pigmentflecken verursachenden Furocumarine sind entfernt worden.

Bild rechts: Duftmagnolie

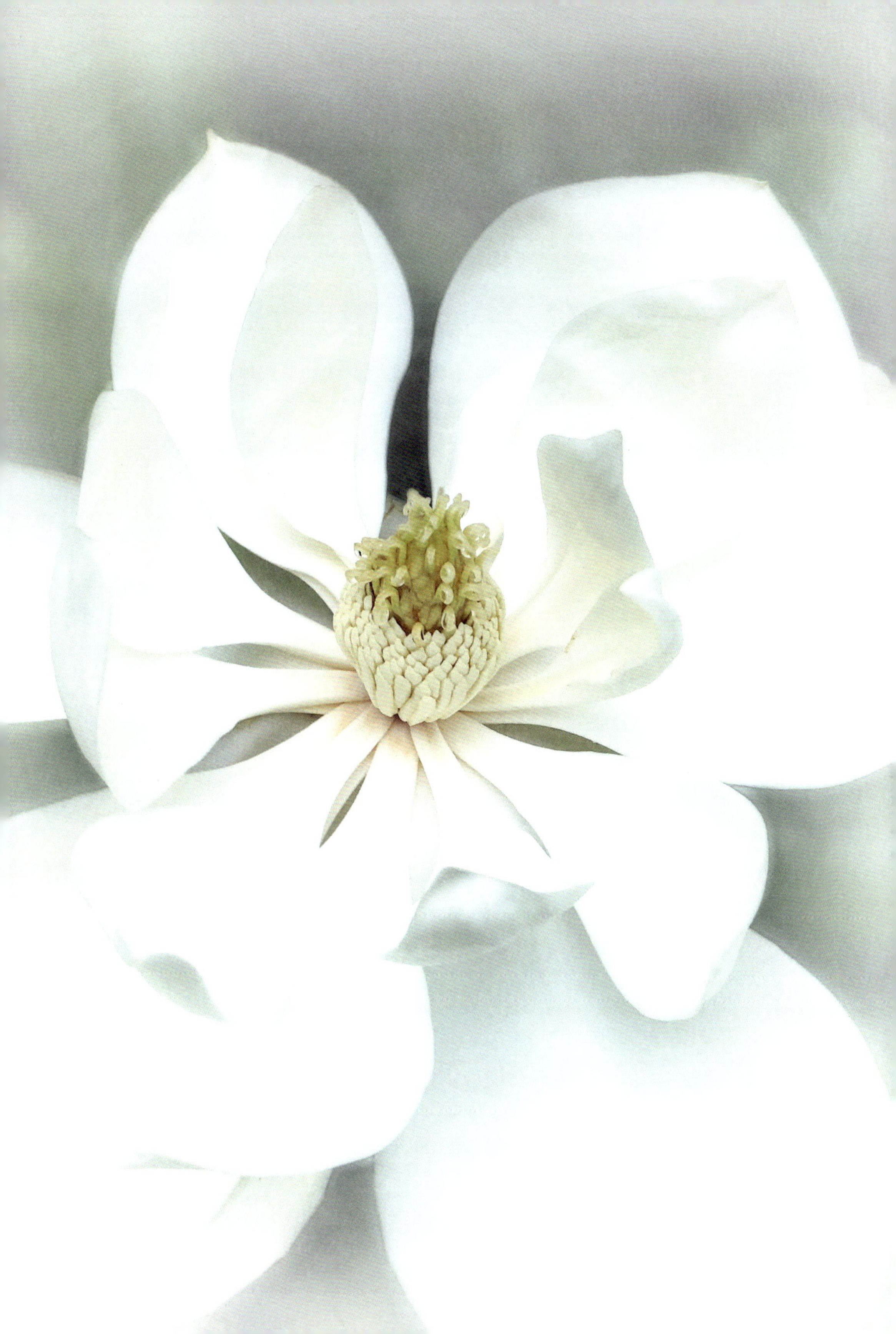

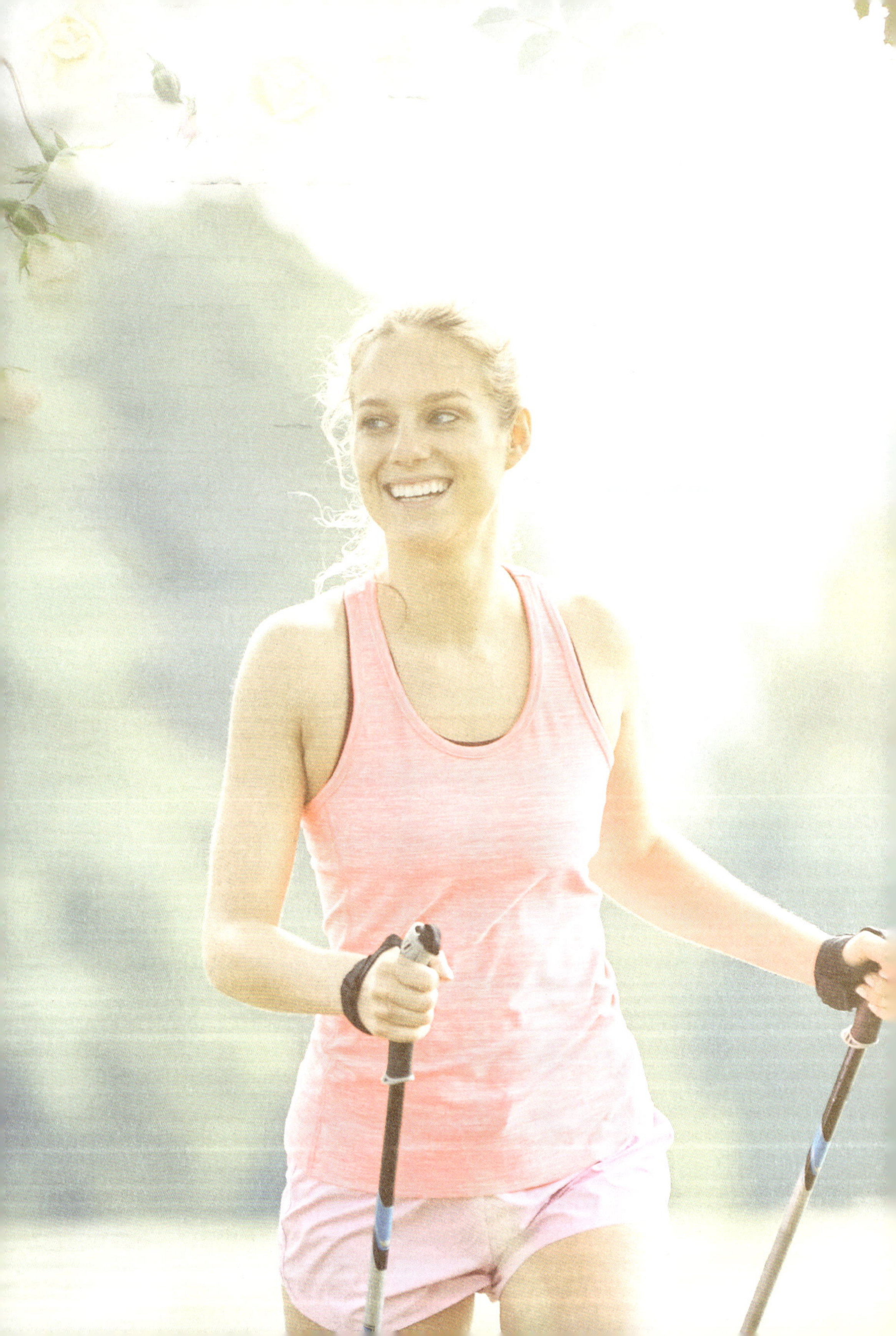

Let´s go – Sport und Fitness

Bewegung ist gerade in unserer Zeit wichtig, denn unser Körper ist weder zum Stillsitzen „gebaut“ noch zum stundenlangen Starren in Lichtquellen (siehe dazu Seite 130). Wir befinden uns aufgrund der vielfältigen Anforderungen meist in dem Teil des Nervensystems, der für Flucht und Kampf vorgesehen war. Das sogenannte sympathische Nervensystem kann Kräfte mobilisieren, Muskeln für Höchstleistungen anspannen, es könnte uns auf Bäume springen lassen und auch vor einem wild gewordenen Tiger wegrennen lassen. Doch was tun wir? Meist „rennen“ wir vom Bett zum Schreibtischstuhl, zum Auto- oder U-Bahn-Sitz und dann wieder zum Sofa. Doch die „Antriebshormone“ kreisen weiter. Sie werden nicht abgebaut und können irgendwann krank machen.

Darum sind sportliche Aktivitäten – ob athletisch oder sanft – wahre Gesundbrunnen. Nach einem stressigen Arbeitstag können ein Spaziergang, eine Joggingrunde oder der Besuch im Fitnessstudio dazu beitragen, den „Kampfmodus“ herunterzufahren und die Anspannungen des Tagesstresses abzubauen. Wir fühlen uns gleich viel ausgeglichener.

Nicht zu vergessen: Ein wundervoller Glückshormon-Cocktail aus Serotonin, Dopamin und Noradrenalin wird durch sportliche Aktivitäten ausgeschüttet. Dopamin treibt an und motiviert, Serotonin ist ein richtiger Stimmungsaufheller und hilft, Ängste unter Kontrolle zu halten, Noradrenalin steuert die Konzentration und die Wachheit. Nach dem Sport fühlen wir uns daher zwar geschafft, aber dennoch glücklich.

Frauen haben Männern gegenüber beim Sport gewisse Vorteile, obwohl sie einen niedrigeren Muskelanteil haben und daher weniger für Kraftsportarten geeignet sind. Doch ihre Bänder, Muskeln und Sehnen sind elastischer und somit besser dehnbar. Auch Yoga und Tai Chi zählen zu den sportlichen Betätigungen.

Bei Muskelkater und Beschwerden können uns Naturdüfte buchstäblich wieder auf die Sprünge helfen. Denn ätherische Öle und Sport sind ein unschlagbares Team und für uns sind sportliche Aktivitäten ohne ätherische Öle gar nicht denkbar.

Auf der psychischen Ebene aktivieren manche Düfte und machen wach. Körperlich können ätherische Öle die Muskulatur entspannen, entkrampfen, Schmerzen lindern, die Durchblutung fördern und den Kreislauf in Schwung bringen. Nicht immer ist es einfach, den „inneren Schweinehund“ zu überwinden. Wir fühlen uns z. B nach einem anstrengenden Arbeits- oder Familientag müde und schlapp und können uns so gar nicht vorstellen, uns nun auch noch sportlich zu betätigen. Anregende, stimulierende ätherische Öle, deren Inhaltsstoffe beispielsweise Einfluss auf die Konzentration, den Kreislauf und unsere Stimmung nehmen, können die „Sportbremse“ lösen.

Riechstift „Motivation“

- *2 Tropfen Rosmarin Ct. Cineol*
- *6 Tropfen Zedrat*
- *4 Tropfen Grapefruit*
- *1 Tropfen Zypresse*

Die Mischung auf die Watterolle des Riechstiftes aufträufeln. Bei Bedarf mehrfach tief einatmen.

Vor dem Sport kann eine Einreibung mit durchblutungsfördernden, wärmenden und aktivierenden ätherischen Ölen die Muskulatur auf das Training „vorbereiten“. Diese vorbeugende Maßnahme kann in Verbindung mit einem leichten Aufwärmtraining der Übersäuerung der Muskulatur und dadurch auch einem erhöhten Verletzungsrisiko vorbeugen.

Johanniskrautöl eignet sich besonders gut als Basisöl für wärmende und aktivierende Sportmischungen. Alternativ können natürlich auch andere hochwertige fette Pflanzenöle verwendet werden.

Notfallöl „Wadenkrampf“

- *5 ml Johanniskrautöl*
- *8 Tropfen Majoran*
- *2 Tropfen Cajeput*

Alle Zutaten miteinander mischen und auf die krampfenden Muskeln großzügig auftragen und sanft einmassieren.

Muskelkrämpfe sind eine schmerzhafte Angelegenheit und können während und nach dem Sport auftreten. Das ätherische Öl aus dem unscheinbaren Gewürzkraut Majoran könnte als „Magnesium der Aromatherapie“ bezeichnet werden, denn es wirkt stark entkrampfend, schmerzlindernd und wärmend. Wer zu Wadenkrämpfen neigt, sollte die folgende Mischung immer in Reichweite haben:

Zedrat
Zedrat ist eine riesige Zitrusfrucht, genauer gesagt eine alte Kulturform der Zitrone. Die Frucht kann groß wie eine Honigmelone werden, sie besteht fast nur aus der dicken Fruchtschale, es ist kaum Saft enthalten. Wir kennen sie aus dem Zitronat, das wir mit dem Weihnachtsstollen oder dem Panettone verspeisen. Das ätherische Öl duftet herrlich intensiv nach frisch geriebener Zitronenschale.

Sportöl „Let´s go“

- *50 ml Johanniskrautöl*
- *5 Tropfen Cajeput*
- *5 Tropfen Majoran*
- *4 Tropfen Grapefruit*
- *4 Tropfen Speiklavendel*
- *2 Tropfen Rosmarin Ct. Cineol*

Alle Zutaten in einer 50-ml-Flasche miteinander vermischen und damit vor dem Sport die Muskulatur kräftig einmassieren.

Eine warme Dusche oder ein entspannendes Bad nach dem Sport lockert die Muskulatur und die beanspruchten Bänder und Sehnen. Danach mit einem lymphflussfördernden, wärmenden und leicht schmerzlindernden Körperöl einreiben.

Duschgel „Aktiv“

- *90 ml Bio-Duschgel, duftneutral*
- *10 g Bio-Kokosöl, nativ*
- *10 Tropfen Grapefruit*
- *8 Tropfen Rosmarin Ct. Cineol*
- *8 Tropfen Pfefferminze*
- *5 Tropfen Lavandin*

Kokosöl im Wasserbad schmelzen und mit dem Duschgel und den ätherischen Ölen in einer 100-ml-Flasche mischen. Vor jeder Anwendung gut schütteln.

Muskelkateröl „After Work I“ (blumig-würzig)

- *50 ml Johanniskrautöl*
- *5 Tropfen Rosengeranie*
- *4 Tropfen Rosmarin Ct. Cineol*
- *3 Tropfen Grapefruit*
- *2 Tropfen Blutorange*
- *1 Tropfen Kardamom*

Alle Zutaten in einer 50-ml-Flasche miteinander mischen und etwas davon nach dem Duschen einreiben. Wer das Körperöl abends aufträgt, sollte kein Rosmarinöl hineingeben, da es belebend wirkt. Alternativ zum Rosmarin für den Abend 2 Tropfen Muskatellersalbei beimischen.

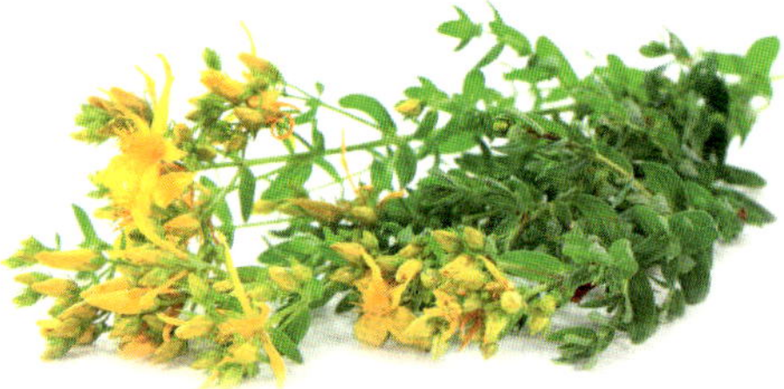

Johanniskraut

Muskelkateröl „After Work II" (krautig-frisch)

- *50 ml Johanniskrautöl*
- *5 Tropfen Rosmarin Ct. Cineol*
- *4 Tropfen Majoran*
- *4 Tropfen Lavandin*
- *4 Tropfen Grapefruit*
- *3 Tropfen Atlaszeder*

Alle Zutaten in einer 50-ml-Flasche miteinander mischen und etwas davon nach dem Duschen einreiben. Für den Abend wird Rosmarin durch Cajeput ersetzt.

Badesalz „Relax"

- *500 g grobes Meersalz*
- *10 Tropfen Rosengeranie*
- *5 Tropfen Kamille römisch*
- *5 Tropfen Wacholderbeere*
- *5 Tropfen Majoran*
- *10 Tropfen Tonka-Extrakt*
- *10 Tropfen Mandarine rot*

Zutaten in einem Glas miteinander mischen und davon 5 EL ins Vollbad oder 2 EL ins Fußbad geben. Epsom Salz (siehe Seite 52) kann die entkrampfende Wirkung noch verbessern. 1:1 mit dem Meersalz vermischen.

Fühlen sich die Füße nach dem Sport schwer an oder brennen, können sie mit folgendem Fußbalsam gepflegt werden:

Fußbalsam „Fuß im Glück"

- *45 g Bio-Kokosöl, nativ*
- *5 ml Johanniskrautöl*
- *5 Tropfen Lavendel fein*
- *5 Tropfen Manuka*
- *3 Tropfen Linaloeholz*
- *3 Tropfen Rosengeranie*
- *4 Tropfen Palmarosa*

Kokosöl schmelzen und mit den restlichen Zutaten vermischen. Die Füße damit einreiben.

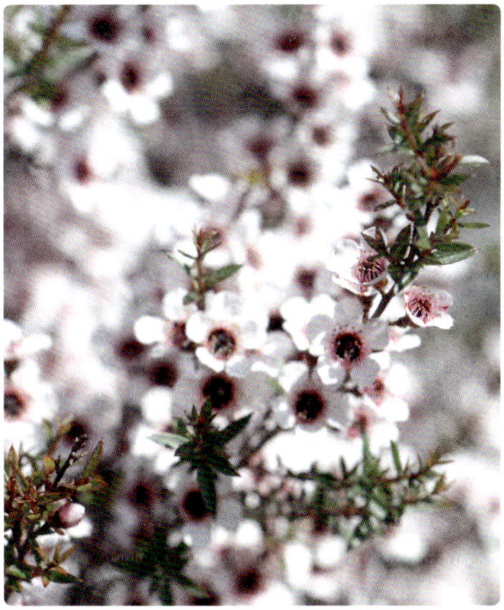

Manuka

In den Sporttaschen sollte Immortellenhydrolat nie fehlen – es ist das Erste-Hilfe-Mittel bei Prellungen. Es wird einfach auf die betroffenen Areale aufgesprüht.

Sollte es zu Verletzungen wie Zerrungen, Prellungen, Verstauchungen oder sonstigen Schmerzen an Muskeln oder Gelenken kommen, können folgende Mischungen Linderung verschaffen:

Schmerzöl „Schmerzbremse“

- *50 ml Johanniskrautöl*
- *10 Tropfen Wintergrün*
- *5 Tropfen Rosmarin*
- *5 Tropfen Cajeput*
- *5 Tropfen Lavendel fein*
- *5 Tropfen Bergamotte*

Alle Zutaten in einer 50-ml-Flasche mischen. Bei stärkeren oder akuten Schmerzen, lindert diese Mischung und kann helfen Schmerzmedikamente zu reduzieren.

Schmerzbalsam „Emergency“

- *40 g Sheabutter*
- *10 ml Johanniskrautöl*
- *15 Tropfen Cajeput*
- *5 Tropfen Pfeffer schwarz*
- *5 Tropfen Tonka-Extrakt*
- *5 Tropfen Muskatellersalbei*
- *2 Tropfen Immortelle*
- *1 Tropfen Zirbelkiefer*

Sheabutter vorsichtig in einem Glas schmelzen, Johanniskrautöl und ätherische Öle dazu geben, Glas fest verschließen und ca. 5 Minuten gut schütteln, danach abkühlen lassen. Die schmerzenden Stellen mit einer haselnussgroßen Menge massieren. Idealerweise vorher satt mit (gekühltem) Immortellenhydrolat besprühen.

Tipp

Eine Mischung aus den ätherischen Ölen Cistrose, Immortelle, Lavendel und Manuka (1:1:1:1 in einer 5 ml Flasche mit Tropfeinsatz) versorgt Schürfwunden, wirkt abschwellend, blutstillend und entzündungshemmend. Wenige Tropfen davon können unverdünnt auf die verletzte Stelle aufgetragen werden.

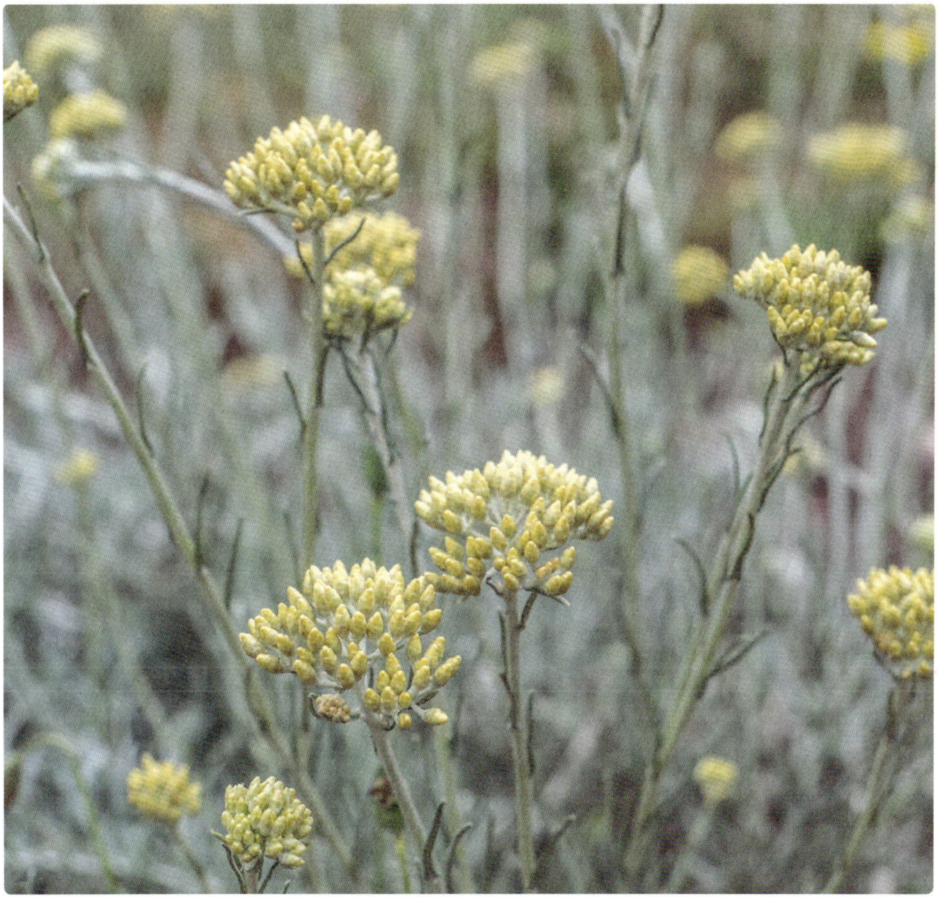

Immortelle

Sexualität – Zärtlichkeit und Bindung

Es ist wirklich spannend und doch gleichzeitig auch etwas ernüchternd, dass unsere menschlichen Interaktionen auf den harmonischen Tanz unserer unterschiedlichen Hormone angewiesen sind. Vorläufer davon werden von Pflanzen entsendet, denn mit Duftbotschaften locken sie Insekten an und sichern somit ihre Fortpflanzung. Tatsächlich ähnelt der Aufbau vieler Sexuallockstoffe der Pflanzenwelt unseren Geschlechtshormonen, dem Schweiß und anderen menschlichen Gerüchen. Daher können Naturdüfte uns lustfördernd unterstützen und ein wenig nachhelfen, wenn die „Luft raus ist".

Der Riechstoff Indol, der im Jasminduft und in zahlreichen anderen Blütenabsolues enthalten ist, verleiht Blütendüften in ganz geringer Konzentration die typisch sinnliche Schwere. Dafür verantwortlich ist ein winziger Anteil Stickstoff, der auch in Eiweißbausteinen unserer Nahrung enthalten ist. In hoher Konzentration stinkt Indol jedoch ganz fürchterlich fäkal. Sie kennen dieses Phänomen vielleicht von Lilien: Erst duften sie, dann nervt uns ihr Gestank. Indol wird auch von Bakterien aufgebaut und als deren Botenstoff eingesetzt.

Die Aminosäure Tryptophan, die stark für unsere Stimmungen verantwortlich ist, leitet sich von Indol ab. So hängen die Produktion vom „Happy-Hormon" Serotonin und vom „Entspannungsstoff" Melatonin von winzigen Spuren Indol in unserem Gehirn ab. Die jeweilige Menge ist also entscheidend für Wohlbefinden oder angewiderten Fluchtreflex.

Ein weiterer Botenstoff ist bereits in den ersten Momenten unseres Lebens überaus wichtig. Die Ausschüttung von Oxytocin sorgt während der Geburt für die Wehen. Kaum ist das Menschenkind da, sorgt dieses Molekül für unendliche Liebesgefühle und die Bindung der frisch gebackenen Mutter zu ihrem Kind. Zumindest ist es so von der Natur vorgesehen, leider gibt es auch Ausnahmen. Oxytocin fördert die fürsorgliche Bindung zwischen Liebespartnern. So kam es zu seinem Kosenamen „Kuschelhormon".

Beim allerersten Kuscheln von Mutter und Kind spielt die Nase eine entscheidende Rolle, denn einerseits enthält die Muttermilch Spuren von natürlichem Vanillin, andererseits wird der Duft von Babys als vanilleartig empfunden (siehe Seite 20).

In der Aromatherapie stehen uns zwei bekannte Düfte zur Verfügung, die natürliches Vanillin enthalten (nicht zu verwechseln mit dem Backprodukt): Vanille-Extrakt und Benzoe. Beide werden mit Trinkalkohol ausgezogen, sie sind nicht destillierbar. Zauberhafte Kuschelrezepturen sind damit möglich, auch erotisch-raffinierten Mischungen verleihen sie eine sinnliche Duftnote. Allerdings ist der Preis für gute natürliche Vanille-Extrakte aufgrund von Naturkatastrophen in Madagaskar und Asien in den letzten Jahren extrem gestiegen. Zudem ist die Gewinnung der Vanilleschote sehr arbeitsaufwendig: Die rankenden Orchideenblüten müssen in den meisten Anbauländern von Hand bestäubt werden. Die entsprechend „spezialisierten" Insekten kommen nur im Heimatland Mexiko vor. Da der Duft jedoch erst in sehr starker Verdünnung so richtig gut zur Geltung kommt, reichen zum Glück winzige Mengen des leckeren Duftes, sodass wir mit einem 5-ml-Fläschchen sehr lange auskommen.

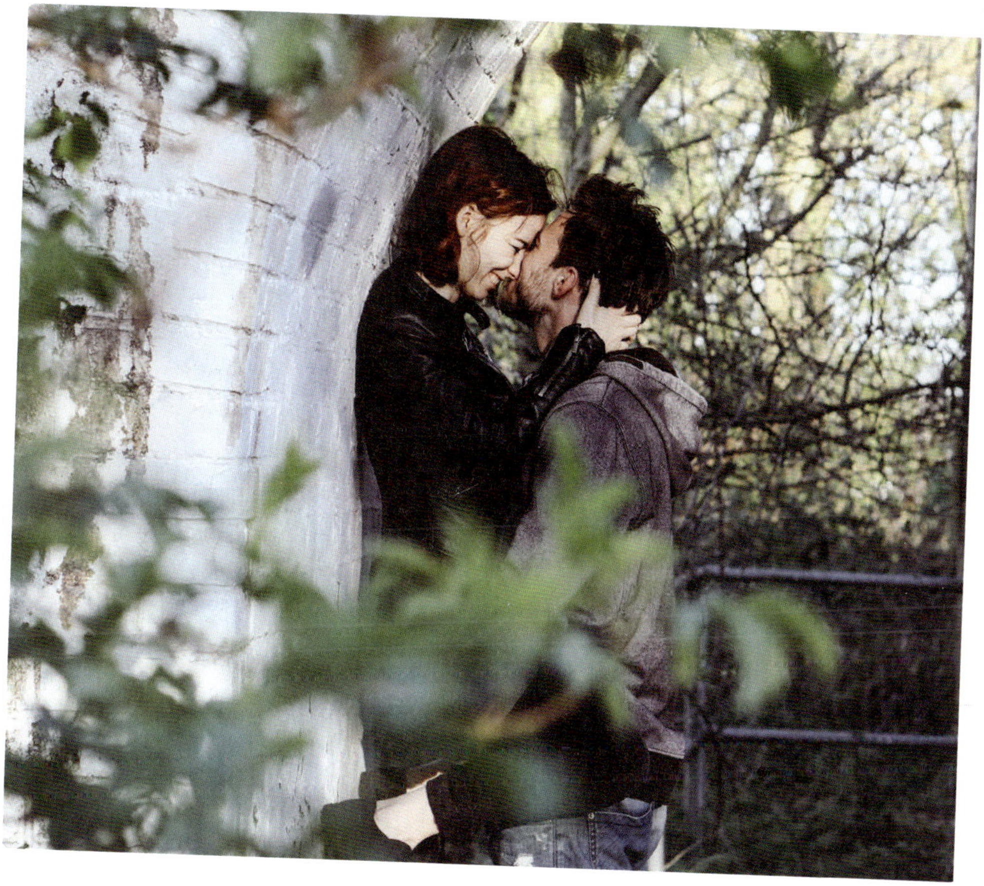

Den Alltag „würzen“

So prickelnd Erotik und so schön Kuschelstunden sind, der Alltag holt viele Paare ein – Stress, Sorgen und die Fürsorge für die Kinder beeinflussen häufig physisch und psychisch das Liebesleben von Paaren. Düfte, die in der Parfümindustrie als erotisierend eingestuft werden, können uns auf die Sprünge helfen. Insbesondere blumige und würzige Düfte zählen dazu – sie können eingeschlafene Liebe, Romantik und Gefühle von 1001 Nacht sanft aktivieren. Ein anderer Duft im Raum als sonst, also eine olfaktorische Veränderung der Atmosphäre, kann uns in andere Welten entführen. Gemeinsame Zeit, Berührung und Zuwendung dürfen in diesen kleinen Auszeiten an erster Stelle stehen. Mischungen mit drei oder mehr der folgenden aphrodisich wirkenden Düfte vermögen das Liebesleben wieder sanft anzufeuern ...

- Benzoe
- Kardamom
- Champaca
- Frangipani
- Ingwer
- Iris
- Jasmin sambac oder grandiflorum
- Mimose
- Muskatellersalbei
- Patchouli
- Pfeffer schwarz
- Rose
- Rosengeranie
- Sandelholz
- Tuberose
- Vanille-Extrakt
- Ylang Ylang

Manchmal ist Abschalten fast unmöglich. Die Kinder toben, das Telefon klingelt pausenlos, Rechnungen warten auf Bearbeitung, der Nachbar lärmt spät mit dem Rasenmäher und unerledigte Arbeiten umkreisen uns unaufhörlich wie ein hungriger Geier.

Abtauchen und verzaubern

Ein Bad – allein oder zu zweit – mit Kerzenlicht und schöner Musik kann das unaufhörliche Gedankenkarussell bremsen und andere Gefühle bekommen wieder ihren Raum.

Badesalz „Exotic dreams"

- *100 g Meersalz*
- *20 ml Jojobaöl*
- *2 Tropfen Jasmin*
- *2 Tropfen Ylang Ylang*
- *2 Tropfen Vanille-Extrakt*
- *2 Tropfen Grapefruit*
- *1 Tropfen Muskatellersalbei*
- *1 Tropfen Kardamom*

Alle Zutaten in einem gut verschließbaren Glas vermischen und 4 bis 6 EL davon ins Badewasser geben. Darauf achten, dass Muskatellersalbei und auch warmes Badewasser die Wirkung von Alkohol verstärken kann.

Tausendundeine Nacht

Was ist Erotik? Dafür gibt es keine Formel, jeder Mensch assoziiert zu seinen intimen Gefühlen und Gedanken andere Dinge. Von samtigen Stoffen über sinnliche Klänge, prickelnde Getränke und schlüpfrige Speisen bis zu exotischen Düften aus fernen Ländern ist alles möglich und erlaubt. Würzige und schwül-blumige Noten gelten in der Parfümerie als erotisierend. Auf Haut und Schleimhaut wirken sie durchblutungsfördernd.

Es ist inzwischen wissenschaftlich erwiesen, dass Eizellen chemische Signale, also eine Art Lockduft, aussenden, um Spermien anzulocken. Wir imitieren diesen urnatürlichen Prozess möglicherweise völlig unbewusst durch das Tragen von Parfüms. So können wir auch die Alltagsatmosphäre aus einem Raum verscheuchen und etwas von unserem Urmenschen-Dasein leben, indem wir 3 Tropfen Sandelholz und 3 Tropfen Ylang Ylang in eine Duftlampe geben. Zusätzlich pflegen wir uns und die Haut unseres Partners mit erotisierenden Ölen. Wir bevorzugen für diese Mischungen Jojobaöl, da es ein Wachs ist und somit keine „ranzelnden" Gerüche in Kleidung, Handtüchern und Bettwäsche hinterlässt. Bedenken Sie bitte, dass folgende Öle-Mischungen je nach Material Kondome angreifen können.

Massageöl „Zu zweit“

- *50 ml Jojobaöl*
- *5 Tropfen Ylang Ylang*
- *5 Tropfen Vanille-Extrakt*
- *2 Tropfen Nelkenknospe*
- *2 Tropfen Frangipani*
- *1 Tropfen Sandelholz*
- *1 Tropfen Cistrose*

Gut vermischen und sich gegenseitig damit einreiben und massieren.

Für zärtliche Begegnungen sollte das nachfolgende Körperöl nicht fehlen. Der Duft des Öls kann mit seiner leichten „Würze“ auch durchaus zu weiteren Unternehmungen inspirieren.

Zärtliche Stunden

- *40 ml Jojobaöl*
- *10 g Bio-Kokosöl, nativ*
- *10 Tropfen Grapefruit*
- *8 Tropfen Vanille-Extrakt*
- *2 Tropfen Kardamom*
- *2 Tropfen Pfeffer schwarz*

Kokosöl auf der Heizung oder im nicht heißen Wasserbad sanft schmelzen, Jojobaöl und ätherische Öle unterrühren. In eine Cremedose oder ein kleines Schraubglas füllen und abkühlen lassen. Gegenseitig nach Belieben Rücken, Bauch und Füße sanft damit einreiben oder oder genau die Körperstellen, an denen es gut tut, damit verwöhnen.

Wer bereits eine größere Sammlung an Naturdüften besitzt, kann seinen sinnlichen Liebesduft noch blumigwürziger gestalten. Probieren Sie doch einmal nachfolgende Rezeptur:

Orientalische Gewürzwolken

- *50 ml Jojobaöl*
- *3 Tropfen Patchouli*
- *3 Tropfen Sandelholz*
- *2 Tropfen Jasmin*
- *2 Tropfen Rose*
- *2 Tropfen Tuberose*
- *1 Tropfen Nelkenknospe*
- *1 Tropfen Ingwer*
- *1 Tropfen Zimtrinde*

In einen besonderen Flakon gefüllt und mit liebevoll beschriftetem Etikett kann diese Mischung auch als kostbares Geschenk für die Flitterwochen überreicht werden.

Die Lust wecken

Lust entsteht im Gehirn und nicht in den Geschlechtsorganen. Wie an anderer Stelle beschrieben, befinden wir uns mit den heutigen Anforderungen oft im Abwehr- und Fluchtzustand. Zumindest ist unser Nervensystem dieser Meinung und schützt uns „auf der Flucht" vor „unkeuschen Gedanken" und nutzlosen Aktivitäten. Darum passen Druck und Lust nicht zusammen. Um solche Situationen etwas spielerischer und unverkrampfter anzugehen, kann ein Massageöl eine lockere sinnliche Atmosphäre einleiten. Auch ein Lustbalsam, auf den Solarplexus (Sonnengeflecht, mittig unterhalb des Rippenbogens) aufgetragen, kann für die nötige „entspannte Konzentration" sorgen:

Anregendes Massageöl „Flow"

- *10 ml Sesamöl*
- *1 Tropfen Ylang Ylang*
- *1 Tropfen Jasmin*
- *1 Tropfen Patchouli*
- *1 Tropfen Sandelholz*

Gut vermischen und sich gegenseitig damit einreiben und verwöhnen.

Massageöl „Sonnenseele"

- *50 ml Jojobaöl*
- *3 Tropfen Muskatellersalbei*
- *3 Tropfen Rosengeranie*
- *2 Tropfen Ylang Ylang*
- *2 Tropfen Muskat*
- *2 Tropfen Atlaszeder*

Gut vermischen und sich gegenseitig damit einreiben und massieren.

Das blaue Wunder

Wenn gar nichts mehr geht, hat die Aromatherapie das einstige „Viagra Arabiens" zur Verfügung. Eines der kostbarsten ätherischen Öle, destilliert aus einem fast ausgestorbenen südostasiatischen Baum, wird Adlerholz oder Oud genannt. Das Holz soll von arabischen Scheichs in verschwenderischen Mengen importiert worden sein, um, in Räuchermischungen eingeatmet, die Manneskraft zu steigern. Erst die erfolgreiche Vermarktung der blauen Pillen aus der Apotheke hat die Ausbeutung des bedrohten Waldbaumes verlangsamt. Ein winziges Fläschchen Adlerholzöl kann bis zu 90 Euro kosten, jedoch bieten viele Hersteller eine in Alkohol verdünnte Variante an. Ein paar winzige Tröpfchen genügen bereits, um einem Körperöl eine erotisch-geheimnisvolle Note zu verleihen.

„Arabische Nächte“

- *40 g Bio-Kokosöl, nativ*
- *10 ml Jojobaöl*
- *3 Tropfen Adlerholz 5 %*
- *2 Tropfen Rose*
- *1 Tropfen Ingwer*
- *1 Tropfen Zimtrinde*

Kokosöl auf der Heizung oder im nicht heißen Wasserbad kurz schmelzen und mit Jojobaöl und den ätherischen Ölen mischen. Abkühlen lassen und in einer Cremedose oder in einem kleinen Schraubglas aufbewahren. Einige Tage lang zweimal täglich auf das Sonnengeflecht auftragen, es ist jedoch auch möglich, den Intimbereich mit diesem sanften Balsam zu stimulieren.

Anregendes Gleitmittel „Tropischer Lustgarten“

- *5 ml Jojobaöl*
- *5 ml Aloe-Vera-Gel*
- *1 Tropfen Ylang Ylang*
- *1 Tropfen Ingwer*
- *1 Tropfen Basilikum*

Gut vermischen und sich gegenseitig damit einreiben und verwöhnen. Das Ingweröl sollte frisch sein. Aloe-Vera-Gel selbstverständlich ohne Zusätze und in Bioqualität. Bitte nicht mit Kondomen zusammen verwenden.

Massagebutter „Schoko-Loko“

- *40 g Sheabutter*
- *30 g Kakaobutter*
- *5 g Bio-Kokosöl, nativ*
- *10 Tropfen Kakao-Extrakt*
- *5 Tropfen Tonka-Extrakt*

Fette in einem sauberen Schraubglas auf der Heizung oder im nicht heißen Wasserbad (max. 37 °C) kurz schmelzen, Düfte dazu rühren, in einer großen Silikonform oder Reiseseifendose fest werden lassen, 2 Tage durchhärten lassen. Sich gegenseitig mit diesem „Schokostück“ einreiben und verwöhnen, es kann auch bedenkenlos in den Mund genommen werden. Nach der ersten Verwendung ist es nur noch etwa 4 Wochen haltbar, darum ist es sinnvoll, die Masse in kleinere Silikonförmchen abzufüllen. Die einzelnen Portionen sind dann ca. ein halbes Jahr haltbar. Je nach Zimmertemperatur und Jahreszeit kann für mehr Festigkeit anteilig mehr Kakaobutter verwendet werden, der Anteil an Sheabutter wird dann entsprechend reduzieren.

Tipp

Damiana Urtinktur (aus der Apotheke) schmeckt zwar ungewohnt bitter, doch sie kann, kurmäßig eingenommen, wieder zu mehr Liebesfeuer verhelfen. Die Inhaltsstoffe dieser tropischen Ätherisch-Öl-Pflanze sollen das Enzym Aromatase hemmen. Es katalysiert den letzten Schritt in der Biosynthese der Estrogene, indem es Testosteron zu Estradiol und Androstendion in Estron umwandelt. Wird die Aromatase an ihrer Arbeit gehindert, kann sich der Testosteronspiegel im Körper erhöhen, was möglicherweise die Libido steigern soll – bei Männern und Frauen.

Seele und Körper baumeln lassen

Frauen, die durch sexuelle Übergriffe, durch einen traumatisierenden Kaiserschnitt oder auch aufgrund von hormonellen Schwankungen ihren Beckenbereich nicht (mehr) spüren, können durch den schweren erdigen Duft der Vetiverwurzel wieder mehr Zugang zu ihren urweiblichen Organen erlangen. Ein Mischung mit Vetiveröl kann einige Wochen lang ein hilfreicher Begleiter sein; eine ganz geringe Dosierung ist ausreichend. Die nachfolgende Rezeptur wurde uns von einer Psychologin geschenkt, die beobachtete, dass Frauen, die sexuelle Traumata erleben mussten, damit wieder mehr Gespür für ihren (Unter)Körper bekamen.

Körperöl „Sich spüren“

- *20 ml Jojobaöl*
- *2 Tropfen Vetiver*
- *2-5 Tropfen Benzoe (oder Vanille-Extrakt)*

Alle Zutaten kräftig mischen und immer wieder die Unterarme und/oder unterhalb des Bauchnabels sanft einreiben, gleichzeitig bewusst daran schnuppern.

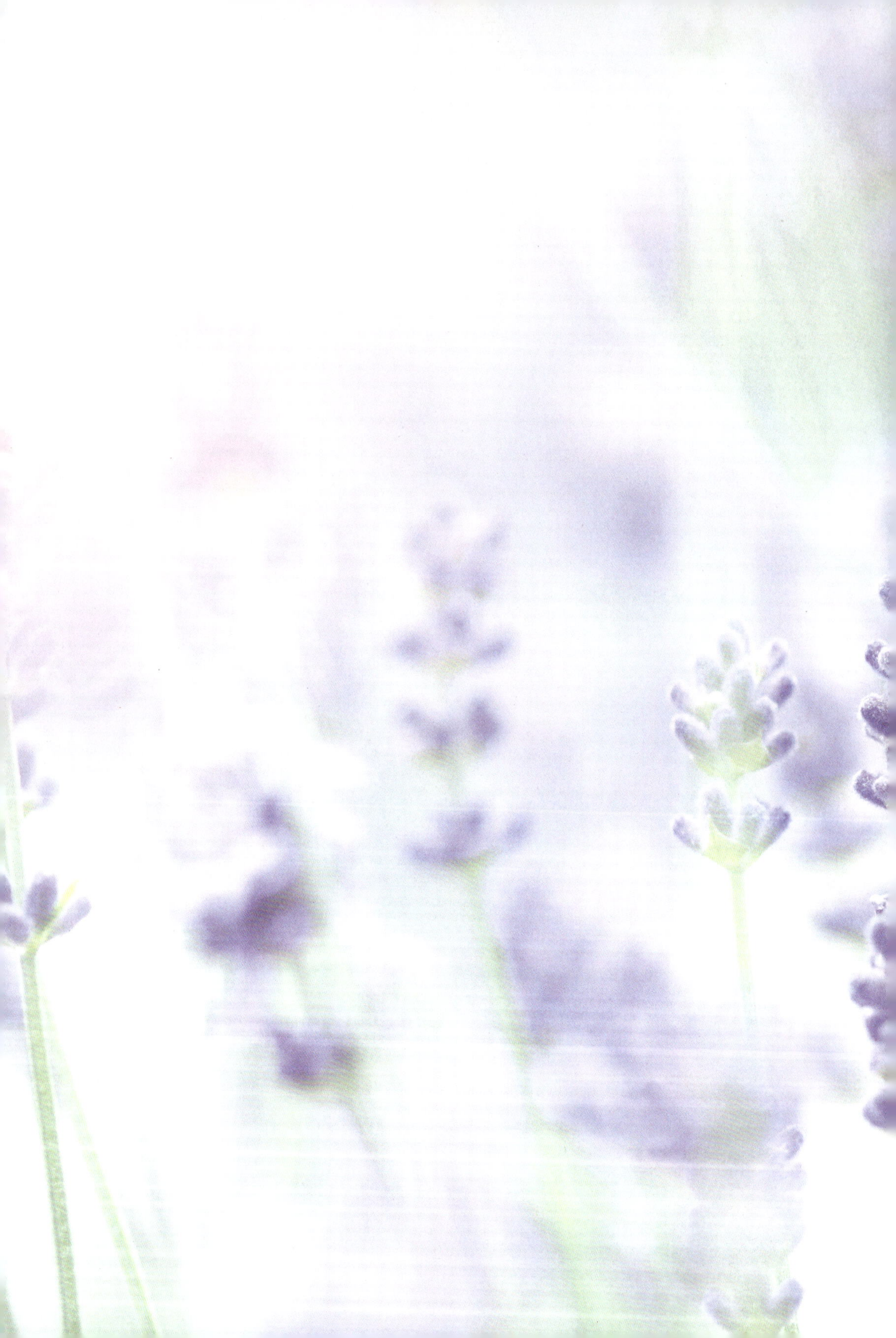

Schlaf – „Raum“ für Regeneration

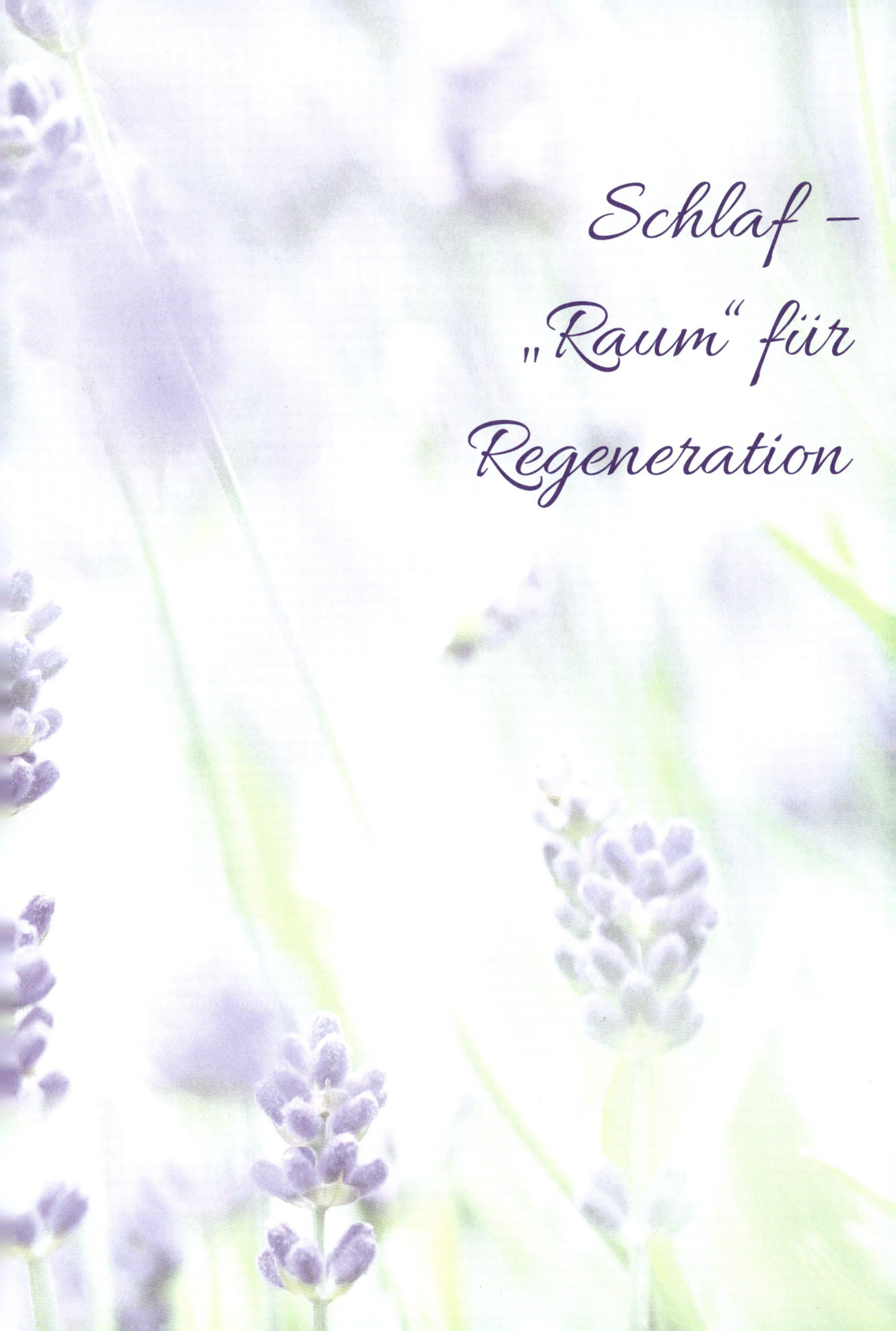

Warum wir am Abend müde werden

Der Schlaf wurde von der Wissenschaft lange Zeit nicht sonderlich ernst genommen, da zunächst davon ausgegangen wurde, dass es sich dabei lediglich um einen Zustand verminderter Aktivität handele. Doch wir verbringen etwa ein Drittel unseres Lebens im Schlaf, er muss also einen wichtigen Beitrag für die wache Seite des Lebens leisten. Wir Laien denken erst recht nur selten über diese erstaunliche Tatsache nach. Für die meisten Menschen ist Schlafen ein natürlicher Vorgang und gehört wie Essen und Trinken zum Tagesablauf dazu. Die normale Schlafdauer der meisten Menschen liegt zwischen sieben und neun Stunden pro Nacht, sie verändert sich im Laufe des Lebens. Säuglinge verbringen etwa 16 Stunden pro Tag mit Schlafen, wenn wir älter werden, können fünf bis sechs Stunden ausreichend sei.

Gesunder Schlaf ist wichtig, da unser Körper in dieser Zeit in eine Art „Standby-Modus" schaltet. Nun können angespannte Muskeln loslassen, Atmung und Puls werden ruhiger. Dabei werden unsere Energiereserven aufgeladen und das Nervensystem kann sich von Stress und Anstrengungen, denen wir tagsüber ausgesetzt sind, erholen. In Träumen verarbeiten wir alte und neue Erlebnisse. Unser Immunsystem und unsere Drüsen befinden sich im Regenerationsmodus. Jede Nacht schlafwandeln wir sozusagen zum Jungbrunnen.

Insbesondere das Wachstumshormon Somatotropin, welches nur während der Tiefschlafphase ausgeschüttet wird, sorgt für die wundersame Regeneration im Schlaf. Daher ist es wichtig, dass wir regelmäßig tief und auch durchschlafen, sonst wird die Erneuerung unserer Zellen gestört. Auch der Botenstoff Melatonin ist ein nächtlicher Schönheitsbringer, er wirkt schlaffördernd, indem er die peripheren Blutgefäße erweitert. Wenn es dunkel wird, tritt unsere Zirbeldrüse in Aktion und fängt an, Melatonin auszuschütten. Der Melatoninspiegel steigt langsam an und erreicht seinen Höhepunkt zwischen zwei und drei Uhr nachts.

Zu wenig Schlaf macht unkonzentriert, reizbar und ängstlich. Wer schlecht oder zu wenig schläft, wird auf Dauer krank, dies konnten Wissenschaftler der University of Warwick in einer lang angelegten Studie an fast 10.000 Menschen belegen. Dabei wird auf Dauer das Herzinfarktrisiko mehr als verdoppelt und damit das Leben verkürzt. Doch auch zu viel Schlaf beinhaltet Gesundheitsrisiken (Ferrie & al 2007).

Mindestens 15 % der Deutschen sollen unter Schlafstörungen leiden. Unterschieden werden folgende Formen der Schlafstörung:

- Einschlafstörung
- Durchschlafstörung
- Ausschlafstörung

Ursachen für Schlafstörungen können neben Krankheiten, wie Parkinson, MS, Demenz usw., auch die Schlafumgebung, Stress, psychische Belastungen, Schichtarbeit und vieles mehr sein. Bei vielen Schlafstörungen liegen gleichzeitig mehrere dieser Ursachen vor. Manchmal verliert die auslösende Ursache im Laufe der Zeit an Bedeutung oder verschwindet ganz, die Schlafstörung bleibt aber, weil sie sich verselbstständigt hat. So kann es sein, dass die Angst vor einer schlaflosen Nacht die Schlafstörungen weiter verstärkt.

Tipp

Manche Menschen schlafen wesentlich tiefer, wenn sie sich unter schweren Decken einkuscheln können. Aus der Autismusforschung sind diese sogenannten „Gewichtsdecken" zur Schlafforschung gekommen. So eine Decke sollte mindestens 10 % des eigenen Körpergewichts betragen, also für eine durchschnittliche Frau zwischen 6 und 8 kg wiegen. Sie sind im Internethandel sogar in schadstoffgeprüfter Qualität erhältlich.

Schlafstörungen können zu einer wirklichen Belastung für Betroffene werden und ihr Leben maßgeblich beeinflussen, zudem die Lebensqualität stark mindern. Daher sollten sie in jedem Fall diagnostisch abgeklärt werden. Manchmal kann es sogar nötig sein, etwa in akuten Stresssituationen (z. B. nach dem Tod des Partners) für eine kurze Zeit auf Schlafmittel zurückzugreifen. Die Behandlung sollte jedoch zeitlich stark eingegrenzt werden, da viele Schlafmedikamente (z. B. Benzodiazepine) eine Medikamentenabhängigkeit auslösen können. Benzodiazepine hemmen im Gehirn die Erregbarkeit von Nervenzellen. Sie ahmen dabei die Wirkungen des körpereigenen Botenstoffs GABA (Gamma-Aminobuttersäure) nach. Sie binden an die gleichen Rezeptoren und wirken daher insgesamt beruhigend, erregungs- und aggressionsdämpfend, angstlösend, entspannend und schlafanstoßend.

Es lohnt sich, Übersichtsarbeiten nachzulesen, denn in diesen werden möglichst viele Studien zu einem Thema angeschaut. Unbrauchbare Experimente werden aussortiert. In einer recht aktuellen Arbeit zum Thema Schlaf und ätherische Öle wurden 245 Publikationen über Aromatherapie zur Verbesserung der Schlafqualität gefunden, jedoch nur 13 Studien erfüllten die strengen Einschlusskriterien. Bei diesen konnte allerdings klar nachgewiesen werden, dass der Einsatz der Aromatherapie zur Verbesserung der Schlafqualität wirksam war (Hwang & Shin 2015).

Warum Schlaf für uns so wichtig ist

Im Schlaf erholen sich Körper und Geist: Sie „reparieren" sich während dieser Zeit selbst. Im Schlaf speichert das Gehirn, was es am Tag erlebt, gelernt und geübt hat. Daher formen sich die neuronalen Verbindungen des Gehirns im Schlaf um.
Schlaf stärkt das Immunsystem. Tagsüber sind die Abwehrkräfte im Dauereinsatz. Nachts bringt der Körper das Immunsystem wieder auf Touren.

Schlaf hält den Stoffwechsel in Balance. Bei zu wenig Schlaf gerät er durcheinander. Dann steigt das Risiko, übergewichtig zu werden oder an Diabetes zu erkranken.

Blaues Licht: falscher Befehl ans Gehirn

In unserem täglichen Leben gibt es immer mehr künstliche Lichtquellen, die blaues Licht abstrahlen: Smartphones, Tablets, Computermonitore und TV-Bildschirme. Blaues Licht stört jedoch unseren Schlaf aufs Empfindlichste und bremst die Produktion von Melatonin. Wenn wir uns also abends oder nachts blauen Lichtquellen aussetzen, sprich am PC oder Smartphone spielen, chatten oder arbeiten, signalisieren wir unserem Körper, wach und aktiv zu bleiben. Wir werden nicht richtig müde, zu wenig des schlaffördernden Hormons wird produziert.

Tipp

Bei vielen Geräten wie PC und Smartphone lassen sich sogenannte Nachtlesemodi aktivieren. Dabei wird entweder die Helligkeit und/oder der Blaulichtanteil reduziert oder sogar ein Farbfilter aktiviert. Das schont die Augen und fördert einen besseren Schlaf. Es gibt auch preiswerte Lesebrillen (ca. 12 €), die den Blauanteil der modernen Geräte entfernen.

Die ständige Fokussierung auf den Nahbereich wirkt sich zusätzlich auf unsere Augen negativ aus, die Lidschlagfrequenz wird verringert und die Folge sind trockene Augen. Menschen, die viel am PC arbeiten, empfehlen wir aus eigener Erfahrung ein Fläschchen Rosenhydrolat (ohne Alkohol) griffbereit zu halten und immer wieder die leicht geschlossenen Augenlider damit zu benetzen. Es kühlt, wirkt juckreizstillend, befeuchtet die Augen und lindert das brennende Gefühl.

Lichttherapie
In der Lichttherapie wird der aktivierende Effekt des blauen Lichtes genutzt, um in den Wintermonaten depressive Verstimmungen zu behandeln. Denn wenn unser Körper wenig Sonnenlicht abbekommt, steigt die Produktion des schlaffördernden Melatonins, und wir fühlen uns lustlos, müde und schlapp. Es gibt inzwischen schicke Schreibtisch- und Deckenlampen, die unserem Gehirn in dunklen Winterzeiten die Energie schönster Sonnentage verleihen.

Duftende Hilfe für tiefen Schlaf

Eine der häufigsten Fragen an uns lautet: „Welche ätherischen Öle kann ich verwenden, damit ich wieder besser schlafen kann? Lavendel hilft bei mir nicht!" Wenn diese Frage so einfach zu beantworten ware … Leider gibt es kein Patentrezept „für einen besseren Schlaf". Das Schlafverhalten und die Gründe für einen gestörten oder schlechten Schlaf sind vielseitig und müssen immer ganzheitlich betrachtet werden. Die Anwendung von Heilpflanzen bei Schlafstörungen hat eine lange Tradition, zudem werden sie viel besser vertragen und machen nicht abhängig, im Gegensatz zu vielen verschreibungspflichtigen Schlafmitteln.

Eine kleine Auswahl hilfreicher ätherischer Öle:

- Lavendel fein (nicht bei ungeklärten Situationen, die uns am Schlafen hindern)
- Narde (kombiniert mit Lavendel und Ylang Ylang)
- Melisse (geringe Dosierung, max. 1 %ig)
- Rose (Unruhe, begleitet mit nervösem Herzklopfen)
- Sandelholz (auch bei psychischer Anspannung und daraus folgender Schlaflosigkeit)
- Vetiver (geradezu ein aromatischer „Holzhammer" zum Loslassen)

Kombinieren Sie bis zu zwei dieser ätherischen Öle mit Ihrem Lieblingsduft. Bereiten Sie sich daraus beispielsweise ein Badesalz, einen Balsam, ein Roll-On, ein Raumspray oder einen Riechstift zu.

Während unserer jahrzehntelangen Arbeit mit ätherischen Ölen haben wir festgestellt, dass der Duft des Lavendels sehr unterschiedlich erlebt wird. Insbesondere Menschen mit Einschlafproblemen, verursacht durch kreisende Gedanken, unerledigte Dinge und schwere Entscheidungen, lehnen Lavendel oft ab. Lassen Sie darum bei

Schlafproblemen Ihre Nase (oder die ihrer Lieben) entscheiden, denn sie findet meist den passenden und hilfreichen Duft! Das ätherische Lavendelöl kann gut ausgetauscht werden, beispielsweise durch Ho-Blätteröl, Bergamottminze, Neroli, Bergamotte oder auch Muskatellersalbei.

Ätherische Öle, die reich an Monoterpenalkoholen und Monoterpenestern sind, lassen uns schnell zur Ruhe finden. Die Inhaltsstoffe Linalool und Linalylacetat, beides Hauptinhaltsstoffe des Lavendels, sind mittlerweile gut erforscht. Sie beeinflussen den beruhigenden Anteil des Nervensystems und wirken entspannend.

Roll-On „Schlaf gut"

- *10 ml Jojobaöl*
- *6 Tropfen Mandarine rot*
- *2 Tropfen Honig-Extrakt*
- *2 Tropfen Lavendel fein (oder Bergamottminze)*
- *2 Tropfen Narde*

Alle Zutaten in einem Roll-On miteinander mischen und am frühen Abend mehrmals auf die Pulse auftragen.

Raumspray „Waldruhe"

- *50 ml Wodka*
- *10 Tropfen Zirbelkiefer*
- *10 Tropfen Blutorange*
- *6 Tropfen Vanille-Extrakt*
- *4 Tropfen Atlaszeder*

Alle ätherischen Öle mit dem Alkohol zusammen in eine 50-ml-Sprühflasche füllen. 3–4 Sprüher ca. 15 Minuten vor dem Schlafengehen im Zimmer zerstäuben. Vor jeder Anwendung gut schütteln.

Fußöl zum Einschlafen

- *1 EL Johanniskrautöl*
- *2 Tropfen Lavendel fein (oder Vetiver)*

Zutaten mischen und etwa eine halbe Stunde vor dem Schlafengehen die Füße damit massieren.

Im deutschsprachigen Bereich sind wir seit 2010 in der glücklichen Lage, Lavendelöl als gut erforschte Medikamentenzubereitung in Kapseln einnehmen zu können. Lasea ist in einer Phase-II-Untersuchung an 50 weiblichen und männlichen Patienten als Medizin bei posttraumatischen Belastungsstörungen identifiziert worden. Die betroffenen Menschen litten an

Unruhezuständen (96 %), depressiver Verstimmung (98 %), Schlafstörungen (92 %) oder Ängsten (72 %). Die Verbesserungsrate nach 6 Wochen Einnahme einer Lasea-Lavendelölkapsel (80 mg) pro Tag betrug: 62 % bei den Unruhezuständen, 57 % bei den depressiven Verstimmungen, 51 % bei den Schlafstörungen und 62 % bei den Ängsten. Somit können diese in jeder deutschen Apotheke erhältlichen Kapseln auch bei Neurasthenie genommen werden, das ist ein extremer Belastungs- und Erschöpfungszustand (im Prinzip ein Burn-out).

Ätherisches Lavendelöl ist reich an Linalylacetat (Ester) und an Linalool (Monoterpenalkohol), beide Inhaltsstoffe gelten als entspannend, beruhigend und angstlösend. Lasea wirkt offensichtlich über eine Hemmung präsynaptischer Calcium-Kanäle. Es sorgt also für einen geregelten Calciumeinstrom in den Nervenzellen, dadurch werden weniger erregende Botenstoffe ausgeschüttet und die Nervenzellen kommen wieder zur Ruhe. Eine Wirksamkeit tritt jedoch meist erst nach etwa zwei Wochen ein. Aber keine Sorge, dieses pflanzliche Medikament führt nicht zur Abhängigkeit und ist in jedem Fall einen Versuch wert!

Durchschlafprobleme und Gedankenkarussell

Oft fällt das Einschlafen nicht schwer, doch mitten in der Nacht werden wir wach und finden nicht mehr in den Schlaf. Stundenlang drehen wir uns von der einen auf die andere Seite, die Gedanken kreisen oder schlechte Träume halten uns vom Wiedereinschlafen ab.

Einige Inhaltsstoffe ätherischer Öle potenzieren im Tierversuch die „schlafaktiven" Nervenzellen, die GABA-Wirkung konnte um mehr als das Fünffache gesteigert werden. Somit wirken diese Riechmoleküle ähnlich stark bei Schlafstörungen wie die bekannten und oft verschriebenen Medikamente. Es darf davon ausgegangen werden, dass diese Wirkung beim Menschen ähnlich abläuft, wenn sicher auch nicht so deutlich.

Einige Holzöle, die Sesquiterpen-Verbindungen enthalten, fördern die Entspannung: Atlaszeder, Virginiazeder, Sandelholz und Adlerholz. Auch das ätherische Öl der Vetiverwurzel enthält einen großen Anteil an Sesquiterpen-Verbindungen. Wir haben die Erfahrung machen können, dass es bei vermeintlich aussichtslosen Einschlafversuchen hervorragend wirkt.

Auch das inzwischen selten gewordene Nardenwurzelöl, es sollte achtsam und sparsam verwendet werden, liefert ein sehr beruhigendes ätherisches Öl. Wir verwenden es gern, wenn starke Aufregung, ein erhöhter Puls und große Erschöpfung mit zu den Schlaf- und Durchschlafschwierigkeiten beitragen.

Roll-On „Herzliebe"

- *10 ml Jojobaöl*
- *2 Tropfen Rose*
- *2 Tropfen Lavendel fein*
- *2 Tropfen Jasmin*
- *3 Tropfen Narde*
- *4 Tropfen Mandarine rot*

Alle Zutaten in einem Roll-On vermischen und bei großer Aufregung und Erschöpfung, verbunden mit Schlafstörungen, auf die Pulse oder die Herzgegend auftragen.

Roll-On „Holz & Wurzel"

- *10 ml Jojobaöl*
- *2 Tropfen Atlaszeder*
- *2 Tropfen Vetiver*
- *2 Tropfen Melisse*
- *2 Tropfen Benzoe*
- *1 Tropfen Neroli*

Alle Zutaten in einem Roll-On vermischen und bei Ein- und Durchschlafproblemen direkt auf die Pulse oder die Herzgegend auftragen.

Tipp

Pulverisierter Reishi-Pilz (Glänzender Lackporling), ein wissenschaftlich gut untersuchter Heilpilz, wirkt ausgleichend auf unser vegetatives Nervensystem. Am Abend eingenommen, lindert er Unruhe und Nervosität und kann durch seine blutdruckregulierende und schmerzlindernde Wirkung den Schlaf spürbar vertiefen. Das etwas bitter schmeckende braune Pulver kann wie Kakao mit warmer Getreidemilch oder auch mit heißem Wasser als Tee zubereitet werden, auch Kapseln sind erhältlich.

CBD und guter Schlaf

Cannabidiol (CBD) ist einer der prominenten Wirkstoffe aus der weiblichen Hanfpflanze. Anders als der Wirkstoff THC wirkt Cannabidiol nicht berauschend. Im menschlichen Nervensystem befinden sich Cannabinoid-Rezeptoren, an denen die Wirkstoffe aus der Cannabispflanze andocken können. Die Studien dazu befinden sich noch im Anfangsstadium, auch gibt es keine Einheitlichkeit hinsichtlich der Konzentration des Wirkstoffes in den Zubereitungen noch seiner Dosierung. Doch erste Arbeiten deuten darauf hin, dass CBD die Schlafqualität und Schlafdauer bei einem Teil der Probanden verbessern kann (Shannon & al 2019).

Restless Legs – Erleichterung verschaffen in ruhelosen Nächten

Wer nicht ruhig liegen kann, weil die Beine, vor allem die Unterschenkel, kribbeln und ständig bewegt werden müssen, kann nicht tief schlafen. Gerade dann, wenn man versucht, Ruhe zu finden, tritt das Phänomen der Restless Legs (RSL) erst recht auf, nicht selten gepaart mit Krämpfen und Verkrampfungen. Mehrere hunderttausend Menschen in Deutschland sind davon betroffen. Der Drang nach Bewegung und die Angst, nicht einschlafen zu können, führen dazu, dass man nicht mehr entspannen kann, und ein Teufelskreis beginnt. Darum zählen diese neurologischen Erkrankungen zu den schlafbezogenen Bewegungsstörungen.

Statistiken besagen, dass jede zwanzigste Person unter RLS leidet, das Problem gilt als nicht heilbar. Die Lebensqualität der Betroffenen kann schwer beeinträchtig sein, doch medizinisch gesehen gilt RLS als eher harmlos. Medikamente, die den mutmaßlich gestörten Dopamin-Stoffwechsel ansprechen, wie L-Dopa, bringen oft Besserung, können jedoch heftige Nebenwirkungen entwickeln. Dopamin ist ein Botenstoff des Nervensystems. Es wird auch eine mangelnde Versorgung mit Sauerstoff als Ursache diskutiert. Leichte Bewegung bessert die Symptome meist sofort.

Zunächst sollte der Eisenstatus überprüft werden, insbesondere bei Frauen und bei Menschen, die auf das Essen von Fleisch verzichten und dazu noch wenig Gemüse und Obst verspeisen. Dadurch können der Eisen- und der Magnesiumhaushalt aus der Balance geraten sein. Billigpräparate sind zu meiden, viele Eisenzubereitungen verursachen Verstopfung und Bauchschmerzen. Simple und billige Sprudeltabletten mit Magnesiumoxid haben keine „Tiefenwirkung". Wenn kein extremer Eisenmangel vorliegt, kann eine Kur mit dem recht angenehm schmeckenden „Floradix mit Eisen" sinnvoll sein, dieses Naturmittel kann auch bei Frühjahresmüdigkeit hilfreich sein. Magnesiumcitrat oder Magnesiumaspartat kosten zwar ein Vielfaches des Billigmagnesiums vom Discounter, dafür wirken sie erfahrungsgemäß nachhaltiger (auf das Kleingedruckte auf den Packungen achten, in den überwiegenden Fällen handelt es sich um Magnesiumoxid).

Ein Abbauprodukt von Dopamin heißt Homovanillinsäure: Damit sind wir schon beim ersten Naturduft namens Vanille-Extrakt (Vanille gibt es nur als Extrakt, denn die braunen Schoten werden nicht destilliert, es existiert also kein natürliches Vanilleöl). Mit einigen weiteren Molekülen aus Naturdüften, die in der Pflanzen- und Insektenwelt als Signal- und Botenstoffe eingesetzt werden, können RLS-Patienten leichte bis enorme Linderung erreichen.

Es gibt etliche Studien zur dopamin-modulierenden Wirkung einiger ätherischer Öle. Hierzu gehören: Zimtblätter, Nelkenknospe, Tulsi, Piment, Bay, Muskatellersalbei, Ingwer, Vitex agnus-castus (Kabuto & Yamanushi 2011, Seol & al 2010, Kabuto & al 2007, Meier & al 2000).

Eine klinische Studie wurde im Dezember 2015 veröffentlicht: 70 PatientInnen zwischen 18 und 65 Jahren, die aufgrund von Nierenversagen dialysepflichtig waren (mindestens seit einem halben Jahr und mindestens zweimal wöchentlich) und gleichzeitig an RLS litten, wurden in zwei Gruppen eingeteilt. Die Hälfte der Personen erhielt Lavendelöl-Streichungen, die andere Hälfte die übliche Pflege und Zuwendung. Bei der Lavendel-Gruppe wurden drei Wochen lang zweimal pro Woche 10 Minuten lang beide Beine von der Fußsohle bis zum Knie mit sanften Streichungen behandelt (immer eine Stunde, nachdem mit der Dialyse begonnen wurde). Das Lavendelöl wurde 1.5 %ig in Trägeröl verdünnt. Am Start des Experimentes war der Beschwerde-Index bezüglich RLS nicht sehr unterschiedlich ($p = 0.76$). Am Ende der Studie nahmen in der

Lavendelgruppe die RLS-Symptome signifikant ab ($p < 0.0001$), im Gegensatz zur nicht behandelten Gruppe.

Die iranischen Autoren folgern: Lavendelölmassage ist sinnvoll, um RLS-Symptome von Hämodialyse-PatientInnen zu verbessern. Es gibt keine unerwünschten Nebeneffekte, die Behandlung ist gut und einfach durchzuführen und sie ist kostengünstig (Hashemi & al 2015).

Bein- und Fußöl „Restless Legs"

- *50 ml Johanniskrautöl*
- *5 Tropfen Lavendel fein*
- *5 Tropfen Rosengeranie*
- *5 Tropfen Vanille-Extrakt*
- *5 Tropfen Muskatellersalbei*
- *2 Tropfen Nelkenknospe*

Alle Zutaten miteinander mischen und etwa eine halbe Stunde vor dem Zubettgehen Füße und Beine einreiben.

Bein- und Fußöl „Akut"

- *10 ml Johanniskrautöl*
- *10 Tropfen Majoran*
- *5 Tropfen Muskatellersalbei*

Bei akuten, krampfartigen Schmerzen das Johanniskrautöl mit den ätherischen Ölen vermischen, diese Mischung komplett auf das Bein und den Fuß geben und einmassieren.

Fußbadesalz „Die Erde spüren"

- *3 EL Salz*
- *1 Tropfen Vetiver*
- *2 Tropfen Bergamottminze*
- *1 Tropfen Petit Grain*

Alle Zutaten miteinander vermischen und zu dem Fußbad geben. Ca. 1 Std. vor dem Zubettgehen die Füße für ca. 15 Minuten darin baden.

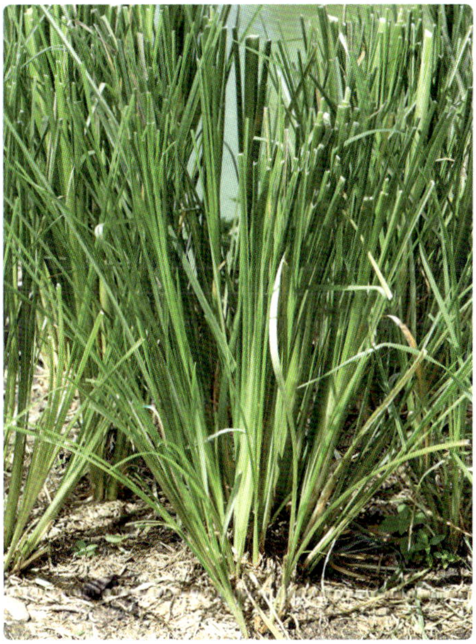

Vetiver

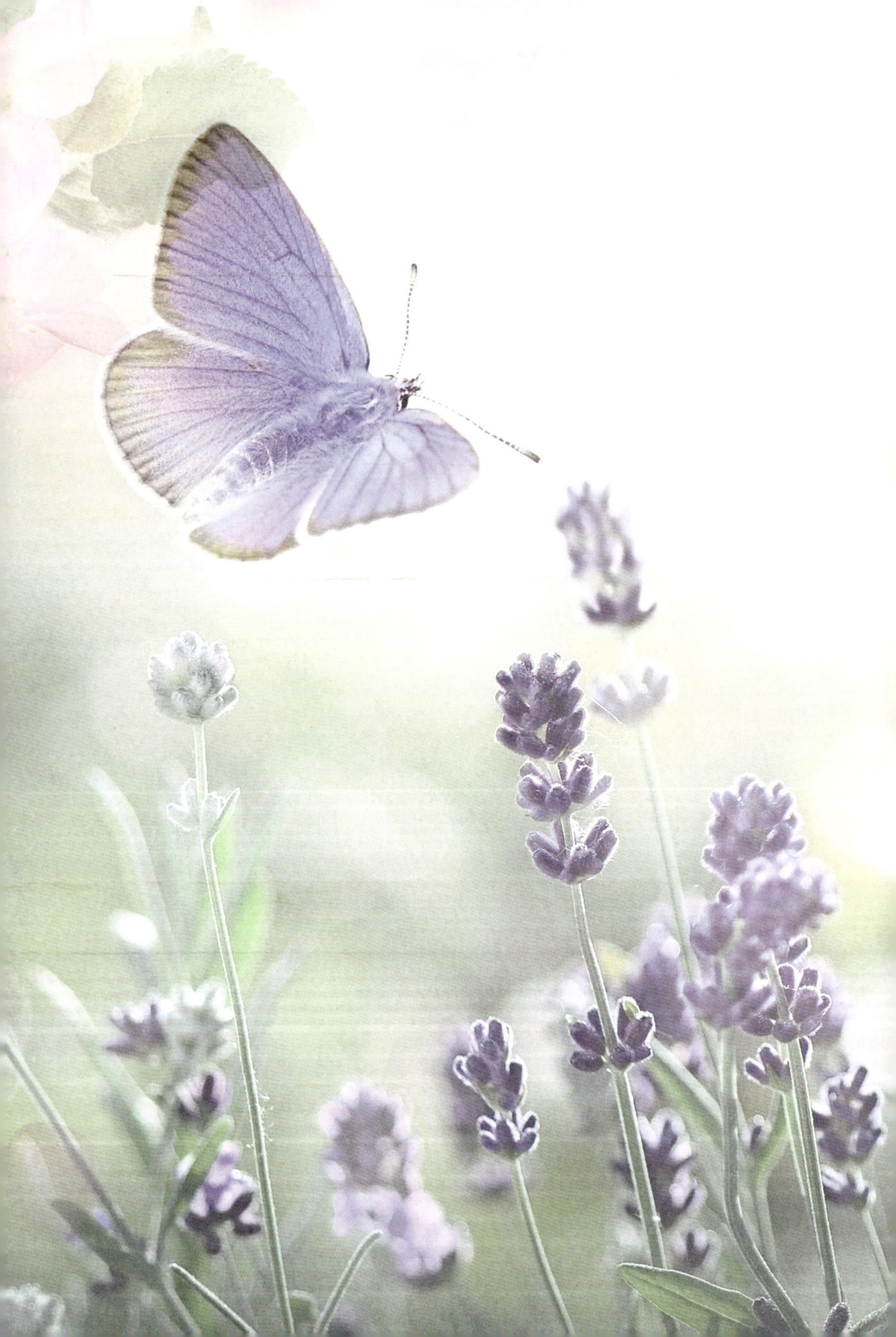

Psyche und Nerven – mit Düften zu mehr Gelassenheit

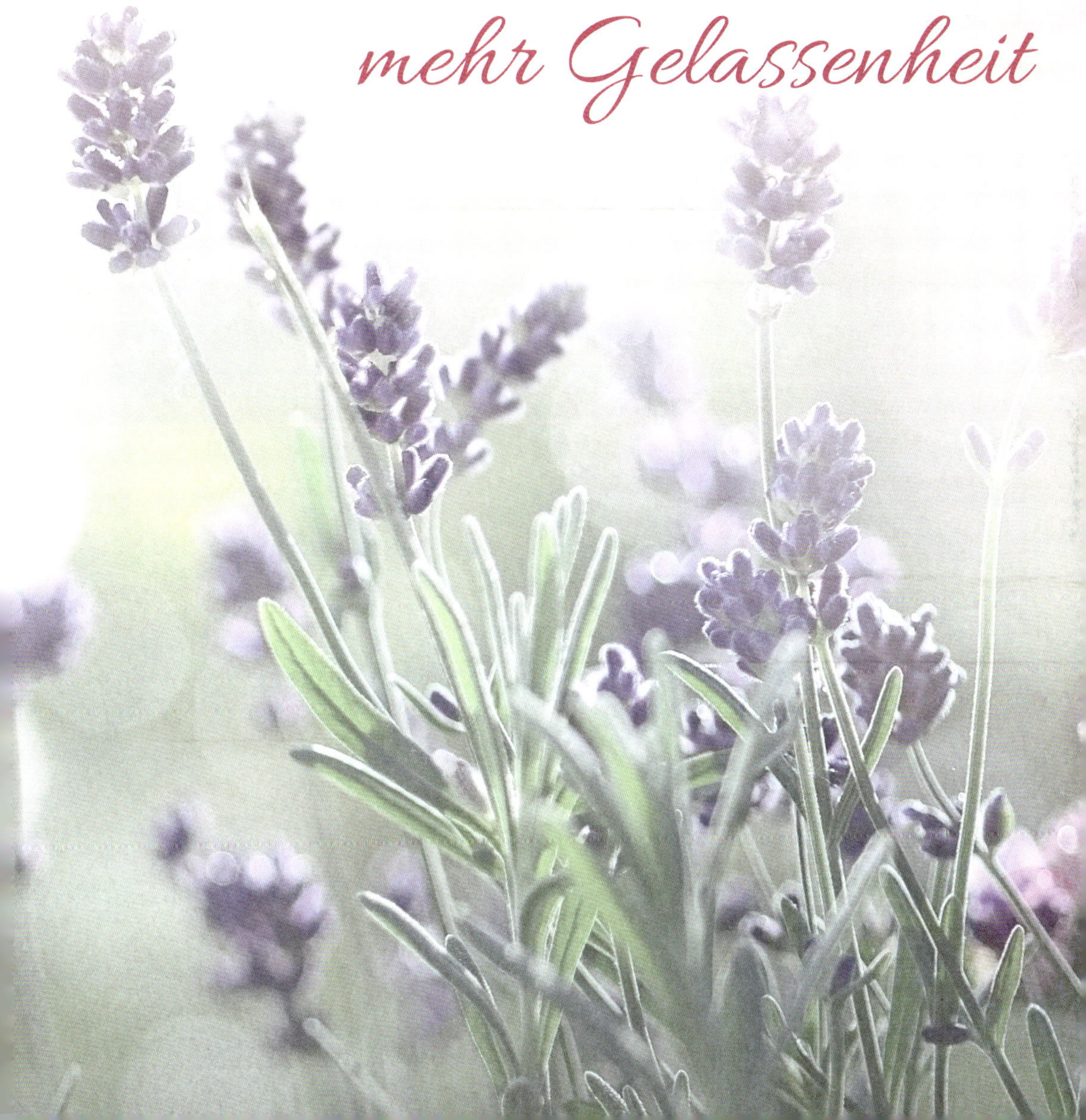

Ein Spaziergang durch Park oder Garten, das Vorbeistreifen an blühenden Pflanzen, das zufriedene Summen von nektarsammelnden Bienen, feine Düfte, leuchtende Blütenfarben: So entsteht in uns meist ein Gefühl von Ruhe und Entspannung. Wird später in der Duftlampe beispielsweise Lavendelöl verwendet, versetzt uns dieser Duft in Gedanken an ein schönes Sommererlebnis und wir können gar nicht anders, als uns rundherum wohlzufühlen.

Sogar die Wissenschaft hat sich damit beschäftigt: Bei zwei Gruppen aus 19 Studentinnen wurde beobachtet, ob der Geruch von frischen Rosen oder von reiner Luft Veränderungen im Nervensystem hervorruft. Die „Rosenmädchen" reagierten mit einer signifikanten Erhöhung der Aktivitäten des Nervus parasympathicus. Dieser reguliert unsere Entspannung und unsere Regenerationsvorgänge (Igarashi & al 2014). In seinem bereits 1976 erschienenen Sachbuch „Duft-Farb-Ton-Therapie bei psychosomatischen Erkrankungen" berichtet der Arzt Dr. Hermann Karsten von erfolgreichen Anwendungen frischer Pflanzendüfte und ätherischer Öle in seinem eigenen Sanatorium (Karsten 1978). „Sanatorium" ist übrigens ein viel schöneres Wort als „Krankenhaus", denn der Wortstamm „sana" bezieht sich auf „Gesundheit" und „Gesundwerden".

Idealerweise und wenn irgendwie möglich lassen wir im Rahmen der Aromapflege oder Aromatherapie die betreffenden Menschen an einigen Düften schnuppern, die wir aufgrund der Beschwerden, Wünsche und Vorlieben für passend erachten. Wir beobachten dabei Mimik und Gesten der Person, hören genau auf ihre Wortwahl, lassen beispielsweise „es geht so einigermaßen" nicht als Antwort gelten und suchen den optimal passenden Duft für diesen Menschen – in genau diesem Moment. So verstärken wir positive Gefühle und wecken möglicherweise sogar schöne Erinnerungen.

Duschgel „Power für den Tag"

- *100 ml Bio-Duschgel, duftneutral*
- *5 Tropfen Grapefruit*
- *5 Tropfen Rosmarin Ct. Cineol*
- *5 Tropfen Wacholderbeere*

Alles zusammen in einer 100-ml-Flasche mischen und zur morgendlichen Dusche eine walnussgroße Portion entnehmen. Gut geeignet, wenn der Tag schon mit Müdigkeit beginnt.

Roll-On „Kraftquelle"

- *10 ml Jojobaöl*
- *4 Tropfen Blutorange*
- *2 Tropfen Atlaszeder*
- *2 Tropfen Lavandin*

Alle Zutaten in einem Roll-On-Fläschchen mischen und bei Bedarf auf den Puls auftragen. Ätherisches Zedernöl vermittelt Kraft und Zuversicht.

Rosmarin und Bluthochdruck
Rosmarinöl und Rosmarinhydrolat wirken ähnlich anregend wie ein starker Espresso. Der Kickstarter bei Durchhängern ist das herb-frisch duftende Rosmarinhydrolat.Rosmarinöl Ct. Cineol sollte jedoch bei Bluthochdruck nicht dauerhaft eingesetzt werden bzw. der Blutdruck sollte regelmäßig kontrolliert werden.

Spray „Duft-Espresso"

- *50 ml Rosmarinhydrolat*
- *4 Tropfen Zitrone*
  2 Tropfen Rosmarin Ct. Cineol

Alles zusammen in einer 50-ml-Sprühflasche mischen und bei Bedarf auf Dekolleté oder Pulse aufsprühen.

Das zusätzliche Schnuppern an 1–2 Tropfen Zitrusölen, Nadelbaumölen, Basilikum oder Rosmarin Ct. Cineol auf einem Papiertaschentuch (oder in der Duftlampe) hilft bei emotionaler Antriebslosigkeit.

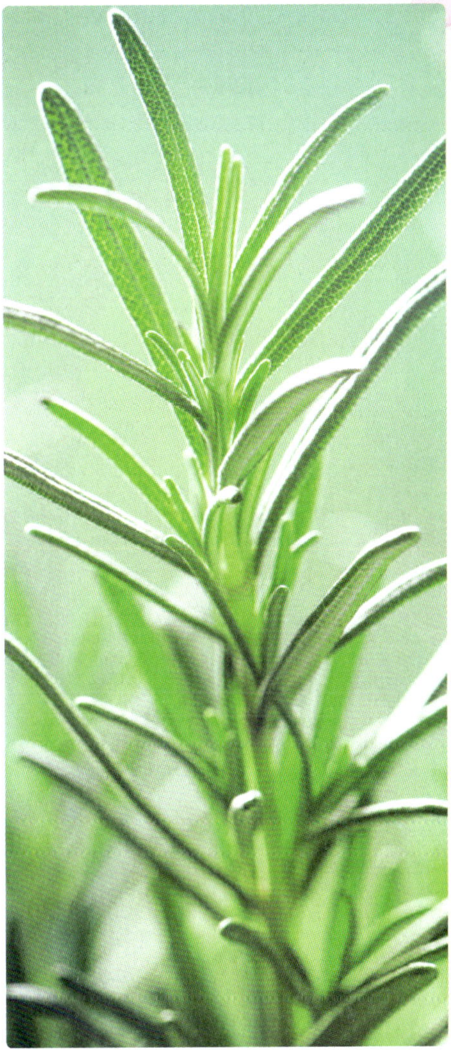

Rosmarin

Melancholie und Winterblues

Traurigkeit und emotionales Unwohlsein hängen häufig vom Zyklus der Frau ab. Auch in der dunklen Jahreszeit kann es zu emotionalen Achterbahnfahrten kommen und wir fühlen uns traurig und lustlos. Bergamotteöl ist ein wahrer Lichtbringer im positiven Sinn – bei falscher Anwendung auch im negativen Sinn. Denn die enthaltenen Furocumarine verstärken die Aufnahme von Licht in einer bestimmten Wellenlänge. Möglicherweise wirkt es deswegen, ergänzend zum „Happylizer-Stoff" Linalylacetat, so deutlich stimmungsaufhellend. Auf der Haut kann es im Solarium oder beim Sonnenbad allerdings zu hässlichen oder gar gefährlichen Pigmentstörungen kommen.

Linalylacetat gehört zur Stoffgruppe der Ester und ist in etlichen ätherischen Ölen enthalten. Diese Inhaltsstoffe sorgen für gute Laune und Entspannung. In unseren Kursen sprechen wir gern von der freundlichen „Schwester Ester", die ihre ängstlichen Patienten immer aufzumuntern vermag, stets für gute Stimmung sorgt und ihnen Ruhe schenkt. Linalylacetat aus Lavendelöl wurde diesbezüglich bereits gut wissenschaftlich durchleuchtet, es beeinflusst unsere GABA-Rezeptoren dahingehend, dass wir ruhiger und ausgeglichener werden. Ester, insbesondere solche, die winzige Anteile an Stick-

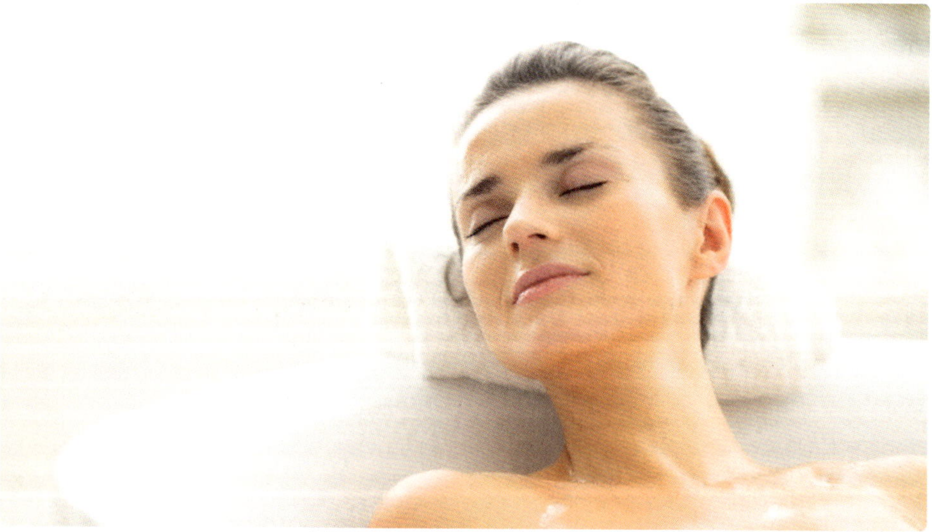

stoff enthalten, aktivieren höchstwahrscheinlich auch andere stimmungsaufhellende Gehirn-Botenstoffe. Mit dem nachfolgenden Balsam werden sommerliche Erinnerungen wach – gute Stimmung ist garantiert.

Balsam „Licht in Sicht"

- *20 g Bio-Kokosöl, nativ*
- *2 Tropfen Bergamotte*
- *2 Tropfen Vanille-Extrakt*
- *2 Tropfen Litsea*

Kokosöl auf der Heizung im Wasserbad schmelzen, ätherische Öle dazugeben, verrühren und kalt werden lassen. Das Balsam auf Puls oder Solarplexus auftragen.

Badesalz „Seelen-Wonne"

- *4 EL Meersalz*
- *2 Tropfen Rosengeranie*
- *2 Tropfen Ho-Blätter*
- *2 Tropfen Vanille-Extrakt*

Mischen Sie alle Zutaten in einem Schälchen und geben Sie diese Mischung ins Badewasser. Ein Voll- oder Fußbad bewirkt manchmal wahre Wunder und entspannt die Seele.

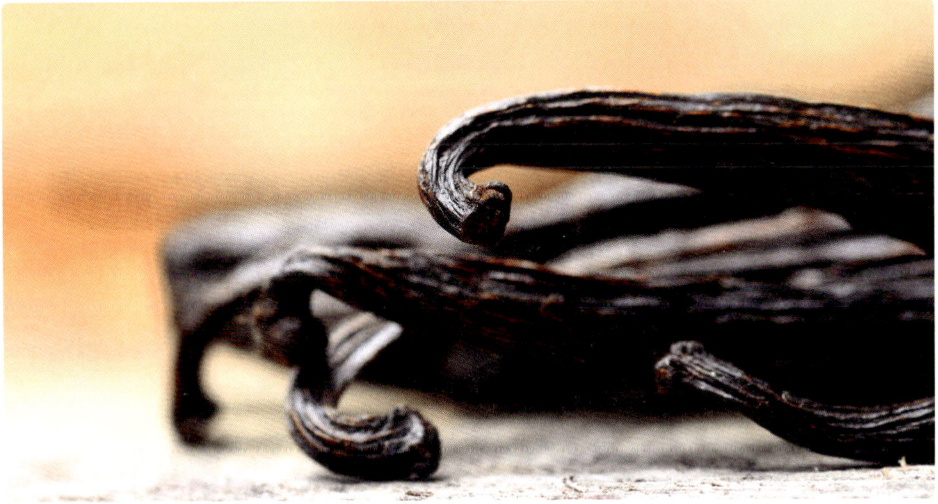

Vanilleduft wärmt die Seele, insbesondere an dunklen Wintertagen

Ängste – mit Naturdüften „Enge“ überwinden

Das Wort „Angst“ stammt vom lateinischen Wort „angustia“, das „Enge, Beengung, Bedrängnis“ bedeutet. Empfinden wir Angst, fühlen wir uns beengt und oftmals auch bedrängt. Ängste begleiten uns ein Leben lang, in der Kindheit ist es die Angst vor Hunden oder Bettmonstern, später kommen Prüfungsängste, Angst vor Krankheit oder ganz banale Ängste wie die Angst vor dem Fliegen dazu. Irgendwann überkommt uns die Angst vor dem Alter und dem Sterben.

Ölkompresse „Angstfrei“

- *1 EL Johanniskrautöl*
- *1 Tropfen Melisse*
- *1 Tropfen Mandarine rot*
- *1 Tropfen Kamille römisch*

Mischen Sie die Zutaten in einem Schälchen, verteilen Sie dann die Mischung auf einem 10 x 10 cm großen Baumwollläppchen oder einer Kompresse und legen Sie diese auf den Brustkorb oder den Solarplexus auf.

Diese Ölkompresse „Angstfrei“ kann bei verschiedenen Ängsten ihre beruhigende Wirkung entfalten.

Orangenblütenhydrolat ist bekannt für seine angst- und schocklösende Wirkung. Es kann bei Bedarf einfach auf Dekolleté oder Puls aufgesprüht werden.

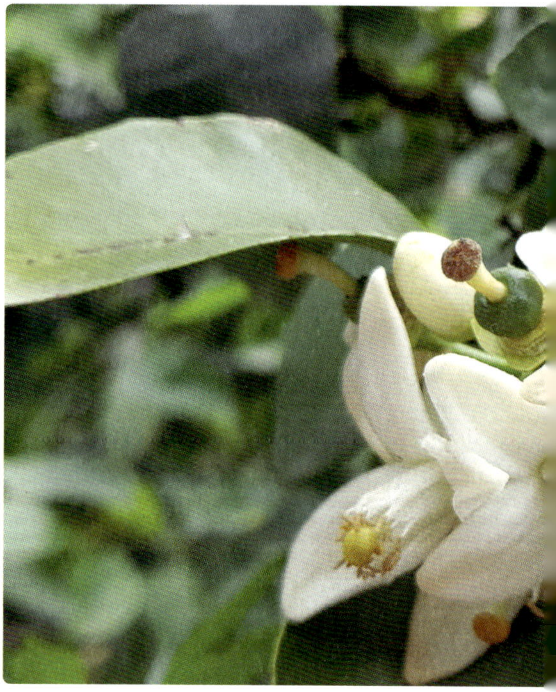

Orangenblüte

Vortrags- und Prüfungsängste

Die meisten Menschen leiden vor einem Auftritt unter Lampenfieber. Schweißausbrüche, Herzrasen und Bauchweh sind typische Symptome. Bereits junge Menschen kennen diesen unangenehmen Zustand vor Prüfungen. Schon beim Lernen fällt es schwer, sich zu konzentrieren. Mit einigen ätherischen Ölen lassen sich die Symptome gut lindern.

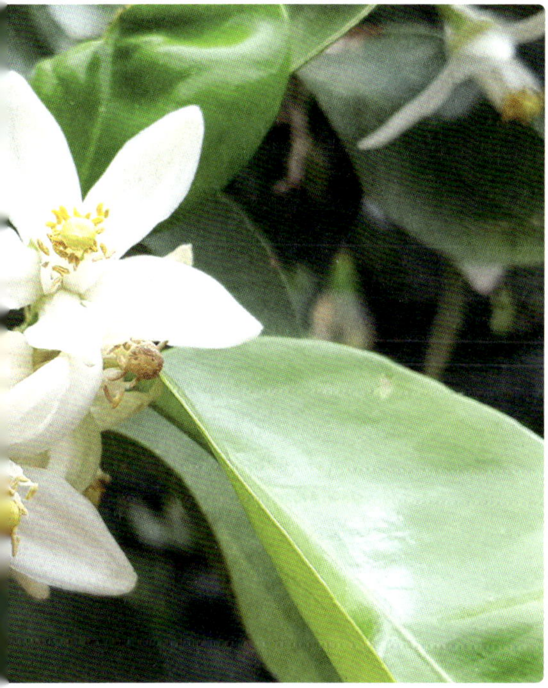

Grundmischung „Ruhig und zentriert"

- *10 Tropfen Atlaszeder*
- *10 Tropfen Zypresse*
- *5 Tropfen Bergamotte*
- *5 Tropfen Blutorange*
- *10 Tropfen Zitrone*

Mischen Sie alle Zutaten in eine 5-ml-Tropfflasche. Sie können nun von der Grundmischung 1–2 Tropfen auf ein Papiertaschentuch oder 4–5 Tropfen in einen Riechstift geben.

Die folgende Mischung kann auch bei bevorstehenden Prüfungen oder Vorstellungsgesprächen als konzentrationsfördernde Mischung angewendet werden.

Roll-On „Konzentration"

- *10 ml Jojobaöl*
- *2 Tropfen Lavandin*
- *2 Tropfen Zitrone*
- *2 Tropfen Litsea*
- *1 Tropfen Weihrauch*

Zutaten in ein Roll-On-Fläschchen geben und bei Bedarf auf den Puls auftragen.

Stress – der Anspannung die Stirn bieten

Die Anforderungen an die Frau von heute sind hoch, sie muss meist viele Rollen gleichzeitig erfüllen. So ist sie Partnerin, Mutter, Freundin und Hausfrau in einer Person. Frauen sind normalerweise richtige Allround-Talente, sie haben die Fähigkeit, mehrere Dinge gleichzeitig zu tun und gut organisieren zu können. Manchmal jedoch wird der Druck zu groß und es kommt zu Stressreaktionen. Kurzzeitiger Stress ist absolut in Ordnung, hält er jedoch zu lange an, wird also chronisch, führt er zu einer erhöhten Ausschüttung des Stresshormons Cortisol. Dies kann durch verschiedene Kettenreaktionen zu einem Abfall des „Glückshormons" Dopamin führen. Auf lange Sicht hemmt ein erhöhter Cortisolspiegel im Blut auch das Immunsystem.

Ein Riechstift, mit einem Lieblingsöl beduftet, kann helfen stressige Momente zu entschärfen.

Frauen reagieren sensibler in Bezug auf psychosoziale Belastungen wie Familie, Beruf, Ärger am Arbeitsplatz und Stress. Aber Frauen suchen früher einen Arzt auf als Männer und legen mehr Wert auf eine gesunde Lebensweise. Stress spielt eine sehr wichtige Rolle in Bezug auf Schmerzsymptome. Seit Langem ist bekannt, dass Stress Schmerzen verstärken kann. Regelmäßige Entspannung dämpft die nervliche Überreizung (Relaxation Response = Entspannungsantwort). Aus phytotherapeutischer Sicht ist eine Stärkung der Leber als wichtigstes Stoffwechselorgan in stressigen Zeiten sinnvoll.

Warme Leberkompresse

- *2 EL Johanniskrautöl*
- *2 Tropfen Rosmarin Ct.Verbenon*
- *1 Tropfen Limette*
- *2 Tropfen Karottensamen*

Mischen Sie alle Zutaten in einem Schälchen und verteilen die Mischung auf einem Baumwolltuch (10 x 10 cm). Legen Sie die Kompresse im Bereich der Leber auf. Die Wirkung kann durch eine Wärmeauflage verstärkt werden.
Dauer: 20–30 Minuten.

Rosmarin Ct. Verbenon entfaltet bei äußerlichen Anwendungen seine positive Wirkung auf die Leber.

Viele ätherische Öle können in stressigen Zeiten für entspannende Momente sorgen. Nehmen Sie sich Zeit für ein wenig „Selbstpflege". Kleine Auszeiten lassen sich in den Alltag gut einbauen und wirken manchmal Wunder. Kleine kurze Rituale können stressfreie Momente schaffen:

- Duftmeditation
- Achtsamkeitsübungen
- Entspannende Fußbäder
- Solarplexus-Einreibung

Achtsamkeitsübung „A-L-I"-to go

„A-L-I"-to go ist laut der Infoseite Netzwerk Achtsame Wirtschaft „die Zauberformel für unseren Arbeitsalltag" und bedeutet so viel wie ATMEN-LÄCHELN-INNEHALTEN. In einer stressigen Situation oder einfach mal an der roten Ampel, ebenso zwischendurch: Bewusst dreimal tief ein- und ausatmen, lächeln und einen Moment innehalten. Wenn Sie möchten, auch mit Ihrem Lieblingsduft im Riechstift. Probieren Sie es einfach aus und Sie werden überrascht sein, wie gut es funktioniert. Jede Wette: An der nächsten roten Ampel denken Sie ganz automatisch an „A-L-I"...

Solarplexus-Einreibung „Buddhas Lächeln"

- *1 EL Mandelöl*
- *2 Tropfen Kamille römisch*
- *2 Tropfen Blutorange*
- *1 Tropfen Vanille-Extrakt*

Zutaten in einem Schälchen mischen und damit den Solarplexus sanft einreiben. Wenn Sie möchten, können Sie die Mischung auch als Kompresse auflegen oder ohne Mandelöl im Riechstift verwenden.

Der Solarplexus, auch Sonnengeflecht genannt, liegt am unteren, vorderen Rippenbogen, dort wo sich der Magenausgang befindet. Es handelt sich um ein eigenständiges Geflecht sympathischer und parasympathischer Nervenfasern. Dieses autonome Nervensystem ist zuständig für die Regulation und Steuerung der Organe, welche nicht willentlich beeinflusst werden können, wie beispielsweise die Verdauung. In dieser Region macht sich auch das sprichwörtlich bekannte „Bauchgefühl" bemerkbar.

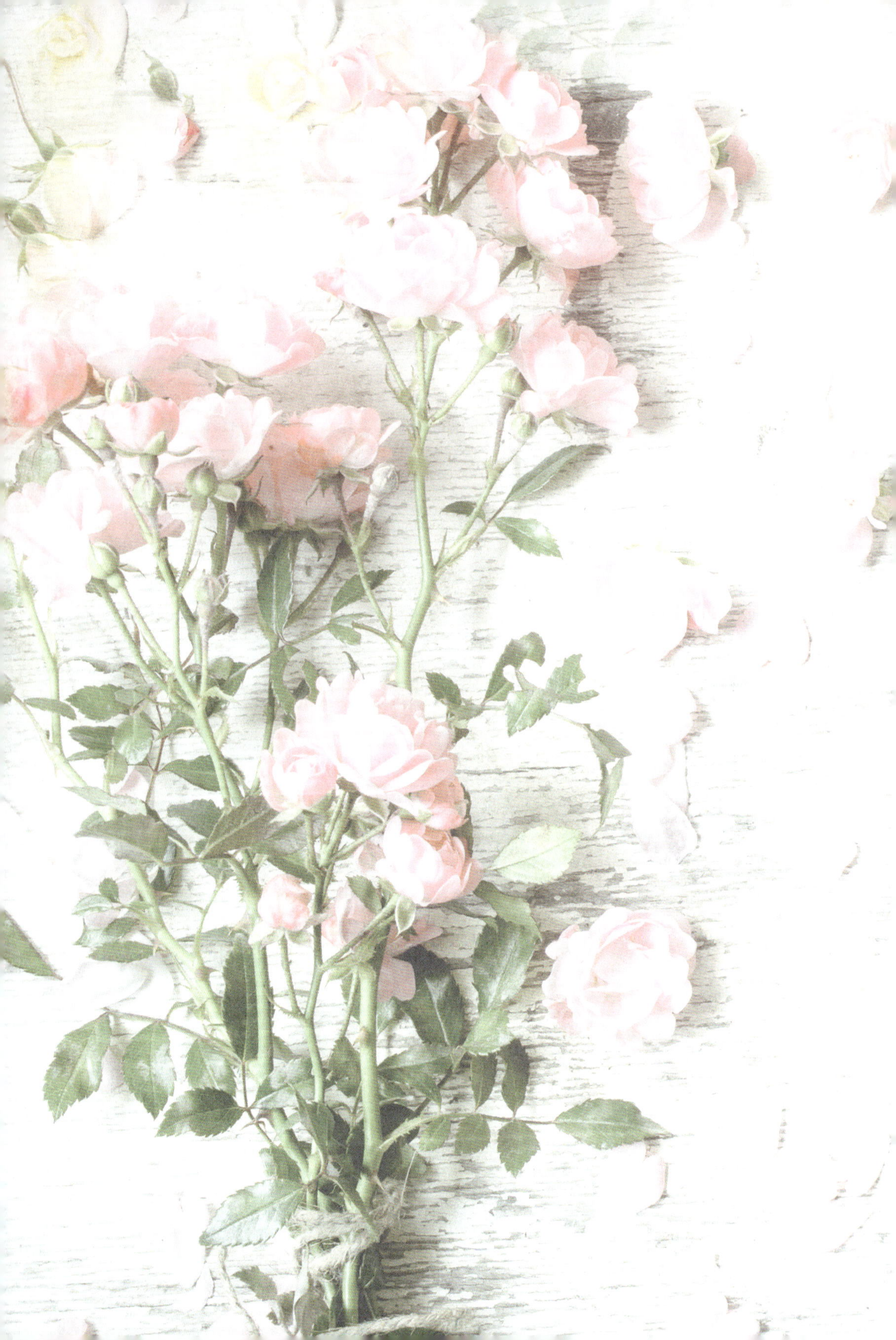

Frausein in besonderen Lebensphasen

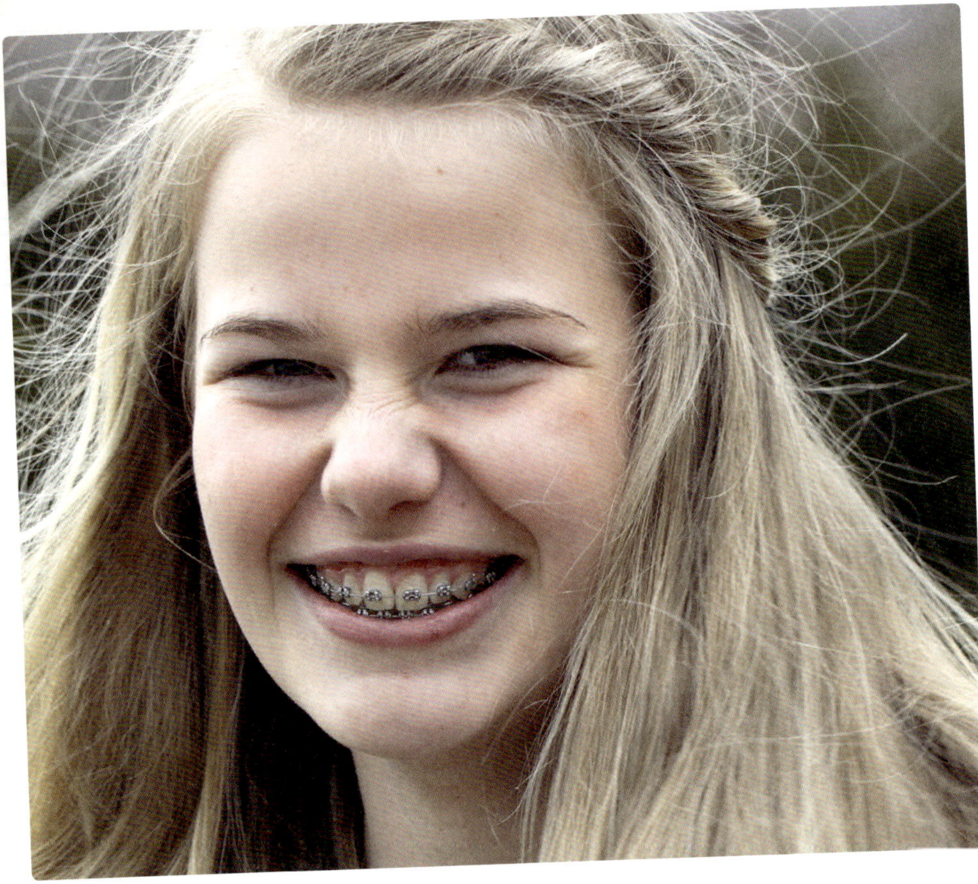

Pubertät – Willkommen in der Welt der Frauen

Aus Sicht einer Heranwachsenden klingt die Beschreibung ihres oder seines eigenartigen Lebensabschnittes oft so: „Unter Pubertät verstehe ich, dass meine Eltern plötzlich doof und total uncool sind, die Schule nervt nur noch, das Leben fühlt sich meist echt ätzend an, ich bin ständig müde und habe null Bock." Kein Wunder, wenn man bedenkt, dass das junge Mädchen zwischen Kind und Was-bin-ich-eigentlich schwebt.

Die sachliche Erklärung für Pubertät klingt völlig anders: „Unter Pubertät (von lat. pubertas „Geschlechtsreife") versteht man etwa seit dem 16. Jahrhundert den Teil der Adoleszenz, in welchem der entwicklungsphysiologische Verlauf der Geschlechtsreifung im Sinne von Fortpflanzungsfähigkeit, unter anderem durch funktionsfähige Fortpflanzungsorgane, erreicht und im weiteren Verlauf durch Wachstum und Körperformveränderungen zu einem ausgewachsenen Körper führt. Dazu kommt das Wachstum von Achsel- und Schamhaar.

Eines ist sicher: Sowohl aus Sicht der Kinder als auch aus Sicht der Eltern handelt es sich oft um eine sehr anstrengende und meist nicht ganz einfache Zeit. Das Familienleben steht häufig Kopf, Unterredungen mit Schuldirektion oder gar Polizei sind gar nicht selten. Das äußere Chaos spiegelt die hormonellen Achterbahnfahrten unserer „Küken" wider. Etliche Eltern rutschen in dieser Zeit bereits selbst in die Vorwehen der Wechseljahre, sind deshalb gereizt und überfordert. Darum wäre es sinnvoll, dass beide Seiten sich mit balancierenden ätherischen Ölen verwöhnen.

Mit durchschnittlich 8 Jahren beginnt bei einem Mädchen die Vorbereitung auf die Pubertät. In den Eierstöcken werden vermehrt Östrogene produziert und gelangen ins Blut. Dies ist sozusagen der „Startschuss" für einen neuen Entwicklungsschritt der Geschlechtsorgane. Scheide, Brust und Gebärmutter verändern sich und reifen, die Achsel- und Schamhaare beginnen zu sprießen. Sexuelle Lustgefühle sind zwar bereits bei kleineren Kindern vorhanden, doch diese werden nun stärker und führen durchaus zu suchtartigem Verhalten.

Der Beginn dieses Prozesses hängt vom Körpergewicht ab, erst bei rund 40 kg erhalten die zunächst kleinen Mengen an Östrogenen den Befehl, ab sofort vermehrt aktiv zu werden. Diese Veränderungen führen zur Geschlechtsreife, welche zur Vermehrung, also den Erhalt der Menschheit, beitragen soll.

Für Mädchen beginnt nun ein völlig neuer Lebensabschnitt. Die Monatsblutung setzt ein und bringt oft krampfartige Schmerzen und erhebliche Stimmungsschwankungen mit sich. Eine behutsame Aufklärung und Begleitung wäre für diese frühe Phase wünschenswert. Leider erfolgt häufig eine eher trocken-technische Form des Kennenlernens von Hygiene-Maßnahmen, vielleicht folgen noch ein paar Sätze zur Verhütung oder gar emotionale Warnungen vor „Unsinn mit Jungs".

Doch es sind kleine Wunder, die sich nun im Frauenkörper abspielen werden! Je nachdem wie die Mutter des heranreifenden Mädchens ihr Frausein erlebt, gibt sie eventuell ihre negativen Gefühle zum Thema weiter und „die Tage" des Mädchens können zur nervigen Last werden.

Die Seele verändert sich gleichermaßen. Gemütsentgleisungen sind an der Tagesordnung und treffen meist die Mütter. Einerseits bleibt – je nach Charakter und Vorbildern – die Sehnsucht nach behüteten Kindheitszeiten. Andererseits drängt sich den Mädchen der Wunsch nach einem baldigen Erwachsenwerden auf. Schlimm ist für viele junge Mädchen die Zeit, in der sie weder „Fisch noch Fleisch" sind, also irgendwie durchaus noch Kind und dennoch bereits frauliche Züge tragen. Sie können in dieser Zeit als beides auftreten – als liebe Mädchen und in der nächsten Sekunde als aufsässige Zicklein. Sie kokettieren gerne mit der Männerwelt, denn sie bemerken plötzlich, dass sie mit anderen Augen betrachtet werden. Soziale Medien, in denen sich viele zu offen präsentieren, können zum ernsthaften Problem werden.

STIMMUNGSSCHWANKUNGEN UND „BAUSTELLEN IM KOPF"

Die Neuropsychologie-Professorin Kerstin Konrad von der Uniklinik in Aachen hat Pubertierenden sprichwörtlich in den Kopf geschaut: „Das limbische System, das für die Verarbeitung von Emotionen, Impulsen und Bewegungen zuständig ist, reift schneller. Das Vorderhirn wird erst zum Schluss fertig." Doch gerade das Vorderhirn ist für das Zusammenspiel anderer Areale im Gehirn sehr wichtig – es führt sozusagen das Kommando an. Dort werden emotionale Prozesse geregelt, die u. a. für Vorsicht, Vernunft, Planungen und Entscheidungen zuständig sind. Auch können Mädchen durch die neuen Östrogenmengen an einer erhöhten Stressanfälligkeit leiden, wohingegen Jungen durch ihre Androgene mehr Gelassenheit gegenüber Stress zeigen. Kurz gesagt: In dieser Zeit unterliegt das ganze Gehirn einer tief greifenden Reorganisation (Konrad & al 2013).

Solange dieser Prozess nicht abgeschlossen ist, werden die jungen Menschen stark von Emotionen und Impulsen geleitet. Dies führt zum typischen pubertierenden Verhalten; Stimmungsschwankungen sind also vorprogrammiert.

Zitrus- und Nadelbaumöle gehören zu den mental stärkenden, stimmungsaufhellenden ätherischen Ölen und sind bei Heranwachsenden sehr beliebt. Dazu passen die esterreichen, emotional lockenden Öle der römischen Kamille, Mandarine rot, Bergamottminze und Neroli. Ätherische Öle, die reich an Sesquiterpen-Verbindungen sind, wie beispielsweise Sandelholz, Vetiver oder Atlaszeder, können eine ausgleichende Mischung abrunden.

Roll-On „Happy Day"

- *10 ml Jojobaöl*
- *4 Tropfen Blutorange*
- *2 Tropfen Neroli*
- *1 Tropfen Vetiver*
- *1 Tropfen Atlaszeder*

Alle Zutaten miteinander in einem Roll-On mischen und bei Bedarf auf die Pulse auftragen. Statt Blutorange können Sie ein Zitrusöl Ihrer Wahl dazu geben, auch ein Nadelöl wäre für eine weniger süße Rezeptur geeignet

Riechstift „Ruhig & zentriert"

- *4 Tropfen Grapefruit*
- *2 Tropfen Fichtennadel*
- *2 Tropfen Zypresse*
- *2 Tropfen Benzoe*

Auf die Watterolle des Riechstiftes träufeln. Bei Bedarf mehrfach tief einatmen.

MENSTRUATIONSSCHMERZEN

Bei jedem zweiten Mädchen treten Menstruationsschmerzen auf. Die Hormone müssen sich erst richtig einspielen und der Start in diese Lebensphase ist manchmal ein wenig holprig. So kommt es zu starken krampfartigen Schmerzen und oftmals starker Blutung. Dies liegt am Ungleichgewicht von Östrogen und Progesteron. Auch ein Mangel an essenziellen Fettsäuren, den Grundbausteinen für unsere Steroidhormone (fettlösliche Hormone), zu denen die Geschlechtshormone zählen, kann dafür verantwortlich sein (siehe Seite 46/47). Spätestens in dieser Lebensphase sollten also native Bio-Speiseöle, naturbelassene Nüsse und Saaten ihren Platz auf dem täglichen Speisezettel finden.

Eine Wärmflasche kann die Einreibungen mit entkrampfenden und schmerzlindernden Mischungen verstärken.

Entkrampfungs-Drink
Die „heiße Sieben" aus dem Schüßler-Salz Magnesium phosphoricum D6 hilft bei akuten krampfartigen Unterleibsschmerzen. 10 Tabletten in einem Glas mit heißem Wasser auflösen und schluckweise trinken (nicht mit Metalllöffel umrühren!). Ab 12 Jahren geeignet.

Bauchöl „Mens"

- *1 EL Johanniskrautöl*
- *1 Tropfen Majoran*
- *1 Tropfen Muskatellersalbei*
- *1 Tropfen Lavendel fein*
- *1 Tropfen Rosengeranie*

Alle Zutaten miteinander mischen, den Unterbauch und den unteren Rücken satt damit einreiben. Statt Johanniskrautöl können Sie auch Ringelblumenöl für diese Mischung verwenden.

Tipp:
Eine Tasse Tee aus einem gehäuften EL Frauenmantelblätter auf einen Viertelliter heißes Wasser wirkt krampflösend und blutstillend.

Ein entspannendes Vollbad wirkt wohltuend und entkrampfend.

„Bade-Wonne"

- *2-3 EL Meersalz*
- *2 Tropfen Ylang Ylang*
- *2 Tropfen Benzoe*
- *2 Tropfen Lavendel fein*

Die ätherischen Öle mit dem Salz gut vermischen und dann in das eingelassene Badewasser geben und verteilen. Bei 36–37 °C Wassertemperatur etwa 20 Minuten darin baden.

AKNE

Als ob es nicht schon genügt, dass die Hormone Achterbahn fahren, jetzt kommen bei den meist Mädchen auch noch Pickel hinzu. Das oft schon angeschlagene Selbstbewusstsein leidet zusätzlich. Mädchen fühlen sich wie das sprichwörtliche „hässliche Entlein" und können sich nicht vorstellen, in absehbarer Zeit wieder ein „wunderschöner Schwan" zu sein. In der Pubertät wird die Talgproduktion ebenso durch die Geschlechtshormone beeinflusst wie der Rest des Körpers. Die Haut benötigt in dieser Lebensphase eine andere Pflege und Zuwendung als die eines jüngeren Kindes.

Roll-On „Pickel-Abwehr“

- *10 ml Wodka*
- *4 Tropfen Teebaum*
- *3 Tropfen Lavendel fein*
- *2 Tropfen Manuka*
- *1 Tropfen Salbei (ketonarm)*

Alle Zutaten miteinander in einem Roll-On mischen und bei Bedarf auf die Pickel auftragen. Wenn ein Tropfen Kamille deutsch hinzugefügt wird, bekommt dieser „dufte Helfer“ eine „coole“ blaue Farbe. Zudem wirkt dieses Öl stark entzündungshemmend. Aus hygienischen Gründen darf der Roll-On nur von einer Person für maximal 4 Wochen verwendet werden.

Handelt es sich um entzündliche und eitrige Akne, kann die folgende Grundmischung „Pickel-Notfall-Öl“ verwendet werden:

„Pickel-Notfall-Öl“

- *10 Tropfen Niauli*
- *10 Tropfen Lavendel fein*
- *5 Tropfen Manuka*
- *5 Tropfen Teebaum*

Alle ätherischen Öle in einem Fläschchen mit Tropfeinsatz mischen und bei Bedarf einen Tropfen davon mit dem Wattestäbchen pur auf einzelne Pickel auftragen.

Ein mit Liebe selbst hergestelltes Gesichtswasser zur täglichen Reinigung der Haut reduziert Entzündungen und beugt diesen vor. Konventionelle Gesichtspflegeprodukte gegen Akne trocknen die Haut nachweislich aus, können hautreizend wirken und fördern eher das „Sprießen“ der Pickel.

Gesichtswasser „Clearing“

- *45 ml Rosenhydrolat*
- *45 ml Hamamelishydrolat*
- *10 ml Wodka*
- *4 Tropfen Benzoe*
- *3 Tropfen Lavendel fein*
- *2 Tropfen Niauli*
- *2 Tropfen Manuka*
- *1 Tropfen Salbei (ketonarm)*

Zuerst die ätherischen Öle mit dem Wodka in einer 100-ml-Sprühflasche mischen und dann mit den Hydrolaten auffüllen. Zur Reinigung des Gesichts die Mischung immer gut durchschütteln, auf ein Wattepad sprühen und das Gesicht damit sanft reinigen.

Folgende „leichte" Gesichtspflege für jeden Tag ist für die meist eher fettende und talkproduzierende Haut besser geeignet als „schwere" und ölige Mixturen.

Gesichtslotion „Rosenzart"

- *40 ml Rosenhydrolat*
- *5 ml Wodka*
- *5 ml Aloe-Vera-Gel*
- *2 Tropfen Rosengeranie*
- *2 Tropfen Palmarosa*
- *1 Tropfen Lavendel fein*

Die ätherischen Öle erst mit dem Wodka vermischen, dann das Aloe-Vera-Gel und das Hydrolat hinzufügen. 2 Messerspitzen Xanthan (Bezugsquellen Seite 293) darüber streuen und mit einem Hand-Milchaufschäumer in einem verschließbaren Gefäß schnell verrühren. Das Fluid ist ca. 4 Wochen haltbar und muss zur täglichen Hautpflege mit sauberen Fingern oder einem Spatel entnommen werden.

HAARPFLEGE

Nicht nur die Gesichtshaut produziert zu viel Talg und wirkt fettig, auch die Kopfhaut ist aktiv. Kaum sind die Haare frisch gewaschen, sehen sie auch schon wieder schwer und fettig aus. Dies verleitet junge Damen zu häufigem Haarewaschen, was die Situation jedoch meist verschlimmert. Je öfter die Haare mit herkömmlichen Shampoos, die speziell für fettiges Haar entwickelt wurden, gewaschen werden, desto mehr Talg wird von der Kopfhaut gebildet, damit diese nicht austrocknet. Ein Teufelskreis beginnt. Die Talgproduktion wird durch eine natürliche Haarpflege reguliert und enthält zudem keine bedenklichen Zusatzstoffe.

Shampoo „Regulierend"

- *200 ml Bio Shampoo, duftneutral*
- *5 Tropfen Atlaszeder*
- *5 Tropfen Lavandin*
- *5 Tropfen Melisse*
- *5 Tropfen Bergamottminze*

Die ätherischen Öle mit dem Shampoo vermischen und eine etwa walnussgroße Menge pro Haarwäsche in einem kleineren Fläschchen mit etwa 50 ml Wasser vermischen und auftragen.

HAARWUCHS – ABER BITTE NUR AUF DEM KOPF

Die Pubertät ist eine haarige Angelegenheit, denn plötzlich sprießen sie nicht nur auf dem Kopf, sondern auch unter den Achseln, im Intimbereich und vermehrt an den Beinen. Viele Mädchen beginnen früher oder später, die als lästig empfundenen und auffälligen Haare zu rasieren. Nicht selten kommt es dabei zu starken Hautreizungen und Entzündungen.

Eine selbst gemachte Rasiercreme kann von den Mädchen selbst hergestellt und mit ätherischen Ölen beduftet werden. Sie pflegt die Haut schon bei der Rasur, kann Reizungen minimieren und Entzündungen vorbeugen.

Rasierbalsam

- *30 g Sheabutter*
- *30 g Bio-Kokosöl, nativ*
- *40 ml Pflanzenöl*
- *5 Tropfen Lavendel fein*
- *5 Tropfen Teebaum*
- *5 Tropfen Rosengeranie*

Sheabutter und Kokosöl zusammen in einem sauberen Schraubglas auf der Heizung oder im Wasserbad (nicht zu heiß) schmelzen. Die flüssigen Fette und Öle in eine Rührschüssel geben, ätherische Öle hinzufügen und mit einem Schneebesen verrühren. Die Mischung ca. 1 Stunde lang in den Kühlschrank stellen, bis sie fest ist. Die kalte feste Mischung zunächst ca. 15 Minuten bei Raumtemperatur ruhen lassen und anschließend mit einem Handrührgerät 4–5 Minuten schaumig schlagen. Danach die Rasiercreme in ein bereitgestelltes sauberes und verschließbares Cremedöschen füllen. Eine erbsengroße Menge entnehmen und die zu rasierenden Stellen damit einreiben.

Nach der Rasur die rasierten Körperstellen mit Rosen- oder Lavendelhydrolat einsprühen, das kühlt und beruhigt die Haut.

KÖRPERGERÜCHE

Die hormonelle Umstellung während der Pubertät treibt auch die Schweißdrüsen mächtig an. Frischer Schweiß riecht selten stark, doch die auf der Haut befindlichen Bakterien zersetzen ihn und es kommt in kürzester Zeit zu unangenehmen Ausdünstungen.

Das Tragen von enger Kleidung aus synthetischen Fasern führt im Handumdrehen zu extremen Gerüchen. Die Folge ist vermehrtes Schwitzen, nicht nur unter den Achseln, sondern auch an Händen, Rücken und Füßen.

Ein selbst hergestelltes Deo hat zwar keinen 48-Stunden-Rundumschutz, wie die Werbung bei vielen konventionellen Deodorants verspricht, doch darf es bedenkenlos mehrmals am Tag angewendet werden, ohne den Körper mit Aluminumsalzen, Triclosan, Parabenen und weiteren bedenklichen Stoffen zu schädigen. Zudem gibt es heutzutage wirklich überall Waschbecken, Seife und sogar Handtücher, sodass wir uns fast jederzeit kurz waschen und erfrischen können. Wenn unsere Mädels dieses Verhalten von uns rechtzeitig vorgelebt bekommen, ersparen wir ihnen womöglich einen jahrzehntelangen Umgang mit toxischen Deo-Chemikalien, von denen einige hormonell wirksam sein können und ein Brustkrebsrisiko bergen.

Ruck-Zuck-Deospray

- *20 ml Pfefferminzhydrolat*
- *20 ml Salbeihydrolat*
- *10 ml Wodka*
- *10 Tropfen ätherische Öle nach belieben*

Alle Zutaten in einer 50-ml-Sprühflasche miteinander vermischen und zwischendurch oder nach dem Sport als Deo- oder Bodysplash-Spray verwenden.

Deospray

- *25 ml Hamamelishydrolat*
- *25 ml Wodka*
- *1 TL Backnatron*
- *5 Tropfen Litsea*
- *5 Tropfen Rosengeranie oder Ylang Ylang*
- *2 Tropfen Salbei (ketonarm)*
- *2 Tropfen Zypresse*
- *1 Tropfen Atlaszeder (oder Patchouli)*

Wodka und Hydrolat in eine 50-ml-Sprühflasche füllen. Natron und ätherische Öle hinzugeben, alles gut vermischen. Vor jeder Anwendung schütteln. Falls das Natron Ihrer Marke sehr grobkörnig bzw. „sandig“ ist, vorher zu einem sehr feinen Puder mörsern.

Auch ein festes Deo ist im Handumdrehen gemacht und kann je nach Jahreszeit unterschiedlich beduftet werden.

Duftender Deostick

- *3 EL Sheabutter*
- *3 EL Backnatron*
- *2 TL Maisstärke*
- *2 TL Kakaobutter*
- *3 Tropfen Salbei (ketonarm)*
- *3 Tropfen Limette (oder Zitrone)*
- *3 Tropfen Rosengeranie oder Palmarosa*

Sheabutter und Kakaobutter in einem sauberen Schraubglas auf der Heizung oder im Wasserbad (nicht zu heiß) schmelzen. Nach und nach die Pulver und die ätherischen Öle hinzufügen, ständig rühren. Zwei Tage aushärten lassen, jeweils eine maximal erbsengroße Menge mit einem sauberen Spatel oder Teelöffel entnehmen und nach dem Duschen unter den Achseln auftragen.

Die leicht abgekühlte Mischung könnte auch in eine ausgediente und gut gereinigte Deopackung zum Herausschrauben, in eine Seifenschale aus Kunststoff oder in eine Silikonform, wie sie zum Backen verwendet wird, gegeben werden. Sie kann dann als praktischer „Deostick" eingesetzt werden.

Bei der Beduftung der selbst hergestellten Deos sind der Fantasie keine Grenzen gesetzt. Wer es lieber warm und süß duftend mag, nimmt statt der Zitrusöle Vanille- oder Tonka-Extrakt oder Benzoe. Schwere, blumige Varianten können mit Ylang Ylang, Rose oder anderen Blütendüften hergestellt werden. Die erdigen Basisnoten werden von Jugendlichen häufig bevorzugt, diese lassen sich mit Vetiver oder Patchouli zaubern.

Noch schneller ist eine tropisch-exotisch duftende Deocreme hergestellt. Denn Kokosfett wirkt deutlich antibakteriell und fühlt sich sogar leicht kühlend an.

Ruck-Zuck-Deocreme

- *4 EL Bio-Kokosöl, nativ*
- *3 EL Maisstärke*
- *2 EL Backnatron*
- *5 Tropfen Limette*
- *3 Tropfen Salbei (ketonarm)*
- *2 Tropfen Ylang Ylang*

Kokosöl in einem sauberen Schraubglas auf der Heizung oder im Wasserbad (nicht zu heiß) schmelzen. Nach und nach die Pulver und die ätherischen Öle hinzufügen, ständig rühren. 1–2 Stunden im Kühlschrank aushärten lassen, jeweils eine maximal erbsengroße Menge mit einem sauberen Spatel oder Teelöffel entnehmen und nach dem Duschen unter den Achseln auftragen.

Statt Natron kann im Fachhandel Zinkrizinoleat gekauft oder bestellt werden. Dieser preiswerte und sehr verträgliche Deowirkstoff wird aus dem Zinksalz der Ricinolsäure (Rizinusöl) gewonnen und inzwischen auch in naturkosmetischen Fertigprodukten zur Schweißregulation eingesetzt. „Stinkmoleküle" werden dadurch ummantelt, gebunden und nun nicht mehr oder weniger negativ wahrgenommen. Auf 25 g Kokosöl geben wir knapp 2 g.

Füße

Auch die Füße schwitzen in der Pubertät vermehrt. Synthetische Socken und Schuhe tragen zusätzlich dazu bei, dass das Ausziehen der Schuhe „geruchlichen Eindruck" hinterlässt.

In stark riechende Schuhe kann – beispielsweise über das Wochenende – abends jeweils 1 EL Backnatron gegeben werden. Gut verteilen und morgens das Natron entsorgen (ggfs. mit kleiner Bürste nachbürsten).

Fuß- und Schuhdeo

- *40 ml Hydrolat*
- *10 ml Wodka*
- *5 Tropfen Palmarosa*
- *5 Tropfen Lavandin*
- *5 Tropfen Teebaum*
- *5 Tropfen Zypresse*

Alle Zutaten in einer 50-ml-Sprühflasche mischen. Vor jeder Anwendung gut schütteln und bei Bedarf anwenden. Diese Mischung, nur mit Wodka statt mit Hydrolaten hergestellt, kann am Abend in die Schuhe gesprüht werden und beugt zusätzlich Fußpilz vor.

Ein tägliches Fußbad in warmem Wasser, angereichert mit einem Schuss Apfelssig oder 4 TL Bullrichsalz pro Liter, wirkt Schweißfüßen hervorragend entgegen.

Darauf achten, dass möglichst Socken aus reiner Baumwolle oder wenigstens mit hohem Baumwollanteil getragen werden, zu Hause möglichst oft barfuß gehen.

Mund und Atem
Wenn Amor zugeschlagen hat und erste Küsse ausgetauscht werden, kann Verunsicherung auftauchen, ob der Mund auch gut riecht. Ein erfrischendes Mundspray in einem kleinen Sprühfläschchen kann unterwegs diskret Erste Hilfe leisten.

Mundspray „Cool Breeze"

- *9 ml Pfefferminzhydrolat*
- *2 MSP Birkenzucker (Xylitol)*
- *1 Tropfen Spearmint*
- *1 Tropfen Zitrone*

Alle Zutaten gut in einem Parfüm-Reisesprühfläschchen (Drogeriemarkt) verschütteln, vor jeder Anwendung gut schütteln und jeweils einen Sprühstoß in den Mund geben.

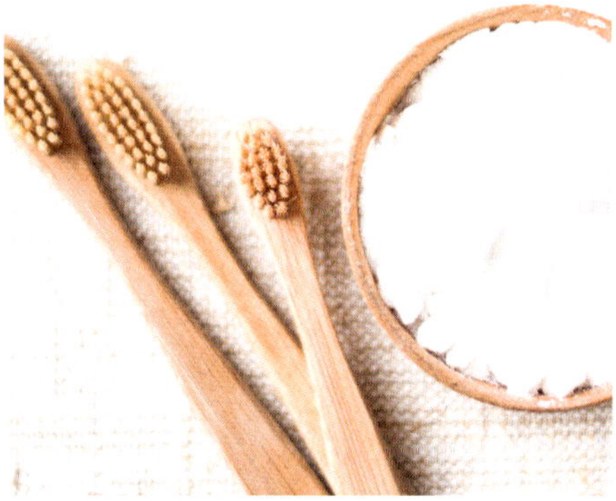

Die Herstellung eines Zahnpulvers macht Spaß und kann ganz auf den individuellen Geschmack abgestimmt werden.

Zahnpulver

- *6 TL Calciumcarbonat (Kreide)*
- *6 TL (grüne) Tonerde*
- *2 TL Birkenzucker (Xylitol)*
- *½ TL bestes feines Meersalz*
- *10 Tropfen Spearmint*
- *5 Tropfen Orange*
- *1 Tropfen Nelkenknospe*
- *evtl. 1-2 Tr. Pfefferminze (je nach Geschmack und Schärfewunsch)*

In einem Schraubglas gut vermischen, eine erbsengroße Menge davon auf einen Teelöffel geben, mit nasser Zahnbürste zur Paste verrühren, aufnehmen, Zähne damit putzen, durchatmen.

Das Pulver könnte auch mit etwas Glycerin und Pfefferminzhydrolat zu einer Paste verrührt werden. Damit reduziert sich jedoch die Haltbarkeit, denn jeder Tropfen Wasser lockt Keime an. Sie beträgt beim Pulver circa 4 Monate, wenn es hygienisch entnommen wird.

WENN ES JUCKT UND BRENNT

Und wieder sind die Hormone mit Schuld, denn sie bringen die Flora der Vaginalschleimhaut durcheinander Dazu kommt häufig modische synthetische Unterwäsche, die der von Mama ausgesuchten Baumwollunterwäsche vorgezogen wird, wodurch ein „pilzfreundliches" Klima entstehen kann. Eine Scheidenpilzinfektion ist sehr unangenehm, jedoch nicht gefährlich. Sie kann sehr gut mit Aromapflegeprodukten behandelt werden.

Vorbeugend sollte die Scheide nie mit Seife oder Duschgel gewaschen werden, Wasser reicht völlig aus. Nach dem Duschen die Schleimhaut mit einem Rosenhydrolat besprühen. Baumwollunterwäsche ist atmungsaktiv und für Pilze weniger wachstumsfreundlich. Nasse Badekleidung sollte immer direkt nach dem Schwimmen ausgezogen werden.

Intimpflegeöl bei Vaginalmykose

- *50 ml Jojobaöl*
- *4 Tropfen Manuka*
- *3 Tropfen Teebaum (sehr frisch)*
- *3 Tropfen Rosengeranie*
- *2 Tropfen Lavendel fein*
- *2 Tropfen Palmarosa*
- *1 Tropfen Bergbohnenkraut*

Alle Zutaten in einer Weithalsflasche (aus der Apotheke) miteinander mischen, dreimal täglich die Spitze eines Bio-Baumwoll-Tampons damit tränken und einführen, zusätzlich äußerlich auftragen. Dauer: 1 Woche, danach für 2 Wochen zweimal täglich morgens und abends.

LIEBESKUMMER

Sind Mädchen zum ersten Mal verliebt, lässt der erste Liebeskummer auch meist nicht lange auf sich warten. Dieses Gefühl ist emotional so schmerzhaft, dass es tatsächlich wehtut. Das Herz ist verletzt, krampft sich beim Gedanken an die verlorene Liebe zusammen und man fühlt sich einsam, verlassen, enttäuscht und sehr traurig. Kinder haben noch nicht die Erfahrung gemacht, dass auch dieser Schmerz einmal vorbeigeht. Selbst uns als Müttern hat es jedes Mal schier das Herz zerrissen, wenn wir eines unserer Kinder so haben leiden sehen.

Verständnis, Einfühlungsvermögen und tröstende Düfte bewirken manchmal kleine Wunder.

Vielleicht lässt sich Ihre Tochter sogar auf eine kleine gemeinsame „Duftreise" ein. Lassen Sie sie an verschiedenen ätherischen Ölen schnuppern und selbst entscheiden. Vom ausgewählten Duft einen Tropfen auf ein Papiertaschentuch träufeln. Insbesondere Grapefruit, Blutorange, Mandarine rot, Melisse, Benzoe, Kamille römisch, Tonka- und Kakao-Extrakt vermitteln Entspannung und ein Gefühl von Schutz und Geborgenheit.

Roll-On „Streichel-Herz“

- *10 ml Jojobaöl*
- *4 Tropfen Mandarine rot*
- *2 Tropfen Melisse*
- *2 Tropfen Benzoe*
- *1 Tropfen Atlaszeder*

Alle Zutaten miteinander in einem Roll-On mischen und bei Bedarf auf die Pulse auftragen.

Riechzucker „Kuschelstunde“

- *2 EL Zucker*
- *4 Tropfen Blutorange*
- *3 Tropfen Benzoe*
- *1 Tropfen Tonka-Extrakt*
- *1 Tropfen Kamille römisch*

Alle Zutaten miteinander in einem Schraubglas mischen und bei Bedarf intensiv daran schnuppern.

TATTOO-PFLEGE

Mindestens ein Tattoo gehört heute zur Körperausstattung eines jungen Menschen. Meist sind es mehrere. Kurz nach der schmerzhaften Prozedur des Stechens ist die Pflege der lädierten Haut wichtig. Einerseits muss das Eindringen von Krankheitskeimen verhindert werden, andererseits sollte die Heilung gleichmäßig verlaufen. Ein hochwertiges Pflegeprodukt ohne Mineralöl auf rein pflanzlicher Basis ist ganz einfach herzustellen.

Tattoo-Balsam

- *15 g Sheabutter*
- *15 g Bio-Kokosöl, nativ*
- *2 Tropfen Thymian Ct. Linalool*
- *2 Tropfen Rosengeranie*
- *1 Tropfen Kamille deutsch*
- *1 Tropfen Patchouli*

Fette in einem sauberen Schraubglas im Wasserbad schmelzen, nach Abkühlen ätherische Öle hinzufügen und aushärten lassen. Mehrmals täglich zunächst etwas frisches Rosenhydrolat (ohne Alkohol) auf das Tattoo sprühen, dann hauchdünn mit dem Balsam pflegen. Zu viel Fett könnte die Zeichnung und ihre Farben „verwaschen“.

Schwangerschaft, Geburt und Stillzeit

„Drei Dinge sind uns aus dem Paradies geblieben: Sterne, Blumen und Kinder."
Dante Alighieri (1265 - 1321)

Es gibt viele Mythen und vermeintliche Verbote rund um das Thema ätherische Öle in der Schwangerschaft. Es kursieren verunsichernde Warnungen über Aromatherapie bei Schwangeren. Sie stammen meist aus veralteten Büchern, in denen vor allem die Einnahme von synthetischen und isolierten Duftmolekülen bewertet wird. Denn so wie manche Kräuter sind auch ätherische Öle immer wieder zur Beendigung von unerwünschten Schwangerschaften eingesetzt worden. Der der mit Billigöl angemachte Salat, die schreiend-beduftete Massenkosmetik, Haarefärben und Nägellackieren, die Dämpfe an der Tankstelle, eifriges Lackieren von Möbeln etc. würden dann ein mindestens genauso großes Risiko für eine schwangere Frau und ihren Winzling darstellen.

Aromapflege mit physiologisch verdünnten Ölen, also im einprozentigen Bereich, stellt für eine gesunde Schwangere und ihr Baby keinerlei Gefahr dar. In dieser Zeit hat die Frau zudem Unterstützung durch ihren besonders sensiblen Geruchssinn – und das ist auch gut so, sie trägt ja nun die Verantwortung für ein neues Menschenleben. Frauen sollten sich in dieser Zeit also sehr bewusst auf ihre Nase verlassen und um Dinge, die sie „nicht riechen" können, einen großen Bogen machen.

Einst normale Gerüche oder sogar geliebte Kosmetika können nun sogar Brechreiz auslösen. Die Natur hat diesen Schutzmechanismus eingerichtet, damit das werdende Leben maximal von unverträglichen Dingen verschont bleibt. Bei manchen Frauen kann diese „Riechbremse" allerdings auch etwas heftig ausfallen, das legt sich jedoch meist nach den ersten Monaten.

Das erste Schwangerschaftsdrittel (Trimenon) ist eine besonders „heikle" Zeit. In dieser Phase bilden sich alle wichtigen Anlagen für sämtliche Gliedmaßen, Organe und die dazu gehörigen wundersamen Vernetzungen wie Blutgefäße und Nervenbahnen. In den folgenden sechs Monaten wachsen und verfeinern sich die bereits angelegten Körperteile und Strukturen. Insbesondere in den ersten zwölf bis fünfzehn Wochen der Schwangerschaft sind toxische Substanzen sowie alle Öle zu meiden, die stark durchblutungsfördernd und somit blutungsauslösend oder im schlimmsten Falle krampfauslösend wirken könnten. Sehr empfindliche Frauen und solche mit bereits unglücklich verlaufenen Schwangerschaften sollten besonders auf diese Warnhinweise aufmerksam gemacht werden.

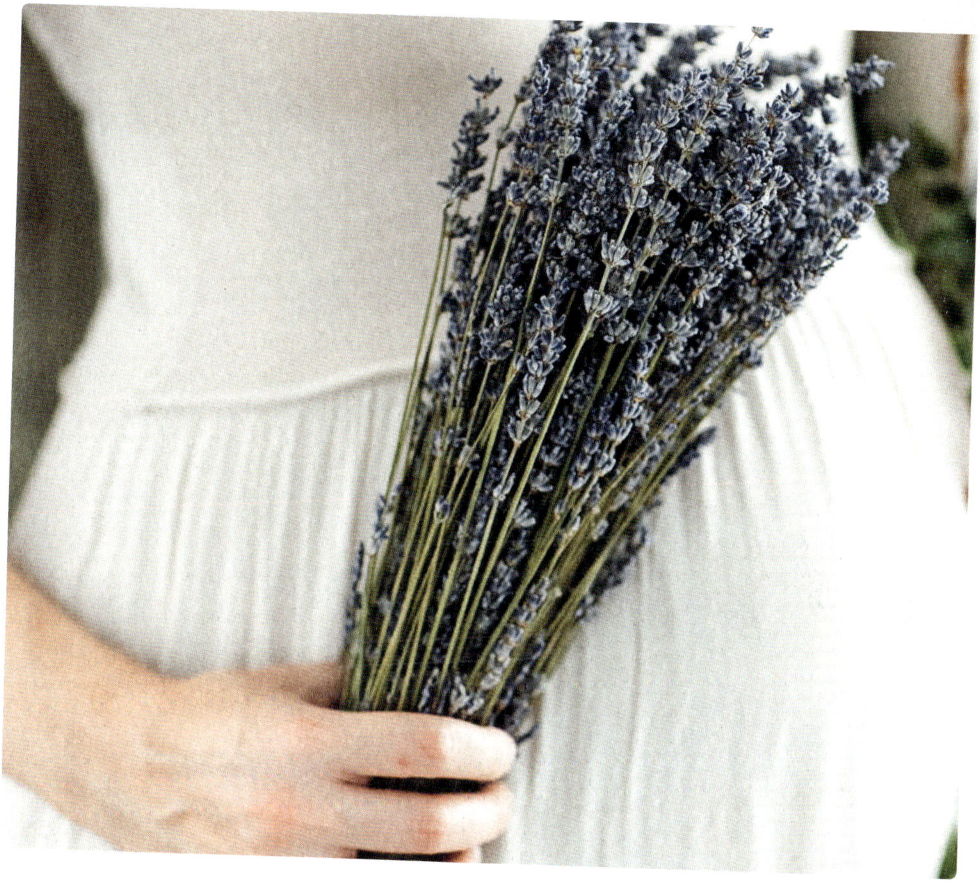

WENN DIE GEFÜHLE PURZELBAUM SCHLAGEN

Egal ob eine Schwangerschaft lang ersehnt war oder etwas überraschend für eine Frau kommt: Die blaue Linie auf dem Teststreifen (oder die Botschaft der Gynäkologin) ist immer ein einzigartiger Moment. Neben riesiger Freude und schönsten Träumen sind auch Ängste, Selbstzweifel und Sorgen völlig normale Gefühle einer werdenden Mutter. Höhenflüge können – abwechselnd oder gar gleichzeitig – mit lähmenden Empfindungen von Angst und Überforderung auftauchen. Obwohl jede Schwangerschaft ein kleines Wunder ist, darf das Gefühlschaos angenommen werden – es geht den allermeisten schwangeren Frauen nicht anders.

Wie so oft sind die Hormone wieder einmal nicht ganz unschuldig an diesen abwechselnden Gefühlszuständen. Eine Schwangerschaft bedeutet enorme körperliche und seelische Veränderungen. Typische Symptome, wie große Müdigkeit, Übelkeit, Erbrechen, Schlafstörungen und seelische Stimmungstiefs, gehören dazu.

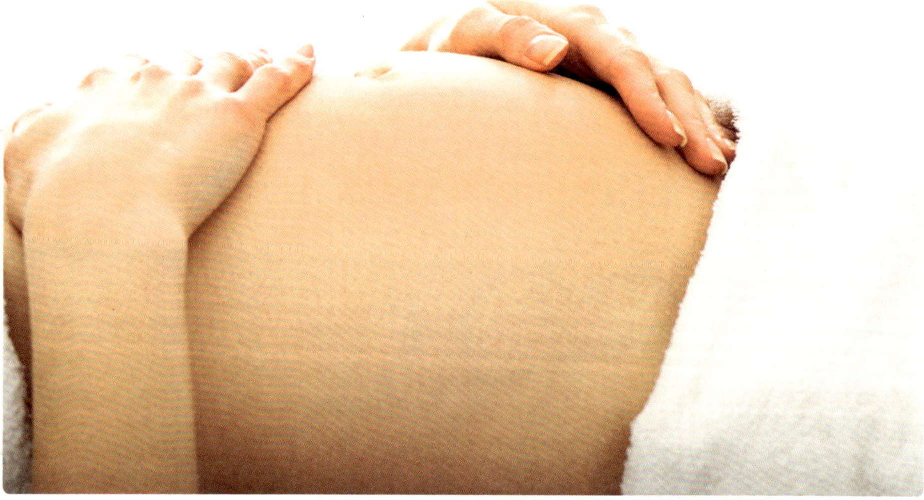

Welche Öle kann eine schwangere Frau „einfach so“ zum Wohlfühlen, Entspannen und Loslassen verwenden? Darf sie Öle einsetzen, wenn sie in dieser Zeit von Schnupfen, Rückenschmerzen oder Krampfadern geplagt wird?

Neben allen Ölen, die der schwangeren Frau guttun und die äußerlich angewendet sowie einprozentig verdünnt werden (beispielsweise 2 Tropfen auf 10 ml Mandelöl) sind die Klassiker sicherlich:

- Bergamottminze
- Ho-Blätter
- Indianernessel (Monarde Ct. Geraniol)
- Lavendel fein und Berglavendel
- Linaloeholz und Linaloefrüchte
- Litsea
- Mandarine und andere Zitrusschalenöle
- Myrte rot (Nordafrikanische Myrte)
- Neroli
- Patchouli
- Petit Grain
- Rose
- Rosengeranie
- Sandelholz
- Weihrauch
- Eucalyptus citriodora
- Zitronenmyrte
- alle Blütendüfte (in Maßen!)

Die drei fein-lecker duftenden alkoholischen Extrakte aus Vanille, Benzoe und Tonka können ebenfalls zum Abrunden dazu gemischt werden.

ÄTHERISCHE ÖLE WÄHREND DER SCHWANGERSCHAFT – WAS IST ZU BEACHTEN?

Es versteht sich von selbst, dass alle potenziell gefährlichen Öle in der Schwangerschaft nicht angewendet werden oder nur unter Aufsicht einer wirklich damit erfahrenen Person. Gesunde Frauen sollten bei entsprechender Indikation und betreut durch eine sachkundige Hebamme die folgenden Öle nur äußerlich und sorgfältig verdünnt anwenden:

Ätherische Öle, die während der Schwangerschaft nur in zuverlässig hoher Verdünnung angewendet werden dürfen (z. B. 1 Tropfen auf 10 ml Mandelöl)

Ätherisches Öl	Wirkung
Anis	wegen der leicht östrogenähnlichen Wirkung
Basilikum	wegen des bei manchen Ölen hohen Gehaltes an Methylchavicol, welches einen starken Einfluss auf das Nervensystem hat und auch die Leber – nur in extrem hoher Dosierung – schädigen kann
Fenchel	wegen der leicht östrogenähnlichen Wirkung
Niauli	wegen des den Hormonhaushalt regulierenden Inhaltsstoffes Viridiflorol
Salbei	wegen der leicht östrogenähnlichen Wirkung und des manchmal hohen Gehaltes an Thujon und Kampfer, die einen starken Einfluss auf das Nervensystem haben; eingenommenes Thujon kann abortiv wirken
Schafgarbe	wegen des Kampfergehaltes, der einen starken Einfluss auf das Nervensystem hat und durchblutungsfördernd wirkt
Zitronenverbene	wegen der bei manchen Frauen beobachteten wehenauslösenden Wirkung

Die ätherischen Öle aus Zimtblättern und Zimtrinde aus Sri Lanka, aus chinesischem Cassiazimt sowie aus Nelkenblättern und -knospen wirken extrem durchblutungsfördernd und sollten darum allenfalls in Riechstiften kurzzeitig gerochen werden. Sie können in Speisen, beispielsweise in Zimtsternen, bei empfindlichen Frauen Wehen auslösen.
Empfindliche Frauen sollten in diesen 40 Wochen mit den Ölen vieler Lippenblütler, wie Thymian, Oregano und Bohnenkraut, vorsichtig sein. Selbstverständlich müssen während der ganzen Schwangerschaft alle ätherischen Öle vermieden werden, die bestimmte Monoterpenketone enthalten, da diese das Nervensystem des Kindes überstrapazieren und bei Fehlanwendung abortiv wirken können.

- Ysop
- Salbei
- Schopflavendel
- Thuja/Lebensbaum
- Flohminze
- Kampfer
- Rosmarin Ct. Borneon

Auch die seltenen Öle mit Sabinylacetat-Gehalt sind nicht erlaubt, da dieser Inhaltsstoff zu den wenigen Estern gehört, die (embryo-)toxisch wirken, beispielsweise in Lavendelsalbei und Sade, eine Wacholderart. Öle wie Wintergrün, Birke und auch Nelkenknospe, die Methylsalicylat enthalten, müssen möglichst vermieden werden, da Kinder unter 14 Jahren nicht über die Enzyme verfügen, diese Moleküle zu verstoffwechseln. Das gilt umso mehr für ungeborene Menschlein.

Stark eukalyptolhaltige Öle sollte man nur im Bedarfsfall (z. B. Erkältung) und sparsam in Inhalationen oder Brustsalben verwenden (Eucalyptus globulus, Myrte türkisch/grün, Rosmarin Ct. Cineol). Auch mentholhaltige Öle (Mentha piperita, Mentha arvensis) nur wenig und nur wirklich bei Bedarf. Immer daran denken: die Nase entscheiden lassen!

Bei sachgemäßer Anwendung gehen keine Gefahren von ätherischen Ölen aus – ebenso wenig wie von vielen allopathischen Medikamenten. Schwangere sollten jedoch ätherische Öle niemals innerlich anwenden!

VORZEITIGE WEHEN

Vorzeitige „wilde" Wehen sind oft eine Reaktion auf die hektische Betriebsamkeit des „Nestbaus". Schwangere Frauen rennen von Geschäft zu Geschäft, tapezieren Wände, sägen Himmelbettchen oder pflügen halbe Gärten um. Der Körper befindet sich dann zu oft im Modus des sympathischen Nervensystems, das für Flucht und Abwehrverhalten zuständig ist. Der parasympathische Nerv, zuständig für Ruhe und Regeneration, kommt nicht zum Zug. In diesem Fall hat sich das echte Majoranöl als ungewöhnlich hilfreich erwiesen und sogar Klinikaufenthalte verkürzt oder gar vermieden. Jedoch bitte auf den wissenschaftlichen Namen *Origanum majorana* achten und nicht *Thymus mastichina* verwenden, dieser ist als „Spanischer Majoran" im Handel.

Bauchöl „Wilde Wehen"

- *10 ml Mandelöl*
- *6 Tropfen Majoran*

Zutaten mischen und den Bauch ganz sanft damit streicheln.

MORGENDLICHE ÜBELKEIT

Schwangerschaftsübelkeit tritt in den ersten drei Monaten recht häufig auf, ist jedoch normalerweise kein Grund zur Besorgnis. Ab dem vierten Schwangerschaftsmonat legt sie sich meist von selbst. Oft ist es die Nase, die überempfindlich auf bestimmte Gerüche reagiert: Beispielsweise war vielleicht vor der Schwangerschaft der morgendliche Kaffeeduft mehr als verlockend, nun führt er zu starker Abneigung. Wie bereits erwähnt, ist die Nase ein gutes Instrument, um festzustellen, was im Moment guttut – oder eben nicht.

Vielen Schwangeren ist es direkt nach dem Aufwachen schon übel, auch der Kreislauf „spielt verrückt" und das Aufstehen fällt schwer. Ein Riechstift, der griffbereit am Bett liegt, kann erste Linderung verschaffen.

Riechstift bei Übelkeit

- *1 Tropfen Zitrone*
- *1 Tropfen Limette*
- *1 Tropfen Rosmarin Ct. Cineol*

Alle ätherischen Öle auf ein Watteröllchen geben und in den Riechstift stecken. Bei Bedarf daran riechen.

Mit Ingwer, Kardamom, Grapefruit oder Pfefferminze lassen sich weitere

Varianten des Riechstiftes herstellen. Ist der Kreislauf im Keller, sollte in jedem Fall Rosmarin Ct. Cineol oder Pfefferminze im Riechstift enthalten sein, bei eher erhöhtem Blutdruck sollte die Anwendung dieser beiden Öle vorsichtig erfolgen bzw. durch Blutdruckmessungen begleitet werden.

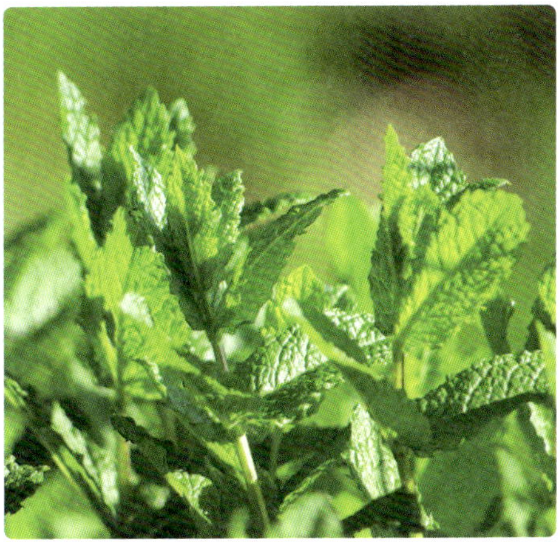

Pfefferminze

DER DARM WIRD TRÄGE

Mindestens ein Drittel aller werdenden Mütter leiden manchmal, wenn nicht sogar fast die ganze Schwangerschaft über, an Verstopfung. Der erhöhte Progesteronspiegel ist für die Entspannung der glatten (unwillkürlichen) Muskulatur verantwortlich, davon ist unter anderem der Darm betroffen. Der werdende Mensch wird durch das Progesteron in seinem „Nest" vor unnötigen Kontraktionen geschützt.

Durch die lockerere Darmmuskulatur wandert der Nahrungsbrei langsamer durch das lange Verdauungsorgan, das Baby wird besser mit Nährstoffen versorgt. Wenn die Hämoglobinwerte sinken, müssen Eisenpräparate eingenommen werden, diese verstärken

Pfefferminzöl während der Schwangerschaft

Oft werden Schwangere schier verrückt gemacht, indem sie vor Pfefferminzöl gewarnt werden. Ihre Nase lechzt jedoch manchmal danach, beispielsweise bei Übelkeitsattacken. So problematisch dieses völlig untoxische Öl auf die noch nicht fertig entwickelten Atemwege von Babys wirkt, so harmlos und effektiv kann es bei Anwendungen im Inhalierstift sein. Das Baby atmet doch noch nicht! Voraussetzung ist freilich ein hochwertiges Pfefferminzöl, möglichst aus zertifiziertem biologischem Anbau. Es darf nur einen geringen Anteil an Monoterpenketonen, wie Pulegon enthalten und nur äußerlich angewendet werden. Die Warnungen stammen aus Zeiten, in denen sehr problematische „Minzeöle" auf dem Markt waren. Diese wurden gerne eingenommen oder sogar unverdünnt auf Haut und Schleimhäuten aufgetragen.

jedoch die Trägheit des Darmes. In der späteren Schwangerschaft kann der Druck durch das größere Baby die Leistung des Darmes zusätzlich beeinträchtigen. Sodbrennen und Blähungen kommen häufig noch hinzu.

Abführmittel sind unter keinen Umständen erlaubt, denn die dadurch entstehenden Krämpfe können Wehen auslösen. Darum sollte schon früh in der Schwangerschaft für eine reichliche Zufuhr an Faserstoffen gesorgt werden, beispielsweise durch das Essen von viel Blattsalat und anderen Grünpflanzen, dazu in Wasser oder Säften aufgequollene Flohsamenschalen. Geschrotete und möglichst eingeweichte Leinsamen lockern den Darminhalt auf und versorgen Mutter und Kind mit den wichtigen Omega-3-Fettsäuren. Ideal wären auch eine oder zwei Scheiben des inzwischen berühmten „Wunderbrotes“, das ohne Mehl, nur aus Saaten, Nüssen und Flohsamenschalen gebacken wird (im Internet gibt es zahlreiche Rezepte, es ist ganz einfach zu backen).

Wenn sich gar nichts mehr bewegt, helfen Glycerin-Zäpfchen aus der Apotheke. Die folgende Mischung kann die Spannung im Bauch etwas lösen:

Bauchwohl-Mix

- *1 großer EL Olivenöl*
- *1 Tropfen Orange*
- *1 Tropfen Majoran*
- *1 Tropfen Kümmel*

Alles gut vermischen und komplett auf den Unterbauch auftragen, mit sehr sanften Kreisbewegungen verreiben. Keine Massage ausführen, nicht drücken oder schieben!

Dazu hilft die Vorstellung, wie sich der Inhalt des Darmes nun langsam und gleichmäßig in Richtung „Ausgang“ bewegt. Oder daran denken, wie genüsslich eine „Sitzung“ sein konnte, als noch kein Besucherlein im Bauch drückte.

DEHNUNGSSTREIFEN

Wenn das Baby im Bauch wächst und dieser sich langsam dehnt, kommt es bei vielen Frauen zu den unliebsamen Schwangerschaftsstreifen (Striae). Das hängt mit der richtigen Ernährung und der Hautpflege zusammen, meist sind jedoch eine Bindegewebsschwäche und eine genetische Veranlagung verantwortlich.

Gesunde Ernährung mit reichlich die Haut nährenden Omega-3-Fettsäuren, genügend Flüssigkeitsaufnahme und Bewegung sind ebenso wichtig, um

Dehnungsstreifen vorzubeugen, wie sanfte, durchblutungsfördernde Massagen der betroffenen Areale.

Bauchglück-Balsam

- *20 g Sheabutter*
- *15 ml Mandelöl*
- *5 ml Weizenkeimöl*
- *2 Tropfen Lavendel fein*
- *2 Tropfen Mandarine rot*
- *2 Tropfen Benzoe*

Sheabutter in einem verschließbaren Schraubglas auf der Heizung schmelzen, dann Mandelöl und Weizenkeimöl sowie die ätherischen Öle dazugeben, Glas gut verschließen und ca. 5 Minuten lang gut schütteln. Mit dem Bauchglück-Balsam die „Babykugel" täglich pflegen. Eine Zupfmassage einzelner Hautfalten, die sanft gedehnt werden, beugt den gefürchteten Dehnungstreifen vor.

Bei vorzeitigen Wehen sollte der Bauch nicht massiert werden.

BLASENENTZÜNDUNG

Während der Schwangerschaft sind Frauen anfälliger für Blasenentzündungen als sonst. Veränderungen im hormonellen Haushalt, insbesondere beim Progesteron, Abweichungen vom vaginalen pH-Wert mit entsprechenden Bakterien-Fehlbesiedelungen und zum Schluss auch der mechanische Druck des Babys auf die Blase können dafür verantwortlich sein.

Durch die muskelentspannende Wirkung des Progesterons erweitern sich die Harnleiter und die Blasenwand wird weicher. Dies kann in Verbindung mit der wachsenden Gebärmutter dazu führen, dass Harn sich bis in die Nieren zurückstaut und Bakterien aufsteigen. Gleichzeitig kann die Blase durch das wachsende Kind im Mutterleib nicht mehr so viel Urin aufnehmen oder er wird nicht mehr vollständig abgelassen. Auch der pH-Wert im Urin verändert sich während einer Schwangerschaft. All diese Veränderungen erhöhen die Gefahr, dass sich Bakterien ansiedeln können.

Bei einer beginnenden Blasenentzündung siehe auch Tipps und Hinweise ab Seite 253.

Mit aromatherapeutischer Unterstützung kann den Bakterien das Leben zusätzlich erschwert werden.

Ölkompresse „Blase“

- *20 ml Johanniskrautöl*
- *2 Tropfen Teebaum*
- *2 Tropfen Eucalyptus radiata*
- *2 Tropfen Majoran*
- *2 Tropfen Thymian Ct. Linalool*

Alle Zutaten in einer 20-ml-Flasche miteinander mischen, von dieser Mischung 1 EL auf eine Kompresse oder ein Baumwollläppchen (ca. 10 x 10 cm) geben und diese auf den Unterleib auflegen – ein warmes Kirschkernkisssen verstärkt die schmerzstillende und entzündungshemmende Wirkung.

Tipp

25 ml Cranberry- oder Preiselbeer-Muttersaft dreimal täglich getrunken, beugt einer Blasenentzündung vor. Der Saft kann auch in Fruchtsmoothies gemischt werden. Nicht mit dem preiswerten Cranberry-Nektar verwechseln.

Wenn es nur tröpfelt und trotzdem stark schmerzt, können neben krampflösenden Ölkompressen auch Einreibungen mit einem wärmenden, schmerzlinderndem Öl eine echte Wohltat sein.

Blasen-Entspannungsöl

- *20 ml Johanniskrautöl*
- *3 Tropfen Majoran*
- *3 Tropfen Lavendel fein*
- *3 Tropfen Cajeput*

Alle Öle in einer 20-ml-Flasche mischen und die Blasengegend damit sanft massieren oder wie bei der Ölkompresse beschrieben anwenden.

Bei einer Blasenentzündung muss immer ein Arzt hinzugezogen werden.

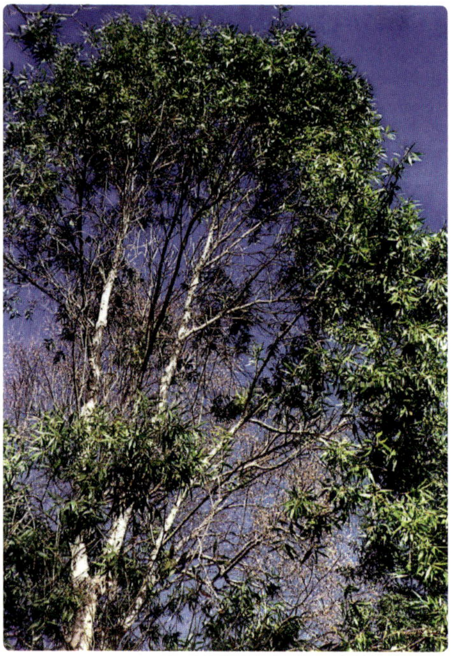

Cajeput

WENN DIE WADE KRAMPFT

In der zweiten Schwangerschaftshälfte können Wadenkrämpfe durch einen Mangel an Magnesium und Calcium ausgelöst werden. Meist treten sie überraschend wie aus heiterem Himmel in der Nacht auf, deshalb sollte eine „Notfall-Mischung" immer griffbereit auf dem Nachttisch stehen. So kann sie bei einem Krampf schnell Erste Hilfe leisten. Zusätzliche sanfte Dehnungsübungen lindern die Schmerzen: zum Beispiel der Ausfallschritt nach hinten, dabei die Ferse in den Boden drücken, oder im Liegen das Bein vorsichtig durchstrecken und die Zehen in Richtung Oberkörper ziehen.

Notfallmischung „Wadenkrampf"

- *20 ml Johanniskrautöl*
- *5 Tropfen Majoran*
- *5 Tropfen Lavendel fein*

Alle Zutaten in einem Fläschchen mischen und bei einem Krampf die betroffenen Stellen sanft kneten.

Tägliche kalt-warme Wechselduschen der Beine verbessern die Durchblutung und mindern die Krampfanfälligkeit.

Manchmal kommt es am Tag nach dem Wadenkrampf zu Schmerzen in den Waden, diese können mit sanften Einreibungen gemildert werden.

Waden-Schmerzmischung „The day after"

- *20 ml Johanniskrautöl*
- *4 Tropfen Cajeput*
- *2 Tropfen Lavendel fein*

Alle Zutaten in einer 20-ml-Flasche mischen und nach einem Krampf die betroffenen Stellen sanft damit massieren.

Erfrischendes Beinspray

- *30 ml Lavendelhydrolat*
- *20 ml Pfefferminzhydrolat*
- *2 Tropfen Bergamottminze*
- *2 Tropfen Zypresse*
- *2 Tropfen Grapefruit*

Alle Zutaten miteinander in einer 50-ml-Sprühflasche mischen und an anstrengenden Tagen die Beine ab und zu damit einsprühen - auch im Sommer eine Wohltat! Vor jeder Anwendung gut schütteln.

KRAMPFADERN UND ÖDEME

In der Schwangerschaft sind die Venen besonders störanfällig. Wieder einmal liegt es auch an der besonderen Zusammensetzung diverser Hormone, die das Gewebe elastischer, weicher und schlaffer machen. Gleichzeitig steigt das Blutvolumen um etwa 20 %, damit das Baby ausreichend versorgt werden kann. So haben die Venen nun deutlich mehr Arbeit als zuvor.

Bereits im fünften Schwangerschaftsmonat übt die Gebärmutter besonders im Stehen großen Druck auf die Bauchvene aus und erschwert so den Blutrückstrom von den Beinen zum Herzen. Dadurch weiten sich die oberflächlichen Beinvenen, die Klappen können sich nicht mehr richtig schließen, das Blut staut sich in den Beinen, die Venen sacken aus und schlängeln sich als Krampfadern am Bein entlang. Glücklicherweise bilden sich viele Krampfadern einige Monate nach der Geburt wieder von selbst zurück. Ausreichend Bewegung und wenig sitzen und stehen beugen Krampfadern ebenso vor wie abends oder nachts die Beine etwas hochzulegen. Eine tägliche Einreibung mit leicht zusammenziehenden und venenstabilisierenden ätherischen Ölen kann die Beschwerden lindern und dem Geschehen vorbeugen.

Massageöl „Beinwohl"

- *30 g Bio-Kokosöl, nativ*
- *20 ml Calophyllumöl*
- *3 Tropfen Zypresse*
- *2 Tropfen Wacholderbeere*
- *2 Tropfen Lemongrass*
- *2 Tropfen Myrte (M. rot) Ct. Myrtenylacetat*

Kokosöl schmelzen und mit den restlichen Zutaten vermischen. Die Beine täglich von unten nach oben damit sanft einreiben.

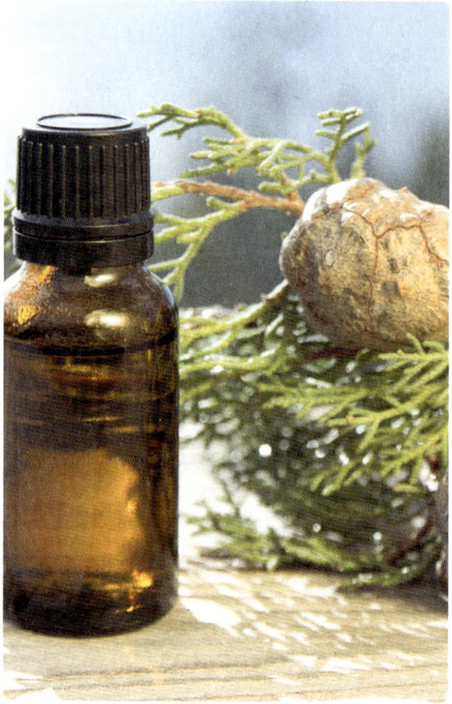

Zypressenzweig mit Zapfen

Besonders bei Schwangerschaften im Sommer sind Beine und Füße oft stark geschwollen, sie schmerzen und fühlen sich schwer wie Blei an. Ein erfrischendes Beinspray in einer kleinen Sprühflasche kann immer wieder aufgesprüht werden. Es kühlt und lindert Schwellungen.

Beinspray „Cool Summer"

- *20 ml Pfefferminzhydrolat*
- *20 ml Hamamelishydrolat*
- *10 ml Wodka*
- *3 Tropfen Lavendel fein*
- *3 Tropfen Grapefruit*
- *2 Tropfen Wacholderbeere*

Erst die ätherischen Öle mit dem Wodka in einer 50-ml-Sprühflasche mischen, anschließend mit den Hydrolaten auffüllen. Bei Bedarf auf die Beine aufsprühen, vorher immer sehr gut verschütteln. Wird die Mischung im Kühlschrank aufbewahrt, kühlt sie noch intensiver.

HÄMORRHOIDEN

Nicht nur die Venen in den Beinen können in der Schwangerschaft „ausleiern", leider tun dies auch die Venen im Enddarm. Mangelnde Bewegung und Verstopfung begünstigen die Beschwerden zusätzlich. Die Entstehung von Hämorrhoiden wird meist frühzeitig an den dafür typischen Symptomen wie Juckreiz und Schmerzen bemerkt, manchmal auch mit leichten Blutungen nach dem Toilettengang. Bei einigen Frauen treten die Hämorrhoiden heraus und sind tastbar. Die gute Nachricht: Nach der Schwangerschaft gehen die Hämorrhoiden oft wieder vollständig zurück.

Pflegebalsam

- *40 g Sheabutter*
- *10 ml Johanniskrautöl*
- *4 Tropfen Kamille deutsch*
- *2 Tropfen Patchouli*
- *2 Tropfen Wacholderbeere*
- *4 Tropfen Zypresse*
- *4 Tropfen Lavendel fein*
- *2 Tropfen Rosengeranie*
- *2 Tropfen Myrte (Myrte rot) Ct. Myrtenylacetat*

Sheabutter in einem sauberen Schraubglas schmelzen (Wasserbad oder auf einem Heizkörper), dann die Öle dazugeben, gut verrühren und bei akuten Entzündungen erbsengroße Salbenstückchen auftragen. Der Balsam kann mit dem Finger leicht in den Darmeingang einmassiert werden.

Idealerweise wird etwas Balsam auf einem Stück Mullkompresse kurz eingefroren und bei Bedarf aufgelegt.
Alternativ:
Die ätherischen Öle in 25 ml Johanniskrautöl und 25 ml Calophyllumöl mischen.
Extra:
Bei blutenden Hämorrhoiden können dieser Mischung noch 2 Tropfen Cistrose beigemischt werden.

Unsere persönliche Erfahrung und Empfehlung ist, möglichst ganz auf industriell hergestellte Intimpflegeprodukte zu verzichten. Nach dem Toilettengang den After mit einem weichen Papier, den Ölpflegetüchern oder lauwarmem Wasser reinigen. In der nassen, kalten Jahreszeit niemals auf kalte Flächen setzen, auch die Füße sollten möglichst immer warmgehalten werden. Eine ballaststoffreiche Ernährung und ausreichend trinken ist von Vorteil, stark säurehaltige und scharfe Lebensmittel sollten reduziert oder gar vermieden werden. Der Verzicht auf Fleisch kann sehr hilfreich sein.

Ölpflegetücher

- *50 ml Olivenöl*
- *50 ml Johanniskrautöl*
- *10 Tropfen Lavendel fein*
- *1 Päckchen Kosmetiktücher*

Kosmetiktücher in eine verschließbare Dose legen, Oliven- und Johanniskrautöl mit dem Lavendelöl in einer Flasche mischen und die Tücher damit übergießen.

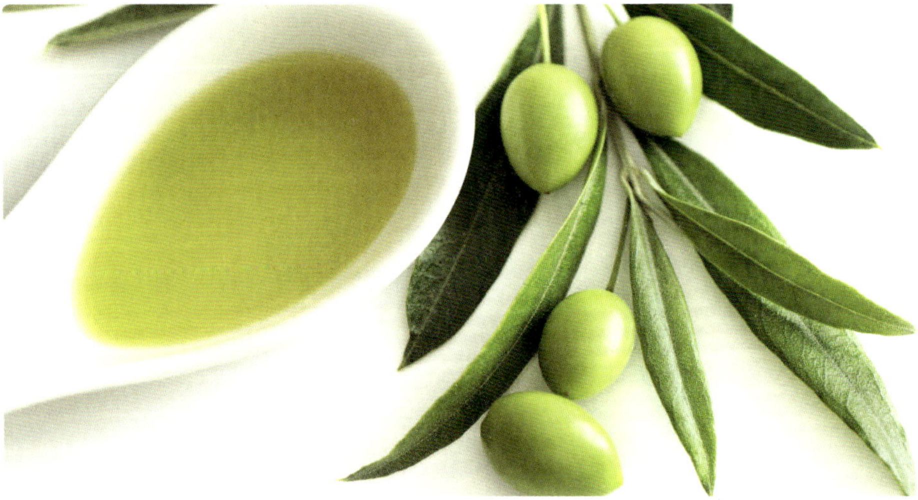

Olivenöl

ERKÄLTUNG IN DER SCHWANGERSCHAFT

Rücken wir im „normalen" Leben einer Erkältung, ohne darüber nachzudenken, mit Medikamenten zu Leibe, ist dies während einer Schwangerschaft nicht so ohne Weiteres möglich. Viele herkömmliche Arzneimittel dürfen gar nicht eingenommen werden, da sie dem ungeborenen Baby schaden könnten.
In den allermeisten Fällen können Erkältungen und deren Symptome gut naturheilkundlich behandelt werden.

Die meisten ätherischen Öle, die bei Kleinkindern angewendet werden dürfen, können auch in der Schwangerschaft zur Linderung von Husten, Schnupfen und Halsschmerzen eingesetzt werden.

Entspannungsöl für die Bronchien

- *50 ml Johanniskrautöl*
- *5 Tropfen Benzoe*
- *5 Tropfen Atlaszeder*

Alle Zutaten in einer 50-ml-Flasche miteinander mischen und bei Husten Brust und Rücken damit einreiben.

Nase-Frei-Balsam

- *1 EL Bio-Kokosöl, nativ*
- *1 Tropfen Majoran*
- *1 Tropfen Ho-Blätter*
- *1 Tropfen Cajeput*

Kokosöl in einem sauberen Schraubglas schmelzen (Wasserbad oder auf einem Heizkörper), dann die ätherischen Öle dazugeben und gut mischen. Rund um die Nase, die Wangen und am Naseneingang auftragen.

Zusätzlich hilft es bei verstopften Nebenhöhlen, mit Salzwasser zu inhalieren.

Nase-Frei-Inhalation

- *1 l heißes Wasser*
- *1 TL Salz (ohne Zusätze)*
- *1 Tropfen Fichtennadel*
- *1 Tropfen Myrte Anden*

Salz und ätherische Öle vermischen und in das heiße Wasser gegeben. Den Kopf mit geschlossenen Augen über den Topf halten und tief durch die Nase einatmen. Wenn Sie über den Kopf ein Handtuch legen, bleibt das Wasser in diesem „Zelt" langer warm und die Wirkung ist intensiver.

Gurgelsalz „Halsschmeichler“

- *4 EL Salz (ohne Zusätze)*
- *1 TL Sanddornfrucht-fleischöl*
- *1 Tropfen Lavendel fein*
- *1 Tropfen Manuka*

Alles zusammen in einem verschließbaren Schraubglas mischen. Zwei- bis dreimal täglich einen halben TL von der Mischung in lauwarmes Wasser geben und 2–3 Minuten gurgeln.

ß-STREPTOKOKKEN DER GRUPPE B

ß-Streptokokken sind Bakterien, die bei jeder dritten bis vierten gesunden Schwangeren in der Scheide und im Darm vorkommen. Normalerweise verursachen sie keine Beschwerden und stellen für die Schwangere keine Gefahr dar. Jedoch können sich Neugeborene während der Geburt damit infizieren und an einer Hirnhautentzündung erkranken. Gegen Ende der Schwangerschaft wird deshalb ein Abstrich gemacht und in einem Labor auf diese Bakterien untersucht. Im Falle einer Besiedelung mit diesen Keimen muss eine Behandlung, meist direkt bei der Geburt, erfolgen.

Bei über 140 Abstrichen (Aromatogramm) zeigten sich folgende ätherischen Öle als sehr wirksam bei ß-hämolysierenden Streptokokken:

- Rosengeranie
- Lemongrass
- Teebaum
- Palmarosa
- Manuka
- Niauli
- Neroli
- Muskatellersalbei
- Rosmarin Ct.Verbenon
- Rose (R. damascena)

In fachkundigen Apotheken (Bezugsquellen Seite 292) können aus diesen ätherischen Ölen Aromazäpfchen zur Behandlung hergestellt werden. Mehr zu bakteriellen Infektionen siehe Seite 252.

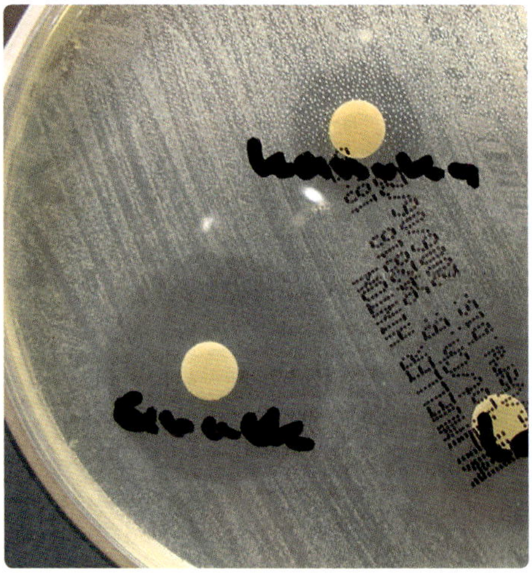

Aromatogramm

Was ist ein Aromatogramm?
Mit Hilfe des Aromatogramms lassen sich in darauf spezialisierten Laboren (Adressen siehe Seite 292) wirksame ätherische Öle ermitteln, welche antibakteriell und antimykotisch wirken. Dabei wird eine Vielzahl ätherischer Öle ausgetestet. Aus den ätherischen Ölen, die sich als antibakteriell/-mykotisch wirksam zeigen, wird in einer Apotheke ein „aromatherapeutisches Arzneimittel" für jeden Patienten spezifisch hergestellt.
Die entsprechende Wirksamkeit zeigt sich in der Petrischale anhand des sog. Hemmhofes, dieser wird in Millimetern gemessen. Je größer der Hemmhof, desto besser wirksam ist das ätherische Öl. In zahlreichen Studien weltweit und in tausenden Aromatogrammen konnte die antibakterielle Wirkung ätherischer Öle geprüft werden. Sie wirken deutlich antibakteriell und antimykotisch gegen klinisch relevante Keime. Auch eine Kombination aus Aromatherapie und Antibiotikagabe ist möglich – es hat sich gezeigt, dass in diesem Fall Infektionen schneller abklingen als bei alleiniger Gabe des Antibiotikums (siehe Seite 259). Aromatogramme können ebenso bei Vaginal- und Harnwegsinfektionen, Hauterkrankungen, Akne uvm. sinnvoll sein.

DEN DAMM VORBEREITEN

Der Damm (Perineum) ist der Bereich zwischen Scheide und After. Der Damm wird während der Geburt durch den Druck des Babys und die Überdehnung stark belastet. Um Risse oder einem Dammschnitt vorzubeugen, wird dieser ab der 34. Schwangerschaftswoche ca. drei- bis viermal pro Woche mit einer „Weichmacher-Mischung" massiert. Die ausgewählten ätherischen Öle und Pflanzenöle machen das Gewebe des Damms dehnungsfähiger, damit er seiner Aufgabe besser gewachsen ist.

Damm-Massageöl „Willkommen"

- *30 ml Mandelöl*
- *20 ml Weizenkeimöl*
- *2 Tropfen Muskatellersalbei*
- *1 Tropfen Rose*
- *2 Tropfen Rosengeranie*

Alles zusammen in einer 50-ml-Flasche mischen und den Dammbereich ca. 5 Minuten damit sanft massieren. Saubere Hände und kurze Fingernägel sind bei der Damm-Massage Voraussetzung.

Wer lieber eine salbenartige Konsistenz bevorzugt, schätzt vielleicht einen Balsam, der durch seine reichlich enthaltenen Fettbegleitstoffe (das „Unverseifbare“) das Gewebe besonders elastisch macht.

Bei Neigung zu vorzeitiger Wehentätigkeit sollte die Damm-Massage nicht oder nur in Absprache mit der Hebamme durchgeführt werden.

Dammbalsam „Willkommen“

- *30 g Sheabutter*
- *20 ml Olivenöl (besser noch 1:1 mit Avocadoöl)*
- *2 Tropfen Weihrauch*
- *1 Tropfen Rose*
- *2 Tropfen Rosengeranie*

Sheabutter in einem sauberen Schraubglas schmelzen (im Wasserbad oder auf einem Heizkörper), dann die Öle dazugeben, gut verrühren und den Dammbereich ca. 5 Minuten damit sanft massieren.

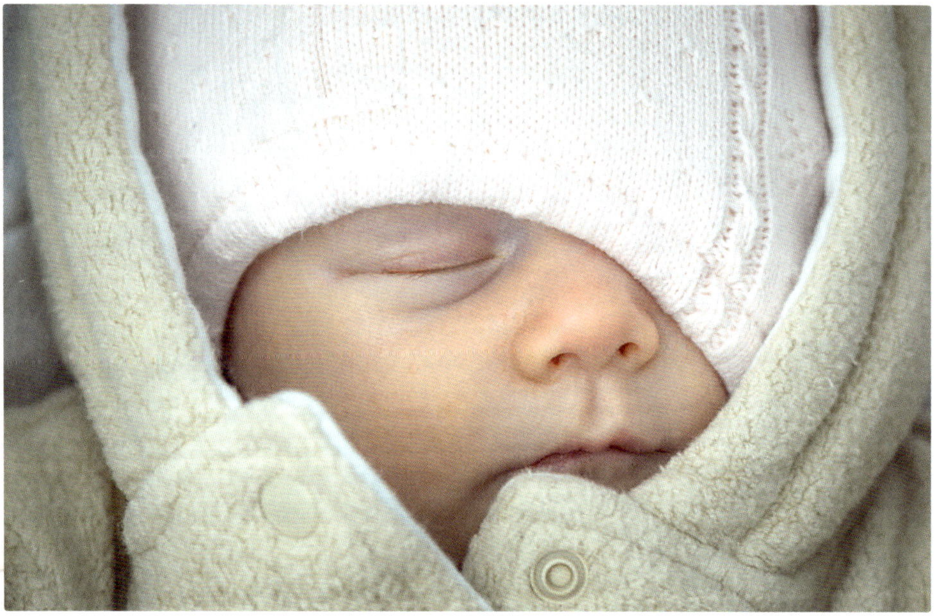

GEBURTSBEGLEITENDE DÜFTE

Ätherische Öle sind aus der Geburtshilfe heute kaum mehr wegzudenken. Sie verleihen nicht nur dem Geburtsraum eine angenehme Atmosphäre, sondern unterstützen die Wehentätigkeit, die Entspannung in den Wehenpausen und heißen das neue Menschlein herzlich Willkommen.

Geburtsöl „Die Wehen begrüßen"

- *50 ml Mandelöl*
- *2 Tropfen Nelkenknospe*
- *2 Tropfen Zimtrinde*
- *2 Tropfen Ingwer*
- *2 Tropfen Zitronenverbene*

Alle Zutaten miteinander in einer 50-ml-Flasche mischen. Bei nachlassender Wehentätigkeit kann die Hebamme den Bauch damit vorsichtig massieren.

Rückenöl „Sanft loslassen"

- *50 ml Mandelöl*
- *4 Tropfen Majoran*
- *3 Tropfen Kamille römisch*
- *3 Tropfen Mandarine rot*

Alle Zutaten miteinander in einer 50-ml-Flasche mischen. Diese Mischung kann bei starkem schmerzempfinden der Gebärenden sanft auf den unteren Rücken, auch während einer Wehe, vom Partner einmassiert werden.

Grundmischung „Hello Baby"

- *5 ml Mandarine rot*
- *4 Tropfen Jasmin*
- *4 Tropfen Vanille-Extrakt*
- *2 Tropfen Ylang Ylang*

Entfernen Sie den Tropfeinsatz des Mandarinenöl-Fläschchensund träufeln die anderen ätherischen Öle hinein. Dann den Tropfeinsatz wieder aufstecken, die Flasche verschließen und gut schütteln. 2–4 Tropfen in einen Diffusor geben.

50 ml Rosenhydrolat und 5 Tropfen der Grundmischung in eine 50-ml-Sprühflasche geben, schütteln und als Raumspray verwenden.

30 ml Mandelöl und 1 Tropfen der Grundmischung in eine 30-ml-Flasche füllen, mischen und dem Baby die Füßchen sanft damit einreiben.

WOCHENBETT UND STILLZEIT – ÄTHERISCHE ÖLE FÜR EINEN ZAUBERHAFTEN ANFANG

Als Wochenbett oder Kindbett wird die Zeitspanne vom Ende der Entbindung bis zur Rückbildung der schwangerschafts- und geburtsbedingten Veränderungen des Körpers bezeichnet. Typischerweise dauert diese Zeit sechs bis acht Wochen. Während dieser Zeit erholt sich die Mutter von der Schwangerschaft und der Geburt, ihr Körper wird wieder in den „Normalzustand" zurückversetzt.

Früher kümmerten sich in dieser Zeit oft Familie, Nachbarschaft und Freunde um die Mama und ihr Baby. Es wurde gekocht, gewaschen und geputzt, sodass die Mutter diese intensive Zeit des Kennenlernens mit dem neuen Menschlein in Ruhe verbringen konnte. Leider wird dieser Zeit heute viel weniger Achtung und Beachtung geschenkt: Die Leistungsgesellschaft macht auch hier nicht halt. Viele Mütter sind oft schon wenige Stunden nach der Geburt wieder „einsatzbereit" oder fühlen sich zumindest durch äußere (und innere) Erwartungen unter Druck.

Die Zeit des Wochenbettes ist jedoch heute noch genauso wichtig zum Regenerieren wie einst, sie sollte unbedingt „gelebt" werden. Achten Sie als Eltern darauf, dass Ihr Kleines möglichst oft Ihren echten Körpergeruch wahrnehmen darf, dieser fördert die Bindung und das Wohlbefinden des neuen Erdenbürgers. Der „Nestgeruch" ist die erste „Landkarte" ihres

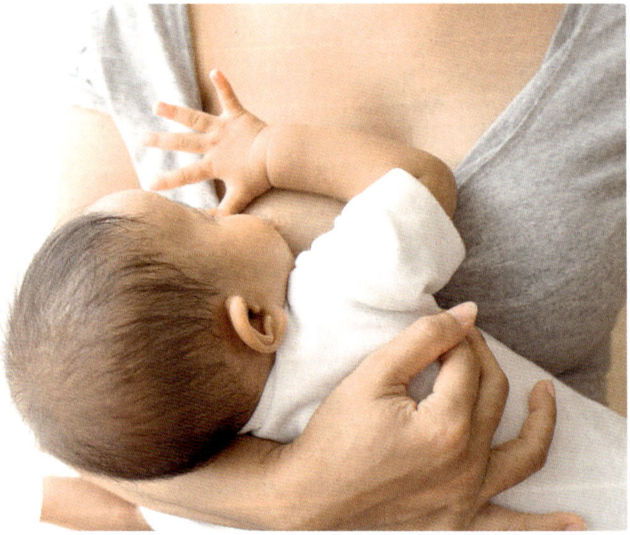

Babys, er gibt ihm Orientierung und Sicherheit. Vermeiden Sie in den ersten Wochen möglichst alle aufdringlich riechenden Pflegemittel und Parfüms, auch in Ihrem eigenen Interesse.

Insbesondere die Riechorgane von Mutter und Baby spielen im Wochenbett eine nicht zu unterschätzende Rolle: Ein internationales Team von Forschern, unter anderem aus Dresden, lud 30 Frauen für eine Studie ein. 15 von ihnen hatten vor Kurzem entbunden, 15 Frauen waren kinderlos. Sie baten die Frauen, verschiedene Gerüche zu identifizieren, darunter den Geruch eines Neugeborenen aus dem Pyjama eines Babys. Während die Frauen schnupperten, beobachteten die Forscher ihre Gehirnaktivität über funktionelle Magnetresonanztomografie (fMRI). Die meisten Frauen fanden keine Worte für den Baby-Geruch, obwohl sie sagten, dass er angenehm sei. Ihr Gehirn verriet jedoch, was vor sich ging! Dopamin, das „Belohnungsstöffchen", wurde aktiviert! Die frisch gebackenen Mütter reagierten viel stärker als die kinderlosen Frauen (Lundström & al 2013).

Hoch verdünnte, zart duftende ätherische Öle können wertvolle Begleiter in dieser Zeit sein, insbesondere wenn die junge Mama nicht so gut drauf ist wie von ihr erhofft. Die Naturdüfte unterstützen, heilen und pflegen Körper und Seele von Mutter und Kind.

Stillen – entspannte Zweisamkeit

Ganz wichtig für die sorgenfreie Zweisamkeit mit dem Baby ist die sanfte Pflege der Brust. Besonders in den ersten Tagen können die Brustwarzen schmerzen und sich manchmal auch entzünden. Auch wenn ein altes Erste-Hilfe-Mittel die eigene Milch ist (sie enthält Hunderte von Inhaltsstoffen, u.a. Immunglobuline), konnte in einer iranischen Studie gezeigt werden, dass Pfefferminzhydrolat bei wunden Brustwarzen überlegen ist. In dieser randomisierten kontrollierten Untersuchung wurden 196 erstgebärende stillende Frauen mit schmerzenden Brustwarzen mit Pfefferminzhydrolat oder Muttermilch versorgt (Melli & al 2007). Das Hydrolat zeigte eine bessere schmerzlindernde Wirkung. Immer direkt nach dem Stillen auftragen bzw. nicht zu nah an Babys nächster Mahlzeit.

Zur Pflege der Brustwarzen kann direkt nach dem Stillen und in halbstündlichen Intervallen Rosenhydrolat aufgesprüht und luftgetrocknet werden, falls sich bereits erste Rötungen zeigen.

Es wirkt kühlend durch seinen Gehalt an natürlichem Rosenalkohol (Phenylethanol), leicht schmerzlindernd und entzündungshemmend.

Brustwarzenöl bei Rötungen und Entzündungen

- *9 ml Johanniskrautöl*
- *1 ml Sanddorn-fruchtfleischöl*
- *1 Tropfen Lavendel fein*
- *1 Tropfen Melisse*

Alle Zutaten in einer 10-ml-Flasche mischen und nach dem Stillen die Brustwarzen damit betupfen. Zutaten in zertifizierter Bioqualität garantieren, dass es sich um ein „essbares" Produkt handelt.

Milchbildungsöl „Mama"

- *50 ml Mandelöl*
- *2 Tropfen Anis*
- *2 Tropfen Kümmel*
- *2 Tropfen Fenchel*
- *2 Tropfen Rose 10%*

Alle Zutaten miteinander mischen und nach dem Stillen wenige Tropfen davon sanft auf die Brust auftragen (Brustwarzen aussparen).

Das Milchbildungsöl ist ein Two-in-One-Produkt, da durch den sanften Duft der entkrampfenden ätherischen Öle gleichzeitig Blähungen im Bäuchlein des Babys vorgebeugt werden.

Viel Trinken ist während der Stillzeit ein MUSS! Qualitativ hochwertige Bio-Stilltees enthalten meistens Anis, Kümmel und Fenchel.

Nachwehen

Nachwehen sind wichtig und notwendig, dennoch bei manchen Frauen, vor allem nach bereits vorangegangenen Geburten, extrem heftig und schmerzhaft. Linderung verschaffen warme Wickel, Umschläge und Einreibungen.

Nachwehenöl

- *1 EL Johanniskrautöl*
- *2 Tropfen Majoran*
- *2 Tropfen Mandarine rot*
- *2 Tropfen Rosengeranie*

Alle Zutaten miteinander mischen und den Bauch damit sanft einreiben, wenn möglich ein Wärmekissen darüberlegen.

Bei Neigung zu übermäßigen Blutungen sollten im Wochenbett keine Wärmeanwendungen stattfinden. Hirtentäscheltee kann zur Linderung der Blutungen beitragen.

BABY-BLUES – HIMMELHOCH JAUCHZEND, ZU TODE BETRÜBT

Eigentlich ist alles perfekt, das Baby ist gesund, die Geburt war traumhaft und dennoch beschleicht uns einige Tage nach der Entbindung ein Gefühl von Traurigkeit. Oder aber die Tränen laufen nur so, obwohl wir uns im Großen und Ganzen überhaupt nicht schlecht fühlen. Manchmal können sogar diffuse Ängste hochkommen, das Baby wird gar abgelehnt, alle Pläne mit dem neuen Familienmitglied scheinen sich in Luft aufzulösen. Dieser Zustand wird „Baby-Blues" genannt, 50 bis 80 % der Mütter sind davon betroffen.

Alle unsere Hormone tanzten 40 Wochen lang ein unglaublich wundervolles Ballett. In jedem Moment waren sie an der richtigen Stelle, ständig passten sie ihr Zusammenspiel dem Wohl des werdenden Lebens an, auch für die Mama-in-spe wurde pausenlos gesorgt. Und plötzlich ist alles anders, der Hormonhaushalt muss sich der neuen Situation anpassen, muss viele Gewebe abbauen, dafür andere Gewebe erst aufbauen, die Milch muss einschießen, das Bindungshormon Oxytocin muss für maximale Kuschelzeiten bereitstehen, Dopamin soll für Belohnungshöhenflüge sorgen. Kein Wunder, dass da die Stimmung schon mal kippen kann. Wir sind dann plötzlich nah am Wasser gebaut und fühlen uns selbst schutzbedürftig. All diese Empfindlichkeiten sind meist völlig harmlos und vergehen so schnell, wie sie gekommen sind.

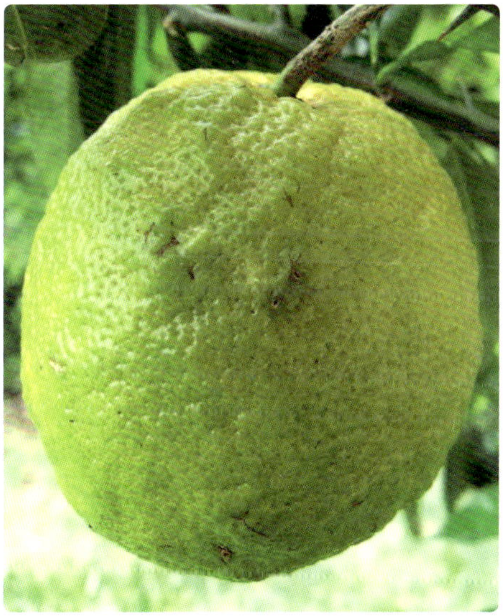

Bergamotte

Viele ätherische Öle können das Wohlbefinden erhalten oder steigern. Ganz nebenbei unterstützen sie die Hormone bei ihrer Karussellfahrt und tragen zu Gelassenheit und Entspannung bei. Sogar die Wissenschaft hat sich in den USA bereits dieses Themas angenommen und in einer kleinen Pilotstudie 28 Frauen direkt nach oder bis zu 18 Monate nach der Geburt ihres Kindes vier Wochen lang begleitet. Sie gehörten einer Hochrisikogruppe für Wochenbettdepression mit Ängsten an, denn sie litten bereits vor der Geburt ihrer Kinder an Depressionen oder Angstzuständen. Jeweils zweimal wöchentlich erhielten sie eine 15-minütige Handmassage mit einer 2%igen Ölmischung aus Rosen- und Lavendelöl (8 Frauen) oder inhalierten diesen Duft genauso lang und häufig (6 Frauen), 14 Frauen erhielten die lokal übliche Begleitung ohne jedes ätherische Öl. Waren Medikamente erforderlich, wurden diese von allen Teilnehmerinnen unverändert eingenommen, alle wurden von psychotherapeutisch geschulten Spezialisten begleitet. Die Ergebnisse beider Duftgruppen waren deutlich positiver als die der Kontrollgruppe, wobei die Massagegruppe etwas besser abschnitt als die Inhalationsgruppe (Conrad & Adams 2012).

In einer kleinen japanischen Studie wurde die Wirkung von Aromamassagen bei 36 gesunden Müttern nach der Geburt untersucht. 16 Mütter erhielten am zweiten Tag nach der Geburt eine 30-minütige Aromamassage, die 20 Mütter in der Kontrollgruppe wurden nicht behandelt. Die Autoren empfehlen die Aromamassage als eine effektive Intervention für Mütter nach der Geburt, um so ihren körperlichen und geistigen Zustand zu verbessern und die Interaktion zwischen Mutter und Kind zu erleichtern (Imura & al 2006).

Unsere Empfehlung ist Bergamotteöl, dieses besondere Zitrusschalenöl ist ein richtiger „Lichtbringer-Duft". Seine entspannend wirksamen Ester helfen dem „Happy-Botenstoff" Serotonin gut auf die Sprünge und lassen trübe Gedanken vorbeiziehen. Rosengeranie hilft dabei, alles was „zu viel" oder „zu wenig" ist, wieder in Balance zu bringen. Beide sind wertvolle Unterstützer, um das Hormonchaos wieder zu normalisieren.

Riechstift „Happy Blues"

- *2 Tropfen Bergamotte*
- *2 Tropfen Rosengeranie*

Die ätherischen Öle auf das beiliegende Watteröllchen geben und in den Riechstift stecken. Mehrmals täglich intensiv daran riechen. Nach Wunsch noch 1–2 Tropfen Vanille-Extrakt hinzufügen.

Riechstift „Happy Green"

- *2 Tropfen Grapefruit*
- *2 Tropfen Fichtennadel*

Zutaten auf das beiliegende Watteröllchen geben und dieses in den Riechstift stecken. Mehrmals täglich intensiv daran riechen. Nach Wunsch noch 1–2 Tropfen Benzoe hinzufügen.

Viele weitere stimmungsaufhellende Tipps, Rezepturen und Anwendungsmöglichkeiten finden Sie auch in Kapitel Psyche und Nerven abSeite 139.

„STILLE GEBURT" – WENN DIE ANKUNFT ZUM ABSCHIED WIRD

Die Geburt des eigenen Kindes wird schon beim Anblick des positiven Schwangerschaftstestes meist freudig erwartet. Die bevorstehenden Vorsorgeuntersuchungen bringen im wahrsten Sinne des Wortes „Licht ins Dunkel" – es ist so aufregend, zum ersten Mal den Herzschlag des Kindes sehen, später die kleinen Hände, Füßchen und dann sogar das winzige Gesicht. Wie mag es wohl aussehen, wem ähnelt es, welche Charaktereigenschaften hat es wohl? Vielleicht spürt die werdende Mama bereits, ob es eher ruhig oder temperamentvoll ist. Möglicherweise träumt sie bereits von dem kleinen Wesen. Das Kinderzimmer wird vorbereitet, erste Kleidungsstücke werden angeschafft.

All diese Fragen und Themen sind plötzlich völlig unwichtig, wenn während der Schwangerschaft Komplikationen auftreten und die werdenden Eltern erfahren müssen, dass ihr Kind nicht lebend auf die Welt kommen kann. Oder wenn die Geburt anders als geplant verläuft und der kleine Erdenmensch die Eltern nicht mit seinem ersten Schrei begrüßt. Aus der Vorfreude wird tiefe Trauer, Hilflosigkeit und auch Versagensangst – das vorgesehene Leben endet schon, bevor es begonnen hat. Mit ihm sterben alle Pläne, Träume und Hoffnungen.

Vor noch nicht allzu langer Zeit wurden Eltern sogenannter „Sternenkinder" mit ihrem großen Verlust alleingelassen. Nicht selten wurde in Familien nicht einmal über dieses Kind und Geschwisterchen geredet, man tat so, als ob es nie existiert hätte, es wurde gar zum Tabuthema. Viele Eltern und ganze Familien sind an solch einem Schicksal zerbrochen. Die moderne Psychologie macht betroffene Eltern und Geschwister darauf aufmerksam, dass das fein gewebte Familiensystem massiv unter dem „Ausradieren" des trotz allem präsenten Familienmitgliedes leiden kann. Verlustängste, Depressionen und andere schwerwiegende emotionale Störungen können auftreten, wenn es nicht gewürdigt wird.

Der Begriff „Stille Geburt" kommt vom englischen „still born" und bedeutet, dass das Kind nicht bei der Geburt schreit, weil es bereits verstorben ist. Es ist ein Segen, dass Hebammen und Ärzte heutzutage mit dieser Situation anders umgehen, insbesondere wenn das ungeborene tote Baby auf natürliche Weise spontan geboren werden muss.

Es ist für das seelische Gleichwicht aller Betroffenen ist wichtig, dass Eltern, Geschwister und auch Großeltern die Möglichkeit erhalten, so viel Zeit wie gewünscht mit dem neuen Familienmitglied zu verbringen, damit sie sich verabschieden können. Manchmal besteht das Bedürfnis nach einem Familienfoto oder die Eltern möchten das Baby ankleiden, mit ihm kuscheln und es streicheln. Alles, was Eltern sich in solch einer Situation wünschen, sollte erlaubt sein.

Ätherische Öle können in so schweren Stunden und Tagen wahre Seelentröster sein – ihr Duft beruhigt, tröstet und hilft beim Loslassen. Sie unterstützen in der Zeit der Trauer, geben neue Zuversicht und erhellen ein wenig die „dunkle Zeit" und die traurigen Gedanken. Vielleicht möchten die Eltern dem Kind auch einen Duft auf die letzte Reise mitgeben, es mit einem Körperöl einreiben, ihm ein Dufttüchlein oder ein beduftetes Kuscheltier schenken.

Sternenkinderöl

- *20 Tropfen Mandarine rot*
- *10 Tropfen Iris 1%*
- *5 Tropfen Rose 10%*
- *5 Tropfen Benzoe*

Alle Öle in einer 20-ml-Flasche mit Tropfeinsatz mischen. 1 Tropfen dieser Mischung mit 1 EL Mandelöl vermischen und das neugeborene Sternenkind damit sanft und liebevoll massieren.

Von dieser Mischung können auch 2–3 Tropfen auf ein Kuscheltuch oder ein Kuscheltier getropft werden und als Abschiedsgeschenk auf die Himmelsreise mitgegeben werden. Die Mischung „Sternenkinderöl" können Eltern als Erinnerungsduft, beispielsweise an den kommenden Geburts- oder Gedenktagen, auf vielfältige Weise anwenden.

Spray für kleine Engel

- *50 ml Rosenhydrolat*
- *5 Tropfen Vanille-Extrakt*
- *2 Tropfen Rose 10%*

Alle Zutaten in einer 50-ml-Sprühflasche mischen und den kleinen „Engel" oder seine Umgebung damit vorsichtig besprühen.

Raumspray bei Trauma und seelischem Schmerz

- *25 ml Orangenblütenhydrolat*
- *25 ml Rosenhydrolat*
- *10 Tropfen Mandarine rot*
- *3 Tropfen Iris 1%*
- *3 Tropfen Kamille römisch*
- *1 Tropfen Neroli*

Alle Zutaten in einer 50-ml-Sprühflasche mischen, im Raum versprühen oder 1 EL der Mischung in einen elektrischen Vernebler geben.

Raumspray „Seelenwohl"

- *25 ml Orangenblüten-hydrolat*
- *25 ml Rosenhydrolat*
- *4 Tropfen Rose 10 %*
- *4 Tropen Weihrauch*
- *3 Tropfen Vanille-Extrakt*

Alle Zutaten in einer 50-ml-Sprühflasche mischen und bei Bedarf im Raum versprühen oder 1 EL der Mischung in einen elektrischen Vernebler geben.

Roll-On „Regenbogen"

- *10 ml Jojobaöl*
- *4 Tropfen Mandarine rot*
- *2 Tropfen Weihrauch*
- *2 Tropfen Iris 1 %*
- *2 Tropfen Rose 10 %*
- *2 Tropfen Vanille-Extrakt*
- *1 Tropfen Sandelholz*

Alle Zutaten in einem Roll-On mischen und bei Traurigkeit, Unruhe, Angst und Rastlosigkeit auf die Pulse auftragen oder auf Körperstellen, an denen die Duftmischung guttut.

Körperöl „Kraft und Zuversicht"

- *50 ml Mandelöl*
- *4 Tropfen Orange*
- *2 Tropfen Atlaszeder*
- *2 Tropfen Vanille-Extrakt*
- *2 Tropfen Lavendel fein oder Rosengeranie*

Alle Zutaten miteinander mischen und nach dem Duschen den Körper damit einreiben.

Gedanken an Dich mein Kind
Am Himmel hoch oben seh` ich den Regenbogen so nah
Wenn ich hinein schau, seh´ ich das blau deiner Äuglein für wahr.
Das Gelb strahlt wie die Sonne und wärmt meine Seele -
das Rot symbolisiert meine Liebe zu dir.
All diese Farben seh ich von hier unten
und sehne herbei die gemeinsamen Stunden.
Immer wenn ich den Regenbogen seh, werde ich an dich denken
und all seine Farben will ich dir schenken.

Sabrina Herber

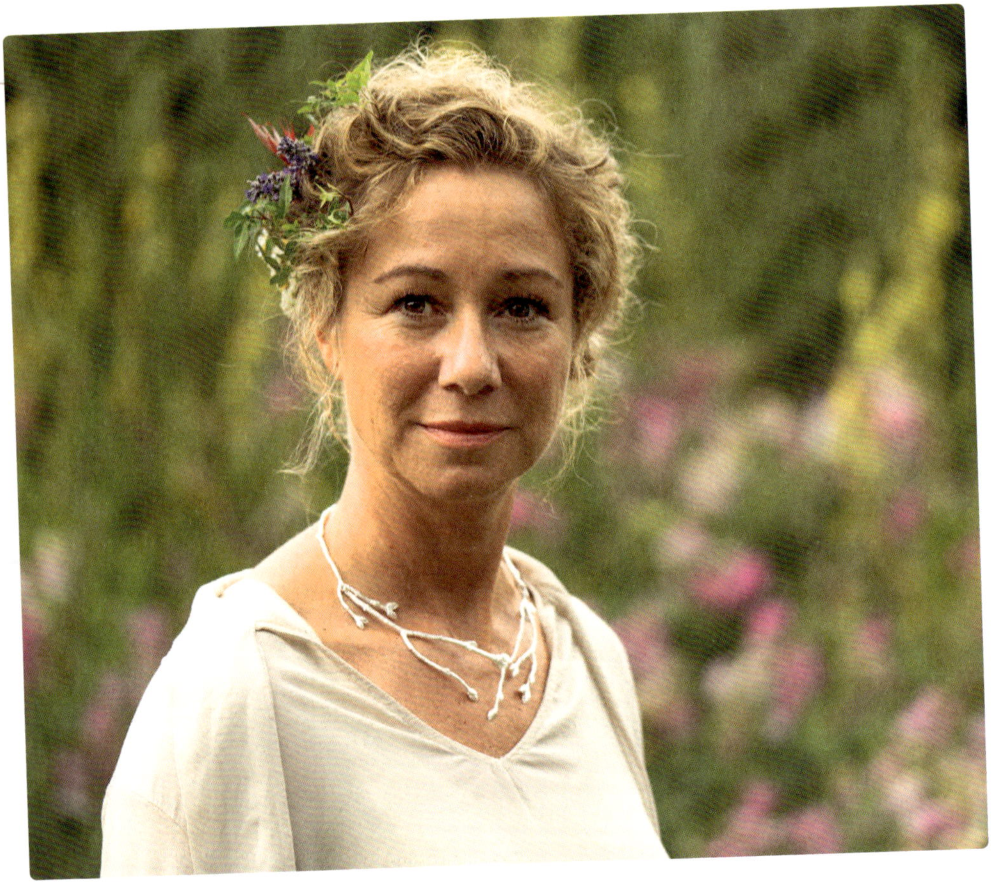

Klimakterium – Zeit, sich endlich zu verwöhnen

Wir weibliche Wesen haben im süßesten Frühling unseres Lebens überhaupt keine Vorstellung davon, durch welch spannende und auch herausfordernde Achterbahnfahrten uns das Leben einmal führen wird. Wenn wir das Glück einer halbwegs gesunden Kindheit hatten, erleben wir unterschiedlichste Vulkanausbrüche in der Pubertät. Die Welt steht Kopf, die Eltern sind plötzlich doof, die Schule wird unerträglich und die Veränderungen am und im Körper sind mehr als sonderbar oder sogar peinlich. Dann, im einigermaßen ruhigen Fahrwasser mit den großen und kleinen Stolpersteinen des weiblichen Zyklusses, glauben wir, uns endlich ganz gut zu kennen. Wir kommen mit den kleinen Herausforderungen zurecht, begegnen ihnen mit Aromatherapie und Homöopathie und vielleicht auch mit einem gesunden Lebenswandel.

Doch plötzlich rumort es wieder, obwohl endlich die Kinder aus dem Haus sind, obwohl ein Wohlgefühl rund um Arbeitsplatz und Haus entstanden war. Was ist los, wir wähnten uns doch in einer sicheren Bahn? Die ersten Zipperlein machen sich bemerkbar und nerven. Körper und Seele rufen laut, sie läuten Wechsel und Veränderungen ein, manchmal bleibt kein Stein auf dem anderen. Aus der Achterbahn wird bei manchen Frauen erst einmal eine Geisterbahn!

Was ist passiert? Die lieben Hormone, die einst bei ihrem Ausbruch für so viel Chaos sorgten, melden sich wieder. Jedoch unter umgekehrten Vorzeichen: Sie winken noch ein letztes Goodbye und lassen uns dann im Regen stehen. Es fällt schon mal der Begriff „Alterspubertät“, er passt tatsächlich zu manchen Situationen. Ist nun guter Rat teuer?

Wir meinen NEIN. Denn ätherische und fette Öle bieten wegen ihrer speziellen Molekül-Konstellation viele Möglichkeiten, uns Frauen zur Seite zu stehen. Was diese nicht bewirken können, beispielsweise den nachlassenden Feuchtigkeitshaushalt zu unterstützen, schaffen ergänzende Hydrolate und hochwertiges Aloe-Vera-Gel. Spätestens jetzt sollte frau sich mit hochwertigster Naturkosmetik pflegen, sie darf (und sollte) sich richtig verwöhnen. Bio-Kosmetik nährt Haut und Psyche. Ob im Handumdrehen selbst gerührt oder gekauft: Auf die Haut sollte nur noch das aufgetragen werden, was auch essbar wäre oder dessen Ausgangsprodukte essbar waren (wie beispielsweise in einer hochwertigen Haarseife).

„Frauen im Spätsommer“ haben es nicht mehr nötig, die Märchen der Kosmetikkonzerne zu glauben. Vielmehr spüren wir, dass starke Gerüche, schrille Farben und teils gefährliche, jedoch lautstark angepriesene Inhaltsstoffe nur eine Farce sind. Krebsverdächtige Weichmacher, hormonaktive Konservierungsstoffe, das Nervensystem irritierende Aluminium-Verbindungen, entzündungsfördernde Anti-Falten-Cremes sollten uns zu denken geben.

Laden wir ein neues Selbstbewusstsein ein, freuen wir uns über neu gewonnene Freiheiten! Spätestens jetzt sind die Momente gekommen, durch die wir erwachen, ja erwachsen werden dürfen! Da Haut, Muskeln, Schleimhäute und sogar die Ohrläppchen weicher werden, ist es sinnvoll, diese neue Weichheit willkommen zu heißen, statt der straffen Jugend nachzutrauern.

Beschwerden aller Frauen im Klimakterium in Prozenten

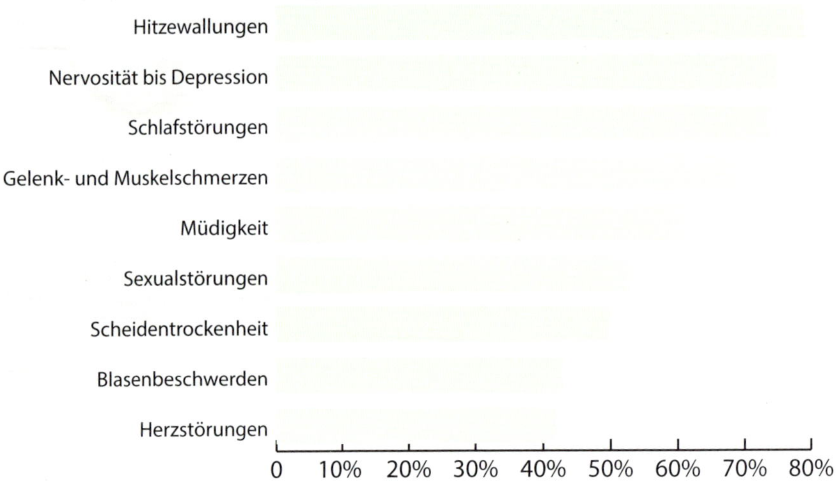

nach Kleine-Gunk und Imgrund 2003

Die neue Zusammensetzung unserer Hormone sorgt neben äußerlicher Weichheit auch für innere Kraft, denn wir erhalten mehr Zugang zu den winzigen Mengen des eher „männlichen“ Hormons Testosteron: Endlich sehen wir nun klarer, wo wir noch hin wollen, welche Ziele uns den Alltag versüßen können. Und wir können uns besser durchsetzen als in jungen Jahren.

Wenn wir unseren Fokus darauf ausrichten, eine Fülle von neueren Qualitäten in und an uns zu entdecken, werden wir höchstwahrscheinlich mehr als fündig. Getreu dem Motto der US-Bewegung „Silver Disobedience“ („Silberner Ungehorsam“), die 2017 vom grauhaarigen Fotomodell Dian Griesel gegründet wurde. Frei übersetzt sagt sie: „Silberner Ungehorsam ist eine Rebellion von gesetzestreuen BürgerInnen gegen den Jugendwahn. Wir ehren den Wert des Alters und der Erfahrung. Silberne Ungehorsame wissen, dass die ersten 50 Lebensjahre uns stärker, klüger und weiser gemacht haben."

Mithilfe von ätherischen Ölen, diesen wundersamen Signalstoffen aus der Pflanzenwelt, und mit unseren noch wundersameren eigenen Zellen, die mit Rezeptoren für diese Starkmacher ausgestattet sind, ist es ein (fast) leichtes Spiel, die vielfältigen Veränderungen willkommen zu heißen. Weichheit und das Stellen von neuen Weichen, Kreativität und Sinn für Neues, Freiheit, Reisen und Entdeckungen, ZuFRIEDENheit und Frieden mit sich selbst: All das macht „den Wechsel" aus. Klingt doch gar nicht schlimm, oder?

Und wenn doch, können unsere Tipps eventuell für Überzeugungsarbeit sorgen und aufzeigen, dass es wirklich hilfreiche Alternativen zum verbreiteten Jugendwahn und Anti-Aging-Marketing gibt. Abwertende Bemerkungen von Partnern, Chefs oder vermeintlichen Freundinnen sollten nicht ernst genommen werden. Möglicherweise steht nun endlich die Kraft zur Verfügung, um toxische Beziehungen jeder Art ein für alle Mal hinter sich zu lassen. In dieser „wechseligen" Zeit begegnen uns auch pflegebedürftige Eltern, Sorgenkinder, lebensbedrohliche Erkrankungen und leider auch zunehmend der Tod von Freunden und Angehörigen. Naturdüfte können auch und gerade in diesen Zeiten zu wertvollen Stützen und Wegweisern werden.

Möglichkeiten aromatherapeutischer Begleitung bei Wechseljahresbeschwerden

	äth. Öle	Hydrolate	fette Pflanzenöle
Hitzewallungen	+ +	+ + +	(Einnahme)
Nervosität bis zur Depression	+ + +	+ +	---
Schlafstörungen	+ +	---	---
Gelenk- und Muskelschmerzen	+ + +	+	+ + +
Müdigkeit	+ + +	+ + +	---
Sexualstörungen	+ +	---	+
Scheidentrockenheit	+	---	+ +
Blasenbeschwerden	+ +	+	+
Herz-Störungen, Hypertonie	+ +	+	--

+ gut ++ sehr gut +++ bestens geeignet

HITZEWALLUNGEN – UNGEBETENER DAUERGAST

Vielleicht sind Hitzewallungen die am meisten diskutierten Symptome des Hormonumschwunges, zumindest können wir uns recht frei darüber austauschen. Andere Symptome werden meist mit einem peinlichen Schweigen belegt. Welche Frau möchte schon ihre zickigen Momente, ihre vaginalen Schmerzen, ihre immer mehr der Schwerkraft zum Opfer fallenden Brüste diskutieren?

Die Ursache von Hitzewallungen im Klimakterium liegt in der sinkenden Menge an Estradiol (Östradiol) zunächst im Blutserum, später auch im Temperaturregelzentrum des Hypothalamus, also im Gehirn. Der Östrogenmangel verändert die Aktivität einiger Neurotransmitter.

Als Naturheilkundlerinnen betrachten wir jedoch nicht nur die bestehenden rein physischen Vorgänge, sondern wir schauen uns an, wofür die Hitze und die Schweißausbrüche stehen: Nachdem der Vorgang der monatlichen „Entgiftung" durch die Menstruationsblutung aufhört, sucht der weibliche Körper neue Wege der Entlastung. Er wird nun auf andere Weise Stoffe los, die ihm nicht guttun. Ein Zuviel an manch selbstverständlich gewordenen „Leckereien" von A wie Alkohol bis Z wie Zucker rächt sich plötzlich durch Rötungen, Hitzestau, Schweißausbrüche und Kreislaufprobleme. Vielleicht leiden deswegen eher gesund und vegetarisch lebende Frauen seltener oder nicht so extrem unter dieser plagenden Hitze? Man weiß es nicht, die Zusammenhänge sind nicht klar nachweisbar. Das Umstellen der Ernährung und der kalorienreichen Belohnungsmittel kann bereits Erste Hilfe leisten. Anregungen und neue Kochideen finden Sie zum Beispiel in den Büchern *Hormonpower* und *Midlife Kitchen*.

Ätherische Öle und Hydrolate helfen, diverse Nervenbotenstoffe in der Balance zu halten, zudem können einige davon erfrischend wirken. Sie sollten mehrfach täglich eingesetzt werden.

Tipp

Das einzunehmende Gemmo-Mazerat aus den Knospen der Preiselbeere (Vaccinium vitis idaea) kann ein gutes Mittel zur Linderung von starken Hitzewallungen sein.

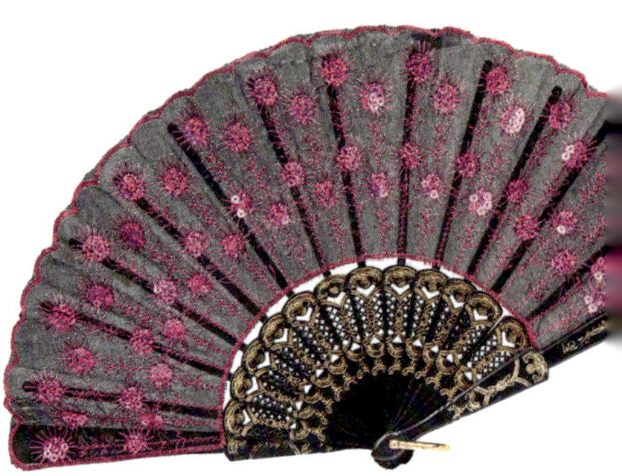

Erfrischungsspray für „hitzige“ Momente

- *45 ml Rosenhydrolat*
- *45 ml Pfefferminzhydrolat*
- *10 ml Wodka*
- *2 Tropfen Muskatellersalbei*
- *2 Tropfen Rosengeranie*
- *2 Tropfen Pfefferminze*

Ätherische Öle mit dem Alkohol in einer 100-ml-Sprühflasche gut vermischen. Beide Hydrolate dazugeben und vor jeder Anwendung die Mischung kräftig schütteln. Auf Puls und Dekolleté sprühen.

Auf das „überhitzte“ Gesicht können Rosen- oder Pfefferminzhydrolat (ohne Alkohol) pur aufgesprüht werden (Augen schließen).

Auch ein Tropfen Pfefferminzöl auf einem Fächer (nicht auf den Kunststoff träufeln) hat einen wunderbar erfrischenden Effekt.

Körperspray „Minzfrisch“

- *95 ml Pfefferminzhydrolat*
- *5 ml Bio-Apfelessig*
- *1 Tropfen Rosengeranie*
- *1 Tropfen Muskatellersalbei*
- *2 Tropfen Orange*

Ätherische Öle mit dem Apfelessig vermischen. Die Mischung in eine 100-ml-Sprühflasche geben und mit dem Hydrolat auffüllen. Vor jeder Anwendung gut schütteln. Statt Pfefferminzhydrolat kann auch Rosenhydrolat verwendet werden. Die Mischung kann zur Erfrischung und zur Schweißregulierung auf Dekolleté, Arme und Beine aufgesprüht werden.

Tipp

Eine fertige Apfelessig-Hydrolate-ätherische Ölmischung gibt es unter dem Namen Acetum aromaticum zu kaufen (Bezugsquellen siehe Seite 293).

Körperpflegeöl „Keep cool“

- *50 ml Aloe-Vera-Mazerat*
- *3 Tropfen Pfefferminze*
- *3 Tropfen Lavandin*
- *4 Tropfen Grapefruit*
- *2 Tropfen Orange*
- *2 Tropfen Zypresse*

Alle Zutaten in einer 50-ml-Flasche mischen und nach dem Duschen den Körper damit pflegen.

Praktische Tipps bei „Hitze“:

- auf atmungsaktive Kleidung, Bettwäsche und Matratzentopper achten
- eingeschränkter Nikotin-, Koffein- und Alkoholkonsum (beeinflusst die Blutgefässe)
- scharfe Gewürze vermeiden
- nicht zu heiß essen und trinken
- tägliche Wechselduschen
- Teemischungen aus Melisse, Hopfen, Salbei und Rotklee verwenden

Serotonin-Samt zum Inhalieren

- *5 Tropfen Grapefruit*
- *5 Tropfen Benzoe*
- *2 Tropfen Tonka-Extrakt*
- *1 Riechstift zum Selbstbefüllen*

Ätherische Öle auf das beiliegende Watteröllchen träufeln. Bei Bedarf schnuppern, tief einatmen und spüren, wie das Wohlgefühl den Körper durchströmt.

STREICHELEINHEITEN FÜR HAUT UND SCHLEIMHAUT

Gesicht und Dekolleté

Samtige Hautpflege im Winter

- *25 g Sheabutter*
- *15 ml Arganöl*
- *5 Tropfen Sanddornfruchtfleischöl*
- *5 Tropfen Granatapfelsamenöl*
- *3 Tropfen Muskatellersalbei*
- *2 Tropfen Bergamotte*

Sheabutter in einem sauberen Tiegel im Wasserbad schmelzen, dann die restlichen Zutaten zugeben, Tiegel gut verschließen, kräftig mehrere Minuten schütteln und anschließend abkühlen lassen. Auf befeuchteter Haut als Tages- oder Nachtpflege im Gesicht verwenden.

Dekolleté-Pflegeöl

- *30 ml Mandelöl*
- *10 ml Hagebuttenkernöl*
- *10 ml Traubenkernöl*
- *2 Tropfen Jasmin*
- *1 Tropfen Weihrauch*

Alle Zutaten in einer 50-ml-Flasche mischen. Am Abend das Dekolleté sanft damit einreiben.

Sommerliches Feuchtigkeitsfluid

- *40 ml Aloe-Vera-Gel*
- *5 ml Aloe-Vera-Mazerat*
- *5 ml Granatapfelsamenöl*
- *3 Tropfen Palmarosa*
- *2 Tropfen Grapefruit*

Alle Zutaten in einem Pumpspender gut durchmischen und die Haut täglich damit pflegen.

Juckreizlindernde Sprühpflege

- *25 ml Melissenhydrolat*
- *25 ml Rosenhydrolat*
- *1 Tropfen Lavendel fein*
- *1 Tropfen Rosengeranie*
- *1 Tropfen Karottensamen*
- *evtl. 1 Tropfen Pfefferminze*

Hydrolate in eine saubere 50-ml-Sprühflasche füllen und die ätherischen Öle dazugeben. Bei Bedarf auf die juckende Haut sprühen.

An die Nagelhaut denken!

Nagelhaut-Pflegeöl

- *10 ml Rizinusöl*
- *10 ml Granatapfelsamenöl*
- *1 Tropfen Vetiver*
- *1 Tropfen Zitrone*

Alle Zutaten in einer 20-ml-Flasche mit Pipettenverschluss mischen. Täglich die Nagelhäutchen mit einigen Tropfen des Öls sanft massieren.

Trockene Augenschleimhaut

Oftmals sind auch die Augenschleimhäute von Trockenheit betroffen, die Augen beginnen zu brennen und ermüden viel schneller. Ein alkoholfreies Rosen- oder Myrtenhydrolat bei Bedarf auf die leicht geschlossenen Augen gesprüht, kühlt, erfrischt und spendet die fehlende Feuchtigkeit. Außerdem wirkt es Entzündungen, etwa der Bindehaut, entgegen.

Hilfreiche Augenkompressen: Wattepads mit alkoholfreiem Hydrolat besprühen, und auf die geschlossenen Augen legen.

Raue Stimmbänder

Getrocknete Gojibeeren, die auch in Mitteleuropa gut gedeihen (Wolfsbeere), können kurz eingeweicht in Müslis oder Smoothies gegessen werden. Laut östlicher Betrachtungsweise unterstützen sie die Befeuchtungsvorgänge in unserem Körper. Sie werden gelegentlich auch für Feuchtigkeitsseren verarbeitet.

Sanddornfruchtfleischöl kann tropfenweise mehrmals täglich eingespeichelt werden, wenn die Stimme rau und trocken wird, Rosenhydrolat, in den Rachen gesprüht, verschafft ebenfalls Erleichterung.

Auch Kräutertees mit Birkenzucker (Xylitol) befeuchten die Schleimhäute. Im Handel gibt es Xylitol-Rachensprays und Bonbons für diesen Zweck.

Vaginalpflege

Von rissigen Nagelhäutchen über ständige Heiserkeit und vaginale Trockenheit: Estriolmangel (Östriol, E3) macht unseren Körper zur Wüste, erfrischende Oasen werden dringend gesucht! Doch ständig Wasser trinken nützt nicht wirklich viel. Das eher selten erwähnte „Schleimhaut-Östrogen“ entsteht in der Leber aus Östron, dem E1-Hormon, und ist für die Befeuchtung im Körper zuständig. Es darf alle unsere Schleimhäute befeuchten und muss auch für eine gesunde Blase sorgen.

Östriol verfügt zwar nur über rund 10 % der Wirksamkeit des bekanntesten „Haupt-Östrogens“ (Östradiol, E2), doch Gebärmutter, Scheide und Blase sind geradezu abhängig von diesem Molekül. Was tun, wenn sein langsamer Abschied dauernd für Beschwerden sorgt? Östriol, beispielsweise in einer Vaginalcreme angewendet, verursacht kein krankhaftes Zellwachstum, sodass es bei hormonabhängigen Krebsarten eingesetzt werden kann. Es lässt sich abwechselnd mit aromatherapeutischen Ölmischungen anwenden.

Ätherisches Fenchelöl, intravaginal angewendet, kann laut einer Studie dem Abbau der Vaginalschleimhaut entgegenwirken (Abedi & al 2018). Eine möglichst unbeduftete und aus

Naturölen bestehende Gesichtscreme, die Hyaluronsäure enthält, könnte auch intravaginal angewendet werden.

Vaginalpflegeöl

- *10 ml Mandelöl*
- *10 ml Granatapfelsamenöl*
- *10 ml Nachtkerzenöl*
- *2 Tropfen Fenchel*
- *2 Tropfen Rosengeranie*
- *1 Tropfen Muskatellersalbei*

Alle Zutaten in einer 30-ml-Flasche mischen und nach dem Duschen den Intimbereich damit pflegen, ggfs. ein paar Tropfen des Öls auf einen Bio-Tampon geben und diesen eine bis zwei Stunden tragen.

Ein angenehmes, gepflegtes Gefühl schenkt uns die tägliche Vaginalpflege mit Rosenhydrolat (ohne Alkohol).

Rosenhydrolat spendet der empfindlichen Schleimhaut Feuchtigkeit. Zusätzlich wirkt es antibakteriell, antimykotisch und hautpflegend.

Schüttellotion „Samtige Pflege"

- *10 ml Granatapfelsamenöl*
- *15 ml Mandelöl*
- *25 ml Rosenhydrolat*

Alle Zutaten in einer 50-ml-Sprühflasche zusammenmischen und die Schleimhäute täglich damit pflegen. Die Mischung muss vor jeder Anwendung geschüttelt werden, da sich das Hydrolat mit dem Öl nicht dauerhaft verbindet. Haltbarkeit: ca. 2 Wochen.

Bei brennender und rissiger Vaginalschleimhaut kann die Schüttellotion „Samtige Pflege" noch mit 5–10 Tropfen Sanddornfruchtfleischöl ergänzt werden. Allerdings färbt sie dann stark orange, deshalb unbedingt eine Slipeinlage tragen, möglichst aus atmungsaktiver Baumwolle (Bioladen).

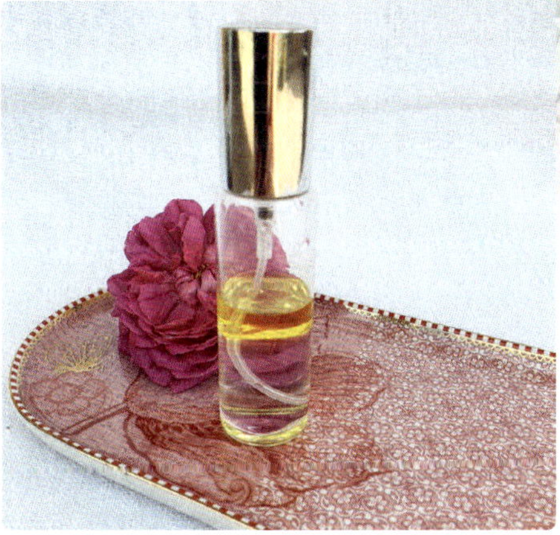

Granatapfelsamenöl – ein wertvolles Pflanzenöl mit Phytohormonen

Granatapfelsamenöl enthält einen ungewöhnlich hohen Anteil der seltenen, hochungesättigten Punicinsäure. Diese ist eine sogenannte konjungierte Fettsäure, die im Pflanzenreich sonst kaum vorkommt. Sie reguliert das Immunsystem, wirkt stark antioxidativ und beugt Krebs und Hautkrebs vor.

Zu den Fettbegleitstoffen im Granatapfelsamenöl gehören verschiedene Phytoöstrogen-Komponenten, diese wirken stark antioxidativ, hormonell ausgleichend und antitumoral. Diese Phytoöstrogene haben im Gegensatz zu ihren synthetischen Verwandten keine Nebenwirkungen!

Granatapfelsamenöl und Traubensilberkerzenauszüge (Cimicifuga) sind diesbezüglich bereits untersucht worden: Sie stärken die weiblichen Geschlechtshormone, ohne das Krebsrisiko zu erhöhen.

In einem Doppelblindversuch der Universität Wien konnte an 81 postmenopausalen Frauen die Häufigkeit der Hitzewallungen reduziert werden, nachdem sie 12 Wochen lang täglich 81 mg Granatapfelsamenöl, das 127 µg steroidaler Phytoöstrogene enthielt, einnahmen [Auerbach & al 2012].

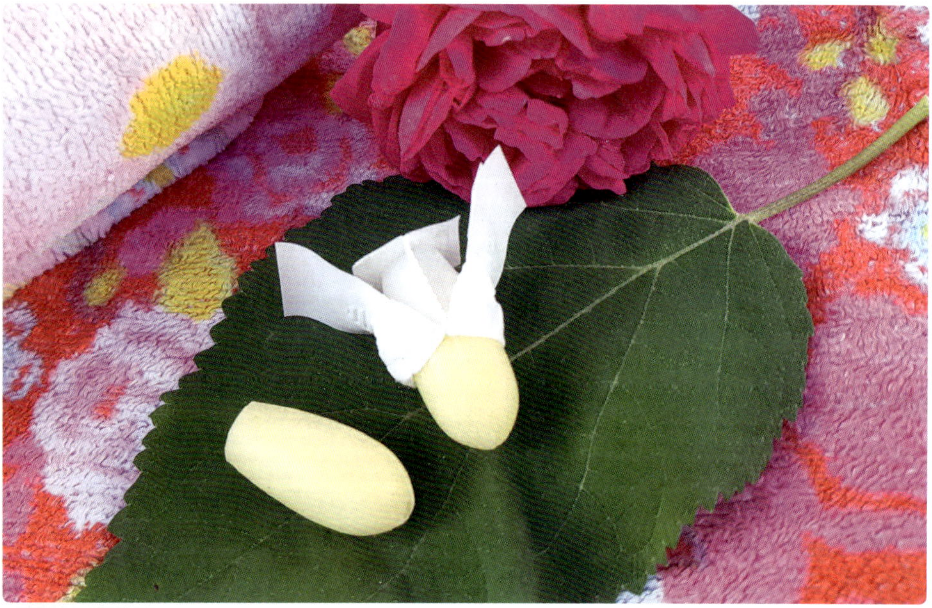

Vaginalzäpfchen, selbst hergestellt

Wohlriechende Rosenzäpfchen wirken schleimhautpflegend, juckreizstillend und leicht antimykotisch. Sie sind eine Wohltat für die gereizte, trockene Vaginalschleimhaut.

Rosenzäpfchen

- *30 g Kakaobutter für 10 x 3 g Ovula-Formen*
- *2 ml Granatapfelsamenöl*
- *3 Tropfen Rose 10% oder Rosengeranie*

Kakaobutter in einem sauberen Schälchen im Wasserbad schmelzen. Die restlichen Zutaten hinzufügen und alles verrühren. Weitere Anleitung siehe Kasten rechts.

So geht´s: Vaginalzäpfchen selbst herstellen:
Hochwertige Bio-Kakaobutter sanft schmelzen, ätherische Öle und Granatapfelsamenöl dazugeben. Die Mischung in eine aus Alufolie gebogene Mini-„Regenrinne" geben und möglichst 4 Stunden im Kühlschrank aushärten. Dann in Zäpfchenlänge schneiden und die Spitze mit warmen Fingern rundformen. Oder in Profi-Zäpfchenformen gießen, diese gibt es in normalen Zäpfchenformen und etwas runder in Vaginalovula-Formen. Dazu muss immer eine spezielle Klebefolie zum Verschließen der Zäpfchen bestellt werden (Bezugsquellen siehe Seite 293).

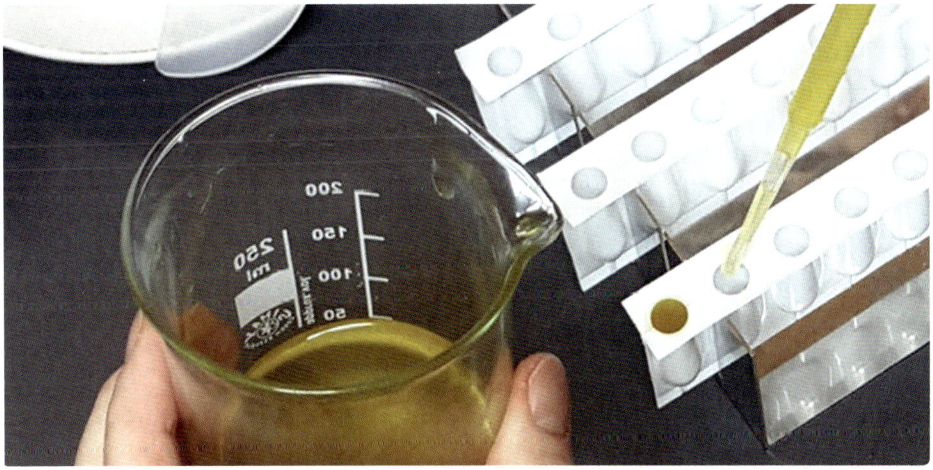

Zäpfchen-Formen zum Befüllen

Aloe-Vera-Gleitgel

- *45 ml Aloe-Vera-Gel*
- *5 ml Jojobaöl*

Alles zusammen in eine 50-ml-Gel-Pumpflasche füllen und bei Bedarf die Schleimhäute damit einreiben. Achtung: Bei gleichzeitiger Verwendung von Kondomen sollten die Empfehlungen der Hersteller beachtet werden.

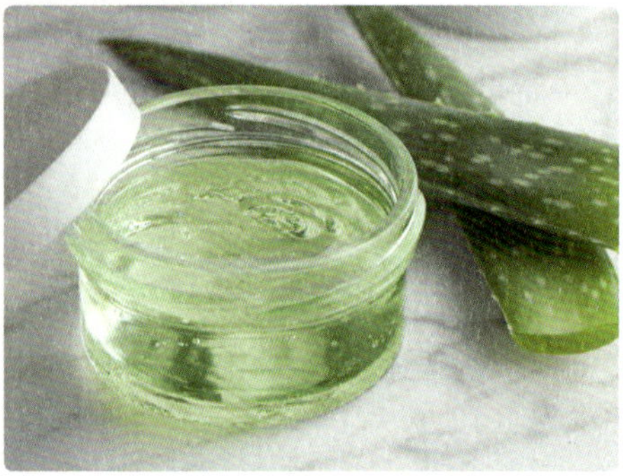

Detox

Die Leber ist für den Aufbau vieler Hormone zuständig. Deshalb ist es nur richtig, sie bei dieser Präzisionsarbeit und in ihrer Entgiftungsfunktion zu unterstützen. Sie altert wie alle anderen Organe im Körper auch, zudem muss sie sich in diesem Alter oft mit dem Abbau von Medikamenten, Alkohol und anderen Lasten abplagen. Bitterstoffe helfen ihr, leider wurden diese aus vielen einst eher bitteren Lebensmitteln herausgezüchtet. Löwenzahnsalate im Frühling und Artischocken im Sommer sind gute Beispiele für leckere und einfach in die Ernährung einzubindende Bitterstoffe. Beide sind auch als Tinkturen oder Presssäfte erhältlich. Die Urtinktur der Mariendistel (Carduus marianus) sollte zweimal jährlich kurmäßig eingenommen werden.

Leber-Ölkompresse

- *20 ml Johanniskrautöl*
- *7 Tropfen Karottensamenöl*
- *8 Tropfen Rosmarin Ct. Verbenon*
- *5 Tropfen Limette*

Alle Zutaten in einer 20-ml-Flasche mischen. 10 ml dieser Mischung auf eine feucht-warme Kompresse geben und auf den Bereich der Leber legen (unterhalb des rechten Rippenbogens), mit einem trockenen Tuch abdecken und mit einem Kirschkernsäckchen warmhalten.

Regelmäßig angewendet können Leberkompressen auch helfen Migräne-Attacken zu reduzieren. Sie sind durchaus einen Versuch wert!

Hormonelle Balance durch bewusste Ernährung

Von isolierten und stark konzentrierten hormonaktiven pflanzlichen Substanzen, wie Sojakapseln und Rotkleetabletten, raten wir ab. Ein schlummerndes hormonabhängiges Tumorgeschehen könnte im schlimmsten Fall dadurch begünstigt werden, ganz ähnlich der Gabe von synthetischen Hormonpräparaten in der Hormonersatztherapie.

Es scheint jedoch nützlich zu sein, regelmäßig Sojabohnen und andere Hülsenfrüchte in die Ernährung einzubauen, damit die Bildung relevanter Hormone nicht zu schlagartig heruntergefahren wird. Wie immer in der Wissenschaft gibt es kontroverse Diskussionen zu diesem Thema. Doch der gesunde Menschenverstand sagt uns, dass bestimmte Moleküle, wenn sie – wie seit Jahrtausenden – im Verbund mit ihren „Molekül-Kollegen" gegessen werden, eher gesundheitsförderlich sind. Spätestens in diesem Lebensalter sollten wir uns mit möglichst unveränderten Lebensmitteln verwöhnen, die Vielfalt von frischem Obst und Gemüse bewusster genießen lernen und hochwertige Nüsse, Saaten und Öle einbauen.

Spätestens, wenn uns deutliche Symptome des Hormonschwunds auffallen, beispielsweise sich verändernde Schleimhäute, Schlafprobleme oder plötzliche Schmierblutungen, sollten hochwertige Öle und Fette in den Speiseplan eingebaut werden. Zwei oder drei Leckereien aus Nüssen, Samen oder manchen Ölfrüchten bereichern unser Essen und versorgen uns mit Bausteinen, die nicht nur unsere Zellstrukturen und Nervenhüllen elastisch und „jung" erhalten, sondern auch unsere Hormonwelt in Schuss halten. Täglich etwas Nussmus statt Margarine aufs Brot schmeckt zu süßen und herzhaften Brotbelägen.

Viele pflanzliche Fette sowie Öle von Meerespflanzen und Meerestieren enthalten die wichtigen Omega-3-Fettsäuren, diese steuern zahlreiche wichtige körperliche Abläufe. In einem Lebensalter, in dem Geschlechtshormone natürlicherweise nicht mehr in großen Mengen produziert werden, kann sozusagen zu viel Cholesterin parat stehen (korrekt heißt diese fettartige Substanz nun Cholesterol), der Arzt schlägt womöglich Alarm. Doch dieser Grundbaustein der Geschlechtshormone sollte niemals durch Cholesterinsenker (Statine) gebändigt werden!

Nicht nur der Hormonhaushalt kann dadurch stark außer Kontrolle geraten, auch die Gefahr von neurodegenerativen Krankheiten steigt, denn die zarten, fettartigen Umhüllungen der Nervenzellen können durch diese Gruppe von Medikamenten in Mitleidenschaft gezogen werden. Das kann sogar zu Muskelschmerzen führen, die gern dem „zunehmenden Alter" untergeschoben werden, jedoch eine unerwünschte Nebenwirkung dieser Mode-Medizin sein können. Sinnvoller ist die tägliche Aufnahme an pflanzlichen Fetten, kleine Mengen genügen. Diese und höchstwahrscheinlich auch ätherische Öle, die reich an Monoterpenen sind, helfen, den Cholesterinspiegel in der Balance zu halten (Watzl & Leizmann 2005).

Frisches Leinöl ist sicherlich das ideale Superfood für diese Versorgung, dazu stammt es aus unseren Breiten, wir brauchen also nicht in die Ferne zu schweifen. Vermutlich befindet sich eine verlässliche Ölmühle in der Nähe (siehe auch Bezugsquellen im Anhang). Ergänzend oder alternativ kann Krillöl eingenommen werden. Die vegane Version wird aus nachhaltig wachsenden Algen gewonnen, sozusagen das Primärprodukt, denn nur durch die algenreiche Nahrung enthält Fisch die unentbehrlichen Omega-3-Fettsäuren. Auch wenn das Öl in der Flasche etwas fischig schmecken mag, sollte auf Kapseln verzichtet werden, denn die Gefahr, dass diese mit oxidiertem Öl gefüllt sind, ist nicht gering, zudem sind Kapseln in der Regel teurer als Flaschen (Bezugsquellen im Anhang).

WENN ZU VIEL WECHSEL ZUR HERZENSANGELEGENHEIT WIRD

Das fortgeschrittene, möglicherweise etwas stressige Leben unter Zeitdruck und strengen Anforderungen im Berufsalltag und auch die veränderten Hormonwelten gehen nicht spurlos am Herzen vorbei. Wir Frauen nehmen uns generell zu viele Dinge stark „zu Herzen". Viele von uns werden mit den Jahren noch sensibler oder sie entdecken endlich ihre sehr empfindsame Seite (und können dann auch dazu stehen). Oft machen reifere Frauen Phasen starken Kummers durch, sei es, weil sie sich einsam und nutzlos ohne ihre Kinder fühlen, weil ihr langjähriger Partner sich für andere Wege entscheidet oder Familienangehörige krank werden und sterben.

Frauen leiden anders als Männer und sie reagieren auch anders auf Medikamente als Männer. Auch beim Riechen ätherischer Öle können mithilfe bildgebender Verfahren Unterschiede zwischen den Geschlechtern festgestellt werden.

„Viele Untersuchungen zeigen mittlerweile, dass es geschlechtsspezifische Unterschiede im Geruchssinn gibt. Gerüche werden von Frauen oftmals besser erfasst und identifiziert, Frauen merken sich Gerüche auch besser als Männer. Frauen bewerten den Geruch oftmals anders als Männer und sie reagieren viel sensibler darauf. Auch bezüglich Gehirnaktivität gibt es geschlechtsspezifische Unterschiede“, schreibt Amela Delic in ihrer interessanten Diplomarbeit an der Universität Wien (Delic 2015). Männer empfinden laut ihrer kleinen Pilotstudie den Duft der Römischen Kamille signifikant angenehmer als Frauen. So erklärt sich vermutlich, warum dieses ätherische Öl bei Männern den diastolischen Blutdruck senken kann, wie die Autorin an 15 Frauen und 15 Männern zeigte.

Doch was ist eigentlich ein gesunder Blutdruck? In den 1980er-Jahren wurde noch gelehrt, dass „Alter plus 100“ völlig okay sei, für eine 50-jährige Person sei also 150 zu 80 ein normaler Blutdruck. Da die angeblich „normalen“ Werte für den Blutdruck in den letzten Jahrzehnten drastisch gesenkt wurden, muss man freilich auch mal kritisch hinterfragen, ob man als 50- oder 60-jähriger Mensch (oder älter) Werte erreichen muss, die ein 20–30-jähriger Mensch hat.

Ist es mir wert, unterschiedlichste Medikamente einzunehmen, die teils erhebliche Kollateralschäden verursachen können? Manchmal wirkt es so, als würden Ärzte von ihren PatientInnen verlangen, dass sie den immer wieder klappernden Auspuff vom Auto abreißen sollen, anstatt mal genau auf die Ursachen zu schauen und vielleicht ein paar Reparaturarbeiten am Halteblech, an den Schrauben oder anderen minimal defekten Teilen vorzunehmen.

Als Begleitung und Unterstützung von anderen naturheilkundlichen Maßnahmen können die folgenden ätherischen Öle besonders gut eingesetzt werden, mit ihnen haben wir gute Erfahrungen gesammelt. Sie werden mehrmals täglich mit Hilfe eines Inhalierstiftes inhaliert oder können in anderer Form, wie zum Beispiel anhand eines Raum- oder Dekolleté-Spray, in einer Roll-On-Mischung oder als abendliches Fußbad, angewendet werden. Leider sind ätherische Öle nicht zur Dauerbehandlung von erheblich erhöhtem Blutdruck geeignet, denn ihr blutdrucksenkender Effekt hält immer nur wenige Stunden an (Ju & al 2013).

- Ylang Ylang (Ju & al 2013)
- Kamille römisch
- Neroli (Kim & al 2012)
- Majoran (Kim & al 2012)
- Sandelholz

Grundsätzlich wirken fast alle Öle, die reich an Monoterpen-Estern sind, stark entspannend und damit auch oft leicht blutdrucksenkend im Sinne von regulierend, d. h. eine Tendenz zu niedrigem Blutdruck wird niemals verschlimmert. Zusammen mit folgenden naturheilkundlichen Maßnahmen kann die Tendenz zum höheren Blutdruck meist gut in Schach gehalten werden.

Roll-On „Silence“

- *10 ml Jojobaöl*
- *4 Tropfen Ylang Ylang*
- *4 Tropfen Lavendel fein*
- *4 Tropfen Narde*

Alle Zutaten in ein Roll-On-Fläschchen mischen und bei Bedarf auf Puls und Herzgegend auftragen.

Die oben genannte Mischung wurde mehrfach von Frauen in akuten Bluthochdruck-Phasen erfolgreich angewendet, sie unterstützt sanft die Blutdruckregulation.

Melisse-Ölkompresse

- *10 ml Johanniskrautöl*
- *3 Tropfen Melisse*

Johanniskrautöl mit dem ätherischen Melissenöl mischen und auf einem 10 x 10 cm großen Baumwolltuch oder einer Kompresse verteilen. Das getränkte Tüchlein in der Herzregion oder auf den Solarplexus auflegen.

Bei starker Unruhe und erhöhtem Blutdruck können ätherische Öle, die reichlich Ester enthalten, dafür sorgen, dass der „Takt“ wiederhergestellt wird.

Riechstift „Schwester Ester“

- *1 Tropfen Kamille römisch*
- *1 Tropfen Neroli*
- *1 Tropfen Bergamotte*
- *1 Riechstift zum Selbstbefüllen*

Auf die Watterolle des Riechstiftes aufträufeln. Bei Bedarf einfach daran schnuppern und mehrmals tief einatmen.

In einer randomisierten, kontrollierten Doppelblind-Studie aus Korea konnte gezeigt werden, dass sich Inhalationen mit Lavendel fein (Lavandula angustifolia) und Muskatellersalbei (Salvia sclarea) positiv auf den (erhöhten) Blutdruck auswirken können. (Seol & al 2013).

Der Ur-Pionier der englischsprachigen Aromatherapie, Robert Tisserand, erläuterte in einem Blogartikel, dass eine sachgemäße Anwendung von ätherischen Ölen (maximal rund 3 %ig verdünnt und nicht dauerhaft übertrieben angewendet) jedoch keine Gefahr für erhöhten Blutdruck darstellt. Selbst gelegentlich verwendetes Öl des Rosmarin Ct. Campher könne von dieser Personengruppe äußerlich angewendet werden, wenn eine Indikation bestehe, beispielsweise zur Konzentrationsförderung, bei demenziellen Zuständen, zum morgendlichen Munterwerden, zur Anregung des Kreislaufs (Tisserand 2010).

Naturheilkundliche Unterstützung bei Bluthochdruck

Der deutsche Forscher Professor Dr. Horst Robenek vom Universitätsklinikum Münster ist auf Blutgefäße spezialisiert. Er empfiehlt, zwei- bis dreimal täglich Arginin-Kapseln einzunehmen (mindestens 2–3 Gramm). L-Arginin ist eine wichtige Aminosäure, also ein Eiweiß-Baustein, den der erwachsene Körper nur noch in geringen Mengen bildet, gleichzeitig steigt laut dem Experten mit fortschreitendem Alter der Bedarf. L-Arginin unterstützt die natürliche Blutdruckregulation und setzt die Ausschüttung des körpereigenen Botenstoffs Stickstoffmonoxid (NO) frei, dadurch werden die Gefäße elastischer und lassen das Blut besser durchfließen (Dong & al 2011). Arginin ist in Erdnüssen, Mandeln, Eigelb, Shrimps und Hummer enthalten.

Eine ähnliche Wirkungsweise auf die Blutgefäße wie L-Arginin hat ein tägliches Glas Rote-Bete-Saft, bei manchen Menschen senkt auch (frisch gepresster) Grapefruitsaft den Blutdruck um ein paar Punkte. Täglich mindestens drei Zehen Knoblauch helfen ebenfalls, den Blutdruck zu kontrollieren (Rohner & al 2014). Außerdem sollten möglichst regelmäßig in die Mahlzeiten eingebaut werden: Haferflocken, Buchweizen, Olivenöl, rote Wurzelgemüse, Kiwi (3 Stück pro Tag!), Ingwer, Weizenkeime, Shrimps, Sardinen, Piniennüsse, Cayennepfeffer, auch 10–30 g einer hochwertigen dunklen Schokolade (mind. 70 % Kakaoanteil).

Laut dem Standardwerk „Handbuch Nährstoffe" empfiehlt Autor Dr. Lothar Burgerstein, ein gutes Präparat mit Coenzym Q 10 einzunehmen (Ubichinon und in reduzierter Form Ubichinol): „Die zu erwartende Blutdrucksenkung beträgt markante 11–17 mm Hg für den systolischen Blutdruck und 8 mm Hg für den diastolischen Blutdruck, bei Dosierungen von 60–200 mg/Tag". Ein Weißdorn-Präparat (Bezugsquellen siehe Seite 293) kann bei chronischer Neigung zu erhöhtem Blutdruck immer wieder kurmäßig eingenommen werden, auch Forskolin-Kapseln aus der brasilianischen Buntnessel (Coleus forskohlii) können hilfreich sein.

Die Einnahme von Vitamin D3 ist fast nie verkehrt, denn Vitamin-D-Insuffizienz ist ein Risikofaktor für Bluthochdruck, jedoch sollte vorher unbedingt ein Status gemacht werden. Auch Magnesiummangel kann die Entstehung von Bluthochdruck begünstigen. Magnesiumcitrat kann auch bei Stresssymptomen und Schlafproblemen extrem hilfreich sein.

Manchen Menschen kann die Komplex-Homöopathie gut helfen: Homviotensin ist auf alle Fälle einen Versuch wert, es basiert auf Rauwolfia serpentina (Indische Schlangenwurzel); die Tabletten gibt es in deutschen und österreichischen Apotheken. Homeoorthim basiert auf Selenicereus grandiflorus (eine Kaktusart) und potenziertem Nitroglyzerin. Im Ayurveda werden Rindenextrakte aus Terminalia arjuna bei Bluthochdruck und anderen kardiovaskulären Störungen empfohlen (Dwivedi und Chopra 2014), die TCM setzt Danshen, den Rotwurzel-Salbei (Salvia miltiorrhiza), für dieses Gebiet ein.

Wenn jedoch chemische Medikamente gegen Bluthochdruck verwendet werden (müssen), muss mit den meisten dieser Maßnahmen vorsichtig umgegangen werden (besser man lässt sie sogar ganz weg), insbesondere darf kein Grapefruitsaft zeitnah zur Einnahme getrunken werden! Außerdem sollten Bluthochdruckpatientinnen in jedem Fall ein- bis zweimal jährlich ihren Vitamin-D-Status beim Arzt kontrollieren lassen, bei entsprechendem Mangel muss Vitamin D zugeführt werden.

HERZÖLE – ODER WIE WIR IM RHYTHMUS BLEIBEN

Das Herz ist ein starker Muskel, doch seine lebenswichtige Versorgung mit Blut kann durch Ernährungsdefizite und auch von bestimmten Infektionserregern geschädigt werden. Eine familiäre Veranlagung kann die Herztätigkeit zusätzlich ernsthaft bedrohen. Neben der fachärztlichen Betreuung können ätherische Öle die Regeneration des Herzens unterstützen, wie in folgenden wissenschaftlichen Arbeiten gezeigt werden konnte. Eine randomisierte und kontrollierte Studie aus dem Iran macht auch deutlich, dass achtsame und menschliche Betreuung in der Krankenpflege genauso wichtig wie die medikamentöse Begleitung ist.

90 ältere Frauen mit akuten Symptomen von koronaren Defiziten (schlecht und gefährlich schwach arbeitende Herzkranzgefäße), dazu mit Ängsten und Depressionen wurden in zwei Gruppen eingeteilt. Die Hälfte erhielt Fußreflexzonen-Behandlungen mit Lavendelöl, die andere wurde routinemäßig nach den dortigen Standards behandelt (Fußreflexzonen-Behandlungen gehören im englischsprachigen Bereich oft zum Aromatherapie-Ausbildungs- und Behandlungsrepertoire).

Vor und nach den Interventionen wurden die Werte für Ängste und Depression mithilfe einer standardisierten Skala ermittelt (Hospital's Anxiety and Depression Scale). Es wurden signifikante Unterschiede bei den Angst- und Depressionswerten der Teilnehmerinnen in beiden Gruppen festgestellt. Die Analysen der physiologischen Parameter zeigten eine statistisch signifikante Reduktion ($P < 0,05$) des systolischen und diastolischen Blutdrucks, des durchschnittlichen arteriellen Druckes und der Herzschlag-Frequenz. Bei der Atmungsfrequenz waren keine Unterschiede zwischen beiden Gruppen feststellbar.

Die Autoren der Studie folgern daraus, dass Aromatherapie-Griffe und -Streichungen mit individuell ausgesuchten ätherischen Ölen und ausgeführt von Krankenpflegekräften psychologische und physiologische Symptome bei älteren HerzpatientInnen lindern können (Bahrami & al 2017).

Diverse erfolgreiche Studien konnten mithilfe von wässrigen Extrakten aus der Echten Melisse (Melissa officinalis), deren Haupt-Inhaltsstoffe Monoterpenaldehyde sind (je nach Chemotyp in unterschiedlichen Anteilen), positive Ergebnisse bei Herzrasen erzielen (Alijaniha & al 2015). Auch das ätherische Melissenöl besteht aus diesen Aldehyden, weshalb wir gern „Herzöle" mit diesem feinen und kostbaren Zitronenduft herstellen. Diese können bei medizinisch abgeklärten, vermutlich eher psychosomatisch begründeten Herzarrhythmien gute Unterstützung geben, insbesondere bei begleitenden Angstgefühlen.

In einem ganz neuen Experiment, allerdings in der Petrischale, konnte gezeigt werden, dass Nerol, ein wichtiger Inhaltsstoff von Zitronenbasilikum, Davana und Petit Grain Citronnier, auch von Melisse und Neroli, sogar starke Arrhythmien deutlich lindern kann (de Menezes-Filho & al 2019).

Herzbutter

- *15 g Sheabutter*
- *5 ml Johanniskrautöl*
- *2 Tropfen Melisse*
- *1 Tropfen Litsea*
- *2 Tropfen Rose 10%*

Sheabutter in einem sauberen, verschließbaren Tiegel auf der Heizung oder im Wasserbad vorsichtig schmelzen. Die restlichen Zutaten dazugeben, Tiegel gut verschließen, kräftig mehrere Minuten schütteln und anschließend abkühlen lassen. Bei Bedarf auf Puls oder Herzgegend auftragen.

Riechstift „Herzwohl"

- *2 Tropfen Melisse*
- *2 Tropfen Neroli*
- *1 Tropfen Davana*
- *1 Tropfen Basilikum*
- *1 Riechstift zum Selbstbefüllen*

Wählen Sie einen besonders hübschen Riechstift aus. Träufeln Sie die Öle auf das beiliegende Watteröllchen. Schnuppern Sie intensiv daran sobald sich das Herz wieder durch auffällige Schläge bemerkbar macht.

Bei plötzlicher Unruhe kann es hilfreich sein, abwechselnd Rosen-, Orangenblüten- und Melissenhydrolat mehrmals täglich auf die Zunge zu sprühen.

Wenn die „Angstgefühle" häufiger auftreten haben wir mit Melissenhydrolat-Wasser gute Erfahrungen gemacht. Hierfür wird 1 EL Melissenhydrolat mit einem halben Liter Wasser in einen Krug gegeben und über den Tag verteilt getrunken.

EINSCHLAFEN UND DURCHSCHLAFEN

Auch die besten Siebenschläferinnen lernen in der Zeit des Wechsels viele Schäfchen kennen. Denn diese zählen sie gern mal stundenlang, wenn sie nicht einschlafen oder durchschlafen können: ein Schäfchen, zwei Schäfchen, drei Schäfchen ... Bei 375 immer noch hellwach? Kommt Ihnen das bekannt vor?

Es hilft zunächst zu akzeptieren, dass wir mit zunehmendem Alter weniger Schlaf benötigen. Möglicherweise hat das einen psychologischen Hintergrund: Wir bekommen das Bedürfnis, mit der verbleibenden Lebenszeit zu haushalten, sie gut auszunutzen, noch vieles möchten wir erledigen. Allerdings sollte die Schlafqualität gut sein, sodass wir auch nach eher kurzen Nächten ausgeruht und einigermaßen fit aufstehen.

Ist das nicht der Fall, leidet die Stimmung. Auch viele physiologische Abläufe können in einem nicht ausgeschlafenen Menschen nur stockend ablaufen. Wenn der Regenerativeffekt schwächelt, fühlen wir uns grau und zerknittert und sichtbare und unsichtbare Organe leiden. Nun ist Abhilfe angesagt. Wie gut, dass wir unzählige ätherische Öle zur Verfügung haben, die beim Abschalten und Entspannen helfen können. Viele davon sind sogar schon bestens wissenschaftlich untersucht.

Lavendelöl ist sicherlich der Spitzenreiter in wissenschaftlichen Experimenten zu Schlafstörungen und Ängsten.

In einer iranischen Studie wurden 150 TeilnehmerInnen mit Schlafstörungen bei Herzproblemen zufällig in jeweils eine Massagegruppe, eine Aroma-Massagegruppe und eine Kontrollgruppe eingeteilt. In der Massagegruppe wurden Hände und Füße der Probanden mit Mandelöl massiert. In der zweiten Gruppe erfolgte die Massage an den gleichen Stellen mit verdünntem Lavendelöl (in Mandelöl). Das Fazit der Autoren lautet: „Massage und Aromatherapiemassage können die Schlafqualität bei Herzpatienten verbessern." (Cheraghbeigi & al 2019). Iran ist eines der Hauptproduktionsländer von Rosenöl. Dort wurde Rosenöl bei Schlafproblemen von KrebspatientInnen erfolgreich untersucht (Heydarirad & al 2019). Es wäre also sinnvoll, beide Düfte zu kombinieren.

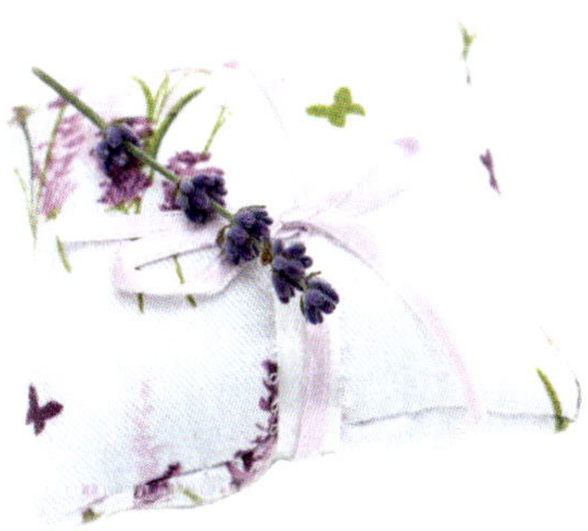

Raum- und Kissenspray „Lavendelblüte"

- *40 ml Lavendelhydrolat*
- *10 ml Wodka*
- *3 Tropfen Lavendel fein*
- *3 Tropfen Mandarine rot*
- *2 Tropfen Kamille römisch*
- *1 Tropfen Rose*

Ätherische Öle und Wodka in einer 50-ml-Sprühflasche vermischen. Dann mit dem Hydrolat auffüllen. Vor jeder Anwendung gut schütteln. Bei Bedarf in den Raum, auf das Kopfkissen oder auf ein Baumwolltüchlein sprühen.

Raum- und Kissenspray „Sleep well"

- *40 ml Rosenhydrolat*
- *10 ml Wodka*
- *2 Tropfen Orange*
- *2 Tropfen Bergamotte*
- *1 Tropfen Rosengeranie*
- *4 Tropfen Vanille-Extrakt*

Ätherische Öle und Alkohol in einer 50-ml-Sprühflasche vermischen und mit dem Hydrolat auffüllen. Vor jeder Anwendung gut schütteln. Bei Bedarf in den Raum, auf das Kopfkissen oder auf ein Baumwolltüchlein sprühen.

Fußöl „Erden"

- *10 ml Johanniskrautöl*
- *1 Tropfen Vetiver*
- *2 Tropfen Neroli 10%*

Alle Zutaten in einem Schälchen mischen und die Füße ca. 1 Stunde vor dem Schlafengehen damit einmassieren. Danach die Füße mit Strümpfen warmhalten.

Solarplexus-Öl

- *10 ml Mandelöl*
- *1 Tropfen Lavendel fein alternativ Bergamottminze*
- *2 Tropfen Orange*
- *2 Tropfen Vanille*

Alle Zutaten in einem 10-ml-Fläschchen mischen. Bei Unruhe und Schlafstörungen ein paar Tropfen dieser Mischung auf den Solarplexus geben und leicht einmassieren oder einen Hauch der Mischung unter der Nase einreiben.

Auch Raumbeduftung mittels Verneblern, Duftlampen und Raumsprays kann für besseren Schlaf sorgen.

Orangen-, Mandarinen- und Bergamotteöl können mit diversen anderen Ölen, die reich an Estern sind, kombiniert werden, sodass immer der zur momentanen Befindlichkeit passende „Beruhigungsduft" zum Einsatz kommen kann.

Bergamottminze ist ein ätherisches Öl, welches in seiner Zusammensetzung dem Lavendelöl ähnelt. Sein feiner Duft ist jedoch frischer und wird deshalb von einigen Menschen als angenehmer empfunden.

Auch Petit Grain, Rosengeranie, Muskatellersalbei, Neroli enthalten entspannend wirksame Ester.
Kombiniert mit „kuscheligen" Düften, wie Vanille, Benzoe oder Tonka, sowie einigen erdenden Düften, wie Vetiver oder Atlaszeder, kann der erholsame Schlaf natürlich unterstützt werden.

Bei stark belastenden Schlafstörungen lohnt es sich, einen Speicheltest zu machen. Vermutlich liegt ein Progesteronmangel vor bzw. stimmt die Balance zwischen dem „restlichen" Östrogen und dem Progesteron nicht mehr.

Eine Kur mit dem gut untersuchten und nahezu nebenwirkungsfreien naturidentischen Progesteron (aus der Jamswurzel hergestellt) kann schlaftechnische Wunder bewirken und auch sonst die Befindlichkeit verbessern. Idealerweise wird es abends auf die Ellbogenbeugen aufgetragen, also nicht eingenommen, so wird die alternde Leber nicht unnötig belastet.

Die leicht aufzustechenden Kapseln, die eigentlich zur Einnahme gedacht sind, sind verschreibungspflichtig. Auch die abendliche Einnahme eines hochwertigen Magnesiumpräparates (Magnesiumcitrat) hat vielerlei positive Effekte auf den Organismus, es lindert Stresssymptome, wie starke muskuläre Anspannungen, und fördert einen erholsamen Schlaf.

Tipp

In den letzten Jahren wurden hervorragende Hanftropfen, die auf dem Inhaltsstoff CBD basieren, zugelassen. Diese können, je nach Herkunft und Zusammensetzung, den Schlaf vieler Menschen verbessern. Die Studienlage dazu ist sehr uneinheitlich (Kuhathasan & al 2019). Das ist nicht verwunderlich, da extrem unterschiedliche Präparate auf dem Markt sind, durch den Boom gibt es reichlich dubiose Angebote. Lassen Sie sich beraten, achten Sie auf Bioqualität. 1–3 Tropfen der hoch konzentrierten Produkte (9–10-prozentig) kann die Schlafqualität deutlich verbessern und gleichzeitig auch schmerzende Gelenke beruhigen (Bezugsquellen siehe Seite 293).

IM WECHSELBAD DER GEFÜHLE

Es kann zur Belastung für das eigene Seelenleben und auch für Angehörige, Freunde und Kollegen werden, wenn das Klimakterium sich wie ein Dauer-PMS anfühlt. Viele typische Symptome, die Sie vielleicht von den Tagen vor den Tagen kennen, werden fast zum Dauerzustand: Frau ist unausgeglichen, oft gereizt, schnell beleidigt, angespannt, unausstehlich und vieles mehr. Wenn es dann dem Lebenspartner ähnlich ergeht – Männer durchleben durchaus ähnliche Symptome in ihren Wechseljahren –, drohen emotionale Erdbeben.

Sicherheitshalber sollte die Tätigkeit der alternden Schilddrüse, diese Chefin über ganz viele hormonelle Vorgänge, überprüft werden. Wenn sie aus der Spur gerät, können Symptome auftreten, die typischen Beschwerden der Wechseljahre ähneln. Geben Ärztin oder Arzt diesbezüglich Entwarnung, muss Balance her! Ausgleichende Maßnahmen sollten nun auf der Tagesordnung stehen. Zwei perfekte ätherische Öle bei emotionalen „Wechselduschen" sind Basilikum und Rosengeranie. Die Hydrolate aus den beiden Pflanzen können ebenfalls zu wertvollen Unterstützern werden, beispielsweise als morgendlicher Bodysplash und auch ab und zu auf die Zunge gesprüht. Wichtig ist die kontinuierliche und regelmäßige Anwendung über mindestens drei Wochen, die Wirkung kann dann wirklich erstaunlich positiv ausfallen.

Sogar die Wissenschaft hat sich die Wirkung von ätherischen Ölen bei den psychologischen Achterbahnfahrten des Klimakteriums bereits angeschaut, dafür gibt es eine international standardisierte Tabelle von Beschwerden (Kupperman Index oder KI Scala).

In einer iranischen Studie erhielt ein Drittel von insgesamt 90 Frauen, die nach der Menopause an psychologischen Problemen litten, vier Wochen lang jeweils zweimal pro Woche eine 30-minütige Aromamassage mit individuell angepassten ätherischen Ölen. 30 Frauen wurden ohne Duft massiert, die Kontrollgruppe erhielt keine Behandlung. Es gab eine Verbesserung der psychologischen Werte vor und nach den Behandlungen bei beiden Massagegruppen, die Werte in der Duftgruppe waren etwas besser (Taavoni & al 2013).

Auch wir betonen, dass die beste Wirkung durch individuell ausgesuchte Naturdüfte erfolgt, doch unsere bewährten Rezepturen erleichtern den Einstieg und sollen Sie zu Ihren ganz persönlichen Anwendungen ermutigen.

Badesalz „Entspannt sein“

- *100 g Meersalz*
- *2-3 EL Jojobaöl*
- *10 Tropfen Rosengeranie*
- *10 Tropfen Vanille-Extrakt*
- *8 Tropfen Mandarine rot*
- *6 Tropfen Basilikum*

Das Meersalz mit den ätherischen Ölen in einem Schraubglas gut durchmischen und Jojobaöl über die Mischung geben. Dies wirkt hautpflegend und spart das Einölen nach dem Baden. Von dieser Mischung werden 4-5 EL pro Vollbad verwendet.

Körperöl „Wohlbefinden“

- *50 ml Mandelöl*
- *5 Tropfen Blutorange*
- *2 Tropfen Basilikum*
- *2 Tropfen Rosengeranie*

Alle Zutaten in einer 50-ml-Flasche vermischen und nach dem Duschen die Haut damit pflegen.

Dekolleté-Spray „Good Vibrations"

- *20 ml Rosenhydrolat*
- *20 ml Basilikumhydrolat*
- *5 Tropfen Bergamotte*
- *5 Tropfen Limette*
- *2 Tropfen Muskatellersalbei*
- *3 Tropfen Rosengeranie*
- *1 Tropfen Atlaszeder*

Alle Zutaten in einer 50-ml-Sprühflasche mischen. Bei Bedarf auf Dekolleté, Schal oder Handgelenke (Puls) sprühen. Vor Gebrauch immer gut durchschütteln.

Roll-On „Kraftquelle"

- *10 ml Jojobaöl*
- *3 Tropfen Bergamotte*
- *3 Tropfen Muskatellersalbei*
- *2 Tropfen Kamille römisch*

Alle Zutaten in einem Roll-On mischen und bei Bedarf auf die Pulse auftragen.

In den Jahren des Wechsels erleben viele Frauen auch Verluste, die in eine tiefe Traurigkeit führen können. Die Verluste können sehr unterschiedlich sein: Die Kinder werden flügge, die eigenen Eltern sterben oder die Partnerschaft scheitert.

Roll-On „(Gem)-einsam"

- *10 ml Jojobaöl*
- *3 Tropfen Neroli 10%*
- *2 Tropfen Bergamotte*
- *2 Tropfen Orange*
- *2 Tropfen Benzoe*

Alle Zutaten in ein Roll-On-Fläschchen mischen und bei Bedarf auf die Pulse auftragen. Bei Traurigkeit und traumatischen Erlebnissen hilft zusätzlich Nerolihydrolat, das auf Dekolleté, Puls oder auch auf die Zunge aufgesprüht wird. Das Hydrolat wirkt stark entspannend für Seele und Körper.

Tipp

Das Gemmo-Mazerat der Apfelbaumknospen (Malus communis) hilft mit seiner sanften Progesteronunterstützung, das seelische Chaos zu ordnen und zahlreiche körperliche Beschwerden wieder ins Lot zu bringen. Es hilft beispielsweise unter anderem bei entzündlichen Gelenken und bei Konzentrationsstörungen.

BEWEGUNGSSCHMERZ – DYNAMISCH BLEIBEN MIT ÄTHERISCHEN ÖLEN

Die Einlagerung von Calcium in die Knochen wird von der Schilddrüse gesteuert. Der Schwund an Östrogen kann weibliche Knochen stark gefährden, insbesondere wenn eine familiäre Veranlagung vorliegt. Die Knochen sind nicht nur das „Gestell" für unser Körpergefüge, sondern auch Lager für diverse Mineralien. Wenn wir durch eine für uns ungünstige Lebens- und Ernährungsweise kleinste Abweichungen vom vorgesehenen pH-Wert durchlaufen, kann der Körper dieses Ungleichgewicht spielend ausgleichen. Denn er kann sich einfach im „Knochen-Lager" bedienen. Mithilfe der dort vorhandenen Mineralien stellt er die Balance wieder her. Wir müssen darum für regelmäßigen Nachschub an Calcium & Co. sorgen. Pflegen wir jedoch jahrelange Exzesse mit Zucker, Alkohol, Zigaretten und anderen ungesunden Dingen, kann es eng werden, das Lager wird sozusagen leer geräumt. Die gefürchtete Osteoporose beginnt zu nagen. Die „Schulmedizin" empfiehlt, reichlich Milchprodukte zu essen. Naturheilkundler sehen diese Ratschläge kritisch. Ein Zuviel an Milchprodukten kann empfindliche Menschen übersäuern und „verschlacken". Viele merken das an der ewig verstopften Nase, anderen HNO-Beschwerden oder häufigen Erkältungen.

Pflanzliches Calcium, etwa aus regelmäßigen Grünkohl-Gerichten und durch den täglichen Verzehr von Sesamsamen, Sesampaste (Tahin) oder Sesam-Gewürz (Gomasio), können messbare Verbesserungen der Knochendichte bewirken. Es gibt zudem Hinweise darauf, dass ätherische Öle, die reich an Monoterpenen sind, den Knochenstoffwechsel fördern und somit eine sanfte Osteoporose-Prophylaxe bieten (Watz & Leizmann 2005).

Wärmendes Körperöl zur Förderung der Durchblutung

- *25 ml Sesamöl*
- *25 ml Jojobaöl*
- *5 Tropfen Blutorange*
- *5 Tropfen Ingwer*
- *5 Tropfen Weihrauch*
- *2 Tropfen Cistrose*

Alle Zutaten in einer 50-ml-Flasche miteinander vermischen und nach dem Duschen die Haut damit pflegen. Anstatt Blutorange kann je nach belieben auch ein anderes Zitrusöl verwendet werden, zum Beispiel Grapefruit.

Wenn die Gelenke schmerzen

Während sich die Osteoporose langsam und meist unbemerkt in unser System einschleicht, lassen sich entzündliche Gelenke nicht übersehen. Sie schwellen regelmäßig an und machen sich mehr oder weniger schmerzend bemerkbar. Die Ursache liegt jedoch nicht immer an Abnutzungserscheinungen (Arthrose), vielmehr macht sich das schwindende Estriol (E3) bemerkbar (siehe Seite 46/47). Dieses nicht geschlechtsspezifische Östrogen hat die Aufgabe, unsere Schleimhäute, die Knorpel und vieles mehr im Körper zu befeuchten. Auch die Bildung von Kollagen lässt nach, sodass die Gelenke zunehmend verhärten, die Knorpel verlieren an Elastizität, sodass sie weniger belastbar, empfindlicher und anfälliger für Schäden, insbesondere kleine Entzündungsherde, werden.

Ein Hormon-Speicheltest gibt Antworten. Die Einnahme eines möglichst naturnahen Enzympräparates mit Bromelain aus der Ananas oder hochwertiges Kurkumapulver (das mit Capsaicin „aktiviert" ist) lindert das „Feuer" in den Gelenken, dazu empfehlen wir regelmäßige Termine bei einem qualifizierten Osteopathen oder einer erfahrenen Breuss-Dorn-Behandlerin. Etliche ätherische Öle unterstützen im Zusammenspiel mit Johanniskrautöl die Rundumversorgung bei Schmerzen der Gelenke, Muskeln, Sehnen oder Knochen.

Warum sollte ein Auto regelmäßig gewartet und vom Staat auf seine Zuverlässigkeit überprüft werden (TÜV), der menschliche Körper jedoch soll zusehen, wie er kerngesund altert? Es ist manchmal verblüffend, wie schnell, effektiv und lang anhaltend durch einfache Griffe Schmerzen gelindert, wenn nicht gar komplett „weggezaubert" werden. Auch Akupunktur, Akupressur nach Penzel und viele ähnliche Maßnahmen helfen, dass sich diverse Zipperlein erst gar nicht zu massiven chronischen Schmerzen entwickeln.

Die Wissenschaft beschäftigt sich erstaunlicherweise erschreckend wenig mit klinischen Studien über den Einsatz ätherische Öle bei Schmerzen. Unsere langjährige Erfahrung an uns selbst und an vielen unserer KlientInnen ist jedoch außerordentlich positiv. Uns erscheinen viele ätherische Öle sogar Schmerzmitteln überlegen, zudem sind sie gut verträglich. Eine französische Arbeit belegt die Wirksamkeit etlicher auch von uns gern empfohlener Öle. Die äußere Anwendung einer Kombination aus ätherischen Ölen (Dermasport® und Solution Cryo®) wurde auf schmerzende, steife und geschwollene Gelenke bei 30 Patienten untersucht. Verwendet wurde eine Mischung aus:

- Birke
- Cajeput
- Eucalyptus globulus
- Nelkenknospe
- Kampferbaum
- Menthol
- Wintergrün

30 Minuten nach Anwendung wurde eine Bewertung durch Physiotherapeuten und Patienten durchgeführt. Es wurde eine hoch signifikante Reduktion der Schmerzen bei Bewegung festgestellt, etwas weniger Schmerzreduktion in Ruhestellung, dazu eine signifikante Verbesserung der Bewegungsfähigkeit und eine mittlere Abschwellung (Le Faou & al 2005).

Diverse Kombinationen schmerzlindernder Öle können also angewendet werden. Je nach Art des aktuellen Schmerzes werden eher kühlende oder wärmende Maßnahmen ergriffen. Für akute Zustände können bei vielen ätherischen Ölen Verdünnungen von bis zu 5 % eingesetzt werden, da sie nur lokal und nur für wenige Tage aufgetragen werden. Für kühlende Schmerzölmischungen werden z. B. Mandel-, Kokosöl oder Aloe-Vera-Mazerat verwendet. Heiße, geschwollene Gelenke und Muskeln können zwischendurch auch mit gekühltem Rosenhydrolat besprüht werden.

Wird eine wärmende Anwendung bevorzugt, eignen sich Oliven- oder Johanniskrautöl als fette Pflanzenöle.

Wärmendes Akutöl bei Schmerzen

- *50 ml Johanniskrautöl*
- *5 Tropfen Wintergrün*
- *5 Tropfen Ingwer*
- *5 Tropfen Pfeffer schwarz*
- *5 Tropfen Majoran*
- *5 Tropfen Lorbeer*

Alle Zutaten in einer 50-ml-Flasche mischen und mehrmals täglich auf die schmerzenden Gelenke und Muskeln auftragen. Nicht zur Daueranwendung geeignet, immer wieder pausieren.

Kühlendes Schmerzbalsam

- *50 g Bio-Kokosöl, nativ*
- *5 Tropfen Pfefferminze*
- *5 Tropfen Eucalyptus radiata*
- *5 Tropfen Cajeput*

Alle Zutaten in einem Tiegel mischen und mehrmals täglich auf die schmerzenden Gelenke und Muskeln auftragen. Vor der Einreibung mit etwas Pfefferminzhydrolat einsprühen, das intensiviert die Wirkung.

Entzündungslindernder Schmerzbalsam

- *35 g Sheabutter*
- *15 ml Johanniskrautöl*
- *10 Tropfen Copaiba-Balsam*
- *5 Tropfen Eucalyptus citriodora*
- *5 Tropfen Rose 10%*

Sheabutter in einem verschließbaren Tiegel auf der Heizung oder im Wasserbad vorsichtig schmelzen. Die restlichen Zutaten dazugeben, Tiegel gut verschließen und kräftig mehrere Minuten schütteln. Anschließend abkühlen lassen.

Tipp

Als täglicher Begleiter in schmerzenden Phasen: Goldene Milch, ein kakaoähnliches Warmgetränk auf der Basis von Kurkuma, Pflanzenmilch und einer Prise Cayennepfeffer, dazu je nach Geschmack Zimt, Nelkenknospe, Kardamom und ein Süßungsmittel wie Agavensirup. Der gelbe Drink ist ein Genuss und hilft dem Körper, allerlei Entzündungsvorgänge im gesamten Körper zu reduzieren. Er kann selbst gemischt werden (Rezeptideen im Internet).

Fibromyalgie - Seelen- und Schmerzmischung

- *50 ml Olivenöl*
- *4 Tropfen Tonka-Extrakt*
- *2 Tropfen Lorbeer*
- *2 Tropfen Cajeput*
- *2 Tropfen Pfeffer schwarz*
- *4 Tropfen Majoran*

Alle Zutaten in einer Flasche mischen und bei Bedarf sanft auf die schmerzenden Areale aufstreichen. Feste Berührungen oder gar Massagen meiden.

Eine etwas abgewandelte Mischung wird von einer uns bekannten Krankenpflegerin auf einer Konservativ Orthopädischen Station mit großem Erfolg bei Fibromyalgie PatientInnen angewendet. Die schmerzgeplagten PatientInnen „verlangen" diese Mischung regelrecht bei ihrem Aufenthalt in der Klinik.

Wadenkrämpfe

Nächtliche Wadenkrämpfe sollten vom Arzt abgeklärt werden: Von ernsten Herzproblemen bis zu Magnesiummangel sind viele Diagnosen möglich. Ist alles abgeklärt und ggfs. per Medikamente oder Magnesiumgaben eingestellt, doch die Krämpfe kommen weiterhin regelmäßig, sollte ein

Fläschchen mit echtem Majoranöl (Origanum majorana) auf dem Nachttisch griffbereit stehen. Bei Bedarf kann sofort 1 Tropfen des unverdünnten Öles mit sanftem Druck in die krampfende Stelle gerieben werden. Die lösende Wirkung stellt sich in der Regel in maximal einer Minute ein.

Notfallmischung bei nächtlichen Wadenkrämpfen

- *10 ml Johanniskrautöl*
- *5 Tropfen Majoran*
- *5 Tropfen Lavendel fein*
- *5 Tropfen Mandarine rot*

Alle Zutaten in einer Flasche mischen und bei Bedarf auf die schmerzenden Stellen auftragen.

WENN NEBELSCHWADEN DIE GEDANKEN VERSCHLEIERN

Viele Frauen berichten über mehr Energie in oder nach den Wechseljahren. Sie brauchen weniger Schlaf, kommen morgens besser aus dem Bett als in jungen Jahren und sprühen vor Energie und neuen Plänen. Für andere ist jeder neue Morgen eine Quälerei, sie kommen einfach nicht in die Gänge, jede Motivation scheint sich in Luft aufgelöst zu haben. Das Gehirn scheint verstaubt und dunstig zu sein, klare Gedanken sind kaum noch zu fassen.

Manchmal haben wir das Gefühl, nie wirklich ausgeschlafen zu sein, die Müdigkeit droht zum ungebetenen Dauergast zu werden. Dieser kann jedoch mit einem Trick verscheucht werden: Rosmarinhydrolat gilt als der „Espresso der Aromatherapie“ und darf bei Bedarf gern auch auf die Zunge gesprüht werden. Für zwischendurch hilft Rosmarinhydrolat auf Dekolleté, Puls oder Gesicht gesprüht. Vorsicht, viel hilft nicht viel, mit ganz wenig beginnen, sonst kann bei empfindlichen Menschen Zittern und Hektik entstehen.

Die meisten Mütter kennen auch die sogenannte Stilldemenz: In den ersten Wochen, wenn sie ihr Baby stillen, scheint der Intellekt auf Eis zu liegen. Die stillende Mutter wird fast albern, brabbelt unverständlich in höchsten Tönen, findet Pausbäckchen-Teddys mit rosa Herzchen zum Knuddeln und kann sich kaum noch an ihre intellektuellen Fähigkeiten erinnern.

Diese Phase geht irgendwann vorüber, wird vergessen und taucht dann in der Zeit des Wechsels wie das Ungeheuer von Loch Ness plötzlich aus den Tiefen der Synapsen wieder auf. „Hilfe, die wertvolle Tastenkombination zum Flottmachen des Computers ist wie weggeblasen. Wie heißt der bekannte Politiker noch mal? Welcher Professor hatte da was behauptet?“ Fast jede Frau in den reiferen Jahren kennt solche Zustände.

Bereits der große Dichter Shakespeare ließ in seinem Meisterwerk „Hamlet" von Ophelia erklären: „Hier ist Rosmarin, das ist für die Erinnerung." Denn einige der winzigen und fettlöslichen Moleküle von ätherischen Ölen wirken unmittelbar auf unsere Nervenzellen ein, machen diese wieder flott und verhelfen uns zu effektiveren Gedankengängen. Die Wissenschaft hat auf diesem Gebiet bereits wertvolle Erkenntnisse gewonnen. Rosmarin- und Salbeizubereitungen sind das perfekte Doping für das Bodybuilding unserer grauen Zellen.

Ein britisches Wissenschaftsteam beschäftigt sich im Zusammenhang mit Konzentrationsstörungen bei demenziellen Veränderungen mit diesen beiden ätherischen Ölen und neuerdings auch mit dem gut verträglichen Rosmarinhydrolat. Dieses wurde von gesunden Probanden eingenommen und führte zu signifikanten kognitiven Verbesserungen (Moss & al 2018). Wir machten ebenfalls gute Erfahrungen mit zwei bis maximal drei Sprühstößen von Rosmarinhydrolat direkt auf die Zunge; der belebende und klärende Effekt ist verblüffend.

In einer früheren Arbeit desselben Teamleiters wurden jeweils 4 Tropfen der ätherischen Öle von Rosmarin und Lavendel per Aromastream-Gerät in einem von zwei Testräumen verbreitet. 150 gesunde Personen, die älter als 65 Jahren waren, nahmen an diesem Experiment teil, sie wurden zufällig der einen oder der anderen Duftgruppe oder einem unbedufteten Raum zugeordnet.

Sie mussten diverse Gedächtnistests durchlaufen, z. B. eine bestimmte Nachricht zu einem späteren Zeitpunkt überbringen, und bei einem bestimmten Ereignis eine Aufgabe erledigen. Auf diese Art wird das prospektive Gedächtnis überprüft, also wie Dinge erinnert werden, die in der Zukunft liegen bzw. die durch ein äußeres Ereignis ausgelöst werden: Man denkt daran, eine Fernsehsendung (in der Zukunft) anzuschauen oder einen Brief einzuwerfen, wenn man am Briefkasten vorbeikommt.

Auch die Stimmungslage der TeilnehmerInnen wurde vor und nach den Tests erfasst. Rosmarinduft verbesserte das prospektive Gedächtnis signifikant gegenüber einer unbedufteten Umgebung. Rosmarin verbes-

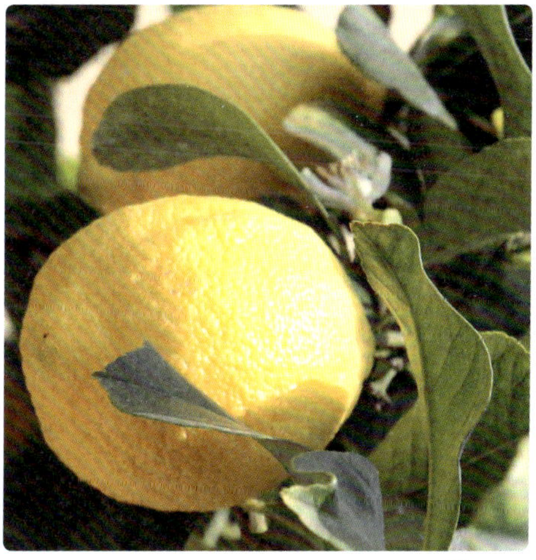

Zitrone

serte zudem signifikant die Wachheit, Lavendelduft verbesserte das Ruhegefühl und die Zufriedenheit im Gegensatz zu Stimmungslage der Menschen im nicht-bedufteten Raum (Moss & al 2016).

Wir können uns also mit konzentrationsfördernden Mischungen gut helfen. Es versteht sich von selbst, dass diese – je nach individueller Empfindlichkeit – nicht am Abend angewendet werden sollten.

Duschgel „Frischekick"

- *200 ml Bio Duschgel, duftneutral*
- *10 Tropfen Rosmarin Ct. Cineol*
- *10 Tropfen Limette*
- *5 Tropfen Grapefruit*
- *5 Tropfen Pfefferminze*

Alle Zutaten in einer 200-ml-Flasche vermischen und für die morgendliche Dusche verwenden.

Raumspray „Konzentration"

- *50 ml Wodka*
- *5 Tropfen Zypresse*
- *10 Tropfen Rosmarin Ct. Cineol*
- *10 Tropfen Bergamotte*
- *10 Tropfen Zitrone*
- *2 Tropfen Lavendelsalbei*

Alle Zutaten in einer 50-ml-Sprühflasche mischen und ein paar Sprüher im Raum verteilen.

Riechstift „Konzentration"

- *3 Tropfen Limette*
- *2 Tropfen Rosmarin Ct. Cineol*
- *1 Tropfen Salbei (ketonarm)*
- *1 Tropfen Petit Grain*
- *1 Riechstift zum Selbstbefüllen*

Auf die Watterolle des Riechstiftes aufträufeln. Bei Bedarf einfach daran schnuppern.

HÜFTGOLD – VORRATSKAMMER FÜR ÖSTROGENE

Dass Frauen in den Wechseljahren an Gewicht zulegen und dieses dann trotz vielfältigster Bemühungen kaum noch loswerden, hat physiologische Gründe. Unser Körper meint es nur gut mit uns! Denn Fettgewebe kann Östrogene speichern, unser Hüftgold ist also eine Art Vorratskammer für die Jugend-Hormone. Freilich dürfen wir nicht völlig aus dem Leim gehen, denn es ist bekannt, dass Übergewicht zu den Risikofaktoren beispielsweise für Diabetes und Herz-Kreislauferkrankungen gehört.

Ein nicht unerheblicher Anteil des täglichen Kalorienbedarfs, der für die Eizellreifung nötig ist, fällt in der Menopause weg.

Dies bedeutet, dass Frauen in der Menopause einen „Kalorienüberschuss" haben, der sich nun auf eine mögliche Gewichtszunahme auswirkt, ohne dass tatsächlich mehr Kalorien über die Ernährung zugeführt werden. Eine Kur mit ausgewogener ketogenen Ernährung kann erfahrungsgemäß vielen Frauen enorm helfen, ihr Körpergewicht ohne Entbehrungen zu reduzieren bzw. zu halten. So eine Ernährung ist also für einige Wochen oder Monate arm an Kohlenhydraten, auf alle Fälle frei von weißem Mehl und weißem Zucker sowie ohne Pasta, Reis und Kartoffeln. Umgekehrt heißt das also: Viel Gemüse und Salat essen! Immer schmackhaft angerichtet mit Olivenöl, Kokosöl, Nüssen und Samen. Süße Leckereien werden beispielsweise mit Birkenzucker, Mandelmehl und dunkler Schokolade zubereitet. Insbesondere Frauen mit Insulinschwankungen können auf diese Weise starke Heißhunger-Attacken gut in den Griff bekommen. Auch die Osteoporose-Gefahr kann durch diese Lebensweise reduziert werden.

Nachdem vor etlichen Jahren ein Versuch am St. George's Hospital in London an 200 übergewichtigen Freiwilligen ergeben hatte, dass ein täglich aufgetragenes Vanillepflaster zu einigen Kilogramm Gewichtsabnahme führte, experimentierten wir im Kolleginnenkreis. Wir bedufteten plastikfreie Pflaster mit Vanille-Extrakt, teilweise auch mit etwas Grapefruitöl. Dann klebten wir die kleinen Pflaster auf das Dekolleté oder auf die Innenseite der Unterarme. Hauptsache, der Duft wurde im Laufe des Tages wahrgenommen. Drei Wochen lang gab es jeden Morgen ein neues Pflaster. Diese zwei Düfte können bei einigen Menschen tatsächlich den Appetit auf Süßes reduzieren, sodass andere Maßnahmen zur Gewichtskontrolle besser anschlagen. Heutzutage haben wir schöne Inhalierstifte (Riechstifte), manche sogar aus Glas mit schicker Aluminiumhülle, sodass wir auch diese praktische Variante ohne Hautkontakt wählen können.

Inhalierstift „Süße Wonne“

- *4 Tropfen Grapefruit*
- *2 Tropfen Vanille-Extrakt*
- *1 Riechstift zum Selbstbefüllen*

Ätherische Öle auf die Watterolle des Riechstiftes träufeln. Mehrmals täglich daran schnuppern.

Roll-On „Süße Sünde“

- *10 ml Jojobaöl*
- *4 Tropfen Grapefruit*
- *2 Tropfen Mandarine rot*
- *2 Tropfen Tonka-Extrakt*
- *1 Tropfen Kakao-Extrakt*
- *1 Tropfen Vanille-Extrakt*

Alle Zutaten in einem Roll-On-Fläschchen mischen. Bei Lust auf Süßes auf Puls oder Dekolleté auftragen und immer wieder daran riechen.

Tipp

In Südbrasilien und Paraguay ist das Trinken von Mate-Tee (Ilex paraguariensis) eine von den Ureinwohnern vererbte Tradition, man bekommt ihn in jedem Lokal, auch in Dosen, inzwischen auch in unterschiedlichen Geschmacksrichtungen. Dieser Tee enthält zwar recht viel Koffein, das jedoch aufgrund von Begleitstoffen nicht so schnell freigesetzt wird wie das Koffein in Kaffee. Naturbelassener Mate-Tee verhalf einst den indigenen Sklaven zu viel Energie und Ausdauer, sie kamen mit sehr wenig Nahrung aus. Diese nicht so schönen Erkenntnisse führten in der Heimatregion der Ilexpflanze zur modernen Anwendung, um den Appetit zu reduzieren. Morgens eine oder zwei Tassen (am leckersten mit Zitronensaft) sind eine prima Alternative zu Kaffee und kontrollieren tatsächlich das Verlangen nach Essbarem.

WASSER IM GEWEBE – DEN FLUSS DES LEBENS AKTIVIEREN

In den Wechseljahren kommt es aufgrund der „neuen“ hormonellen Lage auch oft zu Wassereinlagerungen. Unsere Lymphe hat vermutlich bereits jahrelang meisterhafte Abfuhrarbeit geleistet und wurde dafür selten gewürdigt. Irgendwann kommen unsere strapazierten Lymphgefäße nicht mehr mit.

Goldrute (Solidago) oder Mischungen mit diesem entlastenden Kraut als Tee oder als Tinktur (Ceres) bringen die unscheinbaren Flüsse unseres Körpers, die weder Anfang noch Ende besitzen, wieder zum Fließen. Wasserlösliche Inhaltsstoffe vieler Heilkräuter helfen direkter bei diesem wässrigen Thema als fettlösliche Moleküle, wie wir sie in ätherischen Ölen vorfinden. Doch sehr sanfte entstauende Streichungen mit ätherischen Ölen helfen auch von außen, sie unterstützen durch die mechanische Anwendung den Lymphfluss.

Körperöl „Im Fluss bleiben"

- *50 ml Mandelöl*
- *2 Tropfen Atlaszeder*
- *2 Tropfen Lorbeer*
- *2 Tropfen Wacholder*
- *4 Tropfen Zitrone*
- *4 Tropfen Rosengeranie*

Alle Zutaten in einer Flasche mischen. Täglich Beine und Arme damit einreiben.

Badesalz „Loslassen"

- *5 EL Meersalz*
- *3 Tropfen Limette*
- *3 Tropfen Wacholder*
- *3 Tropfen Rosengeranie*

Zutaten mischen, dem Badewasser zugeben und mindestens 20 Minuten bei ca. 37 °C darin entspannen.

BLASENSCHWÄCHE – UNERWÜNSCHTES TRÖPFELN

Zwar ist das Thema Inkontinenz nicht mehr so tabuisiert wie noch vor 20 Jahren, unangenehm ist es allemal, egal, ob ab und zu ein Tröpflein beim Niesen und Lachen abgeht oder gleich ein größerer Schwall. Die nachhaltigste Hilfe erfordert etwas Disziplin, denn nur konsequent durchgeführte Beckenbodengymnastik kann die Ursache der Blasenschwäche reduzieren oder gar beheben. Es gibt die etwas lustig anzusehende intravaginal anzuwendende „Hanteln", mit denen der erschlaffte Muskelring trainiert werden kann.

Neben diskreten Hygienelösungen – waschbare Baumwollbinden sind kunststoffbelasteten Wegwerfprodukten vorzuziehen – können ätherische Öle helfen, befürchtete Geruchsprobleme zu kontrollieren. Slipeinlagen aus Baumwolle können beispielsweise auf der dem Intimbereich abgewandten Seite mit einem hoch dosierten Spray beduftet werden, ebenso die Innenseite von Jeans. Wichtig ist es, hochprozentigen Alkohol zu verwenden (Apotheke oder 80 %iger Strohrum), damit durch den Wasseranteil kein unnötig feuchtes Klima entsteht. Dafür gern Lieblingsdüfte verwenden, aber möglichst keine Zitrus- und Nadelöle, da diese sowohl Fäden in Textilien ziehen als auch empfindliche Haut reizen könnten.

Kleidungsparfüm

- *50 ml Alkohol (70%ig)*
- *10 Tropfen Ylang Ylang*
- *10 Tropfen Rosengeranie*
- *10 Tropfen Ho-Blätter*
- *5 Tropfen Atlaszeder*
- *5 Tropfen Neukaledonisches Sandelholz oder Patchouli*

Alle Zutaten in eine 50-ml-Sprühflasche geben und vor Gebrauch schütteln.

Hormonelle Veränderungen führen nicht nur zum Erschlaffen der sichtbaren Haut. Ebenso lässt die Spannkraft tief innen in unserem Körper nach. An der Blase macht sich dieses Thema oft deutlich bemerkbar, denn dieses Hohlorgan und der umgebende Beckenboden sind womöglich durch Schwangerschaften und Geburtsvorgänge in Mitleidenschaft gezogen worden. Ihr „poröses" Gewebe bietet Krankheitskeimen beste Möglichkeiten, um sich anzuhaften. In diesem wässrigen Milieu bilden sie dann einen sogenannten Bio-Film. In diesem schleimartigen Versteck können ihnen Antibiotika kaum etwas anhaben.

Nun kann sich ein Teufelskreis entwickeln: Durch die regelmäßige Einnahme von Antibiotika wird die Körperabwehr träge, die Bakterien werden jedoch immer frecher. Durch wiederkehrende Entzündungen entstehen zudem Mikronarben im Gewebe, die den Übeltätern dann noch schönere Rückzugsmöglichkeiten bieten.

Auf Seite 253 finden Sie einen Tipp, was bei den ersten Anzeichen einer Blasenentzündung helfen kann.

Ergänzend hierzu helfen die wunderbaren Cantharis-Blasen-Globuli und der sehr effektive Blasentee aus der indischen Ätherisch-Öl-Droge Katzenbart (Orthosiphon stamineus, in Apotheken als Indischer Blasentee erhältlich). Mindestens zwei Liter pro Tag warm trinken. Dieses Heilkraut, das mit Pfefferminze und Melisse verwandt ist, fördert die Durchspülung und löst die krampfartigen Schmerzen beim Wasserlassen.

Begleitend sollte eine wärmende Ölmischung auf den Unterbauch aufgetragen werden.

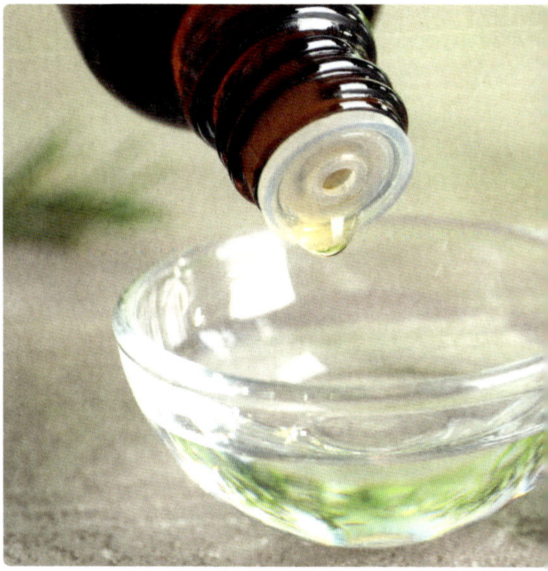

Ölmischung „Blasenmantel"

- *20 ml Johanniskrautöl*
- *3 Tropfen Teebaum*
- *2 Tropfen Eucalyptus citriodora*
- *2 Tropfen Bergamotte*
- *1 Tropfen Thymian Ct. Thymol*
- *1-2 Tropfen Sandelholz (neukaledonisch) Optional*

Zutaten in einer 20-ml-Flasche vermischen und möglichst zweimal am Tag auf den Unterbauch auftragen. Eine Wärmflasche verstärkt das Eindringen der Öle und sorgt für Wohlbefinden.

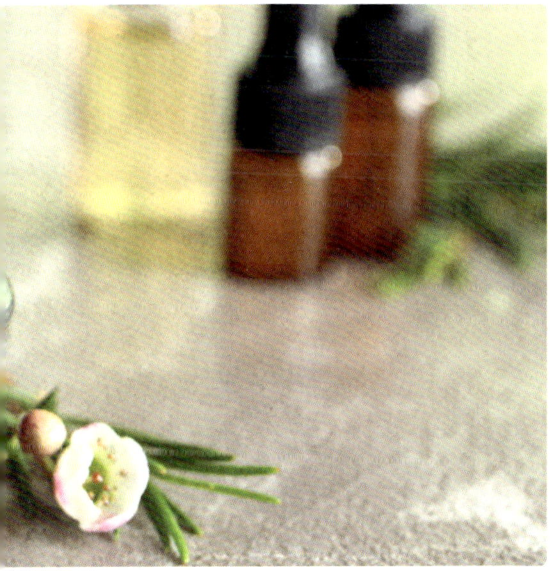

Ein Sitzbad kann auch sehr wohltuend wirken, dafür ist ein schüsselartiger Einsatz aus Kunststoff für die Toilette sehr praktisch, dieser zaubert im Nu ein Bidet. Oder einen stabilen Abfallsack so über die Toilettenschüssel (mit geöffneter Brille) stülpen, dass ein „Becken" entsteht. Sowohl das Sitzbad als auch die Einreibung kann von sehr anfälligen Frauen vorbeugend angewendet werden, beispielsweise nach dem Besuch eines Schwimmbades oder nach dem Sitzen auf einer kalten Mauer.

Badesalz „Blasenschutz"

- *2 Esslöffel Meersalz*
- *2 Tropfen Teebaum*
- *1 Tropfen Sandelholz (neukaledonisch)*

Salz und ätherische Öle gut vermischen und in eine Waschschüssel mit sehr warmem Wasser (ca. 5 Liter) geben. Einige Minuten darin verweilen. Danach die Haut gut abtrocknen.

ZYSTEN UND MYOME – HORMONELLE BALANCE BEI UNWILLKOMMENEM WACHSTUM

Schon lange vor den Wechseljahren können Zysten und Myome diagnostiziert werden. Mal abgesehen davon, dass diese kommen und gehen können, sind wir auf die Hilfe von einfühlsamen Gynäkologinnen mit viel Fingerspitzengespür angewiesen, um damit sanft und dennoch sicher umgehen zu können. Es muss nicht gleich geschnippelt und rausoperiert werden. Zunächst sollte dringend ein Hormon-Speicheltest durchgeführt werden, denn höchstwahrscheinlich ist das feine Zusammenspiel der Geschlechtshormone aus der Balance geraten (siehe Seite 46/47), möglicherweise durch die Last der vielen östrogenartigen Substanzen in unserer Umwelt und Nahrung. Eine kurmäßige Behandlung mit naturidentischen Hormonen, beispielsweise in Form von einer dermal aufgetragenen Salbe, kann überzeugende Verbesserung bringen.

Beobachten sowie naturheilkundliche Begleitung mitsamt Ernährungsumstellung (beispielsweise 3 Monate ohne Fleisch und Milchprodukte) kann durchaus sinnvoll sein. Mit einer ausgleichenden und sanft den Hormonhaushalt regulierenden Ölmischung können wir solche Maßnahmen behutsam begleiten.

Bauchöl „Hormon-Balance“

- *45 ml Calendulaöl*
- *5 ml Granatapfelsamenöl*
- *4 Tropfen Rosengeranie*
- *4 Tropfen Orange*
- *3 Tropfen Zypresse*
- *4 Tropfen Palmarosa*

Zutaten in einer 50-ml-Flasche vermischen und täglich den Unterbauch einreiben. Die Vorstellung, dass die ungebetene „Gewächse“ schrumpfen, kann diese Anwendung intensivieren.

Muskatellersalbei – ein echter Frauenversteher
Stark entspannend und krampflösend – ein treuer Helfer bei Menstruationsproblemen. Aus den Blüten dieser hohen Salbeiart wird ein ungewöhnlich duftendes (riechendes) ätherisches Öl gewonnen, das bis zu 2 % Sclareol enthalten kann. Das Öl wirkt deutlich hormonell regulierend, ist also eine gute Hilfe bei schmerzhaften und krampfartigen Blutungen. Zudem enthält es 75 % Linalylacetat, ein entkrampfend und stimmungsaufhellendes Molekül.

Ein Hoch auf die neue blühende Lebensstufe

Die Phase der Wechseljahre, auch Klimakterium genannt, geht nicht von heute auf morgen vorüber. Sie beginnt schon bevor wir es bemerken und endet, wenn wir gar nicht mehr damit rechnen.

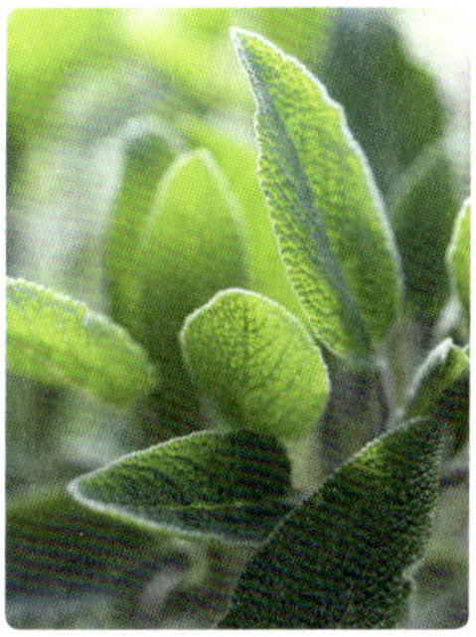 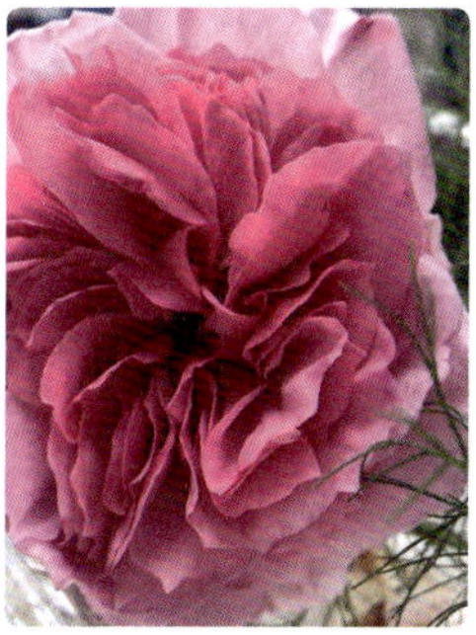 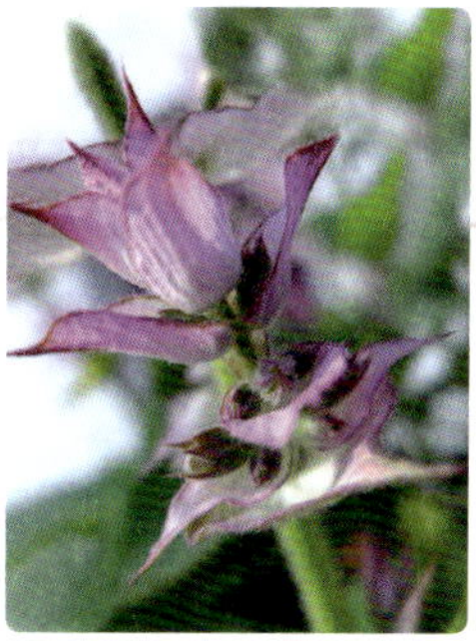

Die Öle von Salbei, Rose und Muskatellersalbei wirken in dieser Zeit besonders unterstützend.

Diese Zeit wird in folgende Abschnitte unterteilt:

Prämenopause

Zeitraum von 2 bis 7 Jahre vor der Menopause: Funktion der Eierstöcke lässt nach, Blutungen werden unregelmäßig, leichte Wechseljahresbeschwerden können auftreten.

Menopause

Letzte Menstruationsblutung, welche noch von den Eierstöcken gesteuert wird. Zeitpunkt kann nur rückwirkend bestimmt werden. Meist zwischen 50 und 55 Jahren.

Postmenopause

Schließt sich an die Menopause an und endet nach ca. 15 bis 20 Jahren mit dem Eintritt ins Senium.

Senium

Das Senium, auch Greisenalter genannt, beginnt etwa ab 70 Jahren.

Diese Zeit mag endlos erscheinen, wenn Hitzewallungen, Gelenkschmerzen oder Probleme in der Partnerschaft auftreten. Doch betrachten wir diesen Lebensabschnitt doch mal von der positiven Seite: Das verringerte Kuschel-Östrogen und der nun erhöhte relative Anteil an Testosteron verleihen diesem neuen Lebensabschnitt neue, andere Kräfte. Wir sagen nicht mehr zu allem Ja, wir verfügen nun über das Potenzial, uns besser durchzusetzen. Möglicherweise erfüllen wir uns nun lang gehegte Wünsche. Vom neuen Haar-Style, bis zum Umzug an einen anderen Ort, zu einer Fortbildung, die uns mit Freude und Zufriedenheit erfüllt, vielleicht auch das Kennenlernen von neuen Orten und Chancen: All das ist nicht mehr in unerreichbarer Ferne. Ansprüche, die an uns gestellt werden, können wir jetzt vielleicht besser einordnen und ggfs. ablehnen. Wir dürfen nun auf uns achten, da wir endlich wissen, was uns wirklich gut tut. Dabei können uns die „duften Helfer" hilfreich zur Seite stehen.

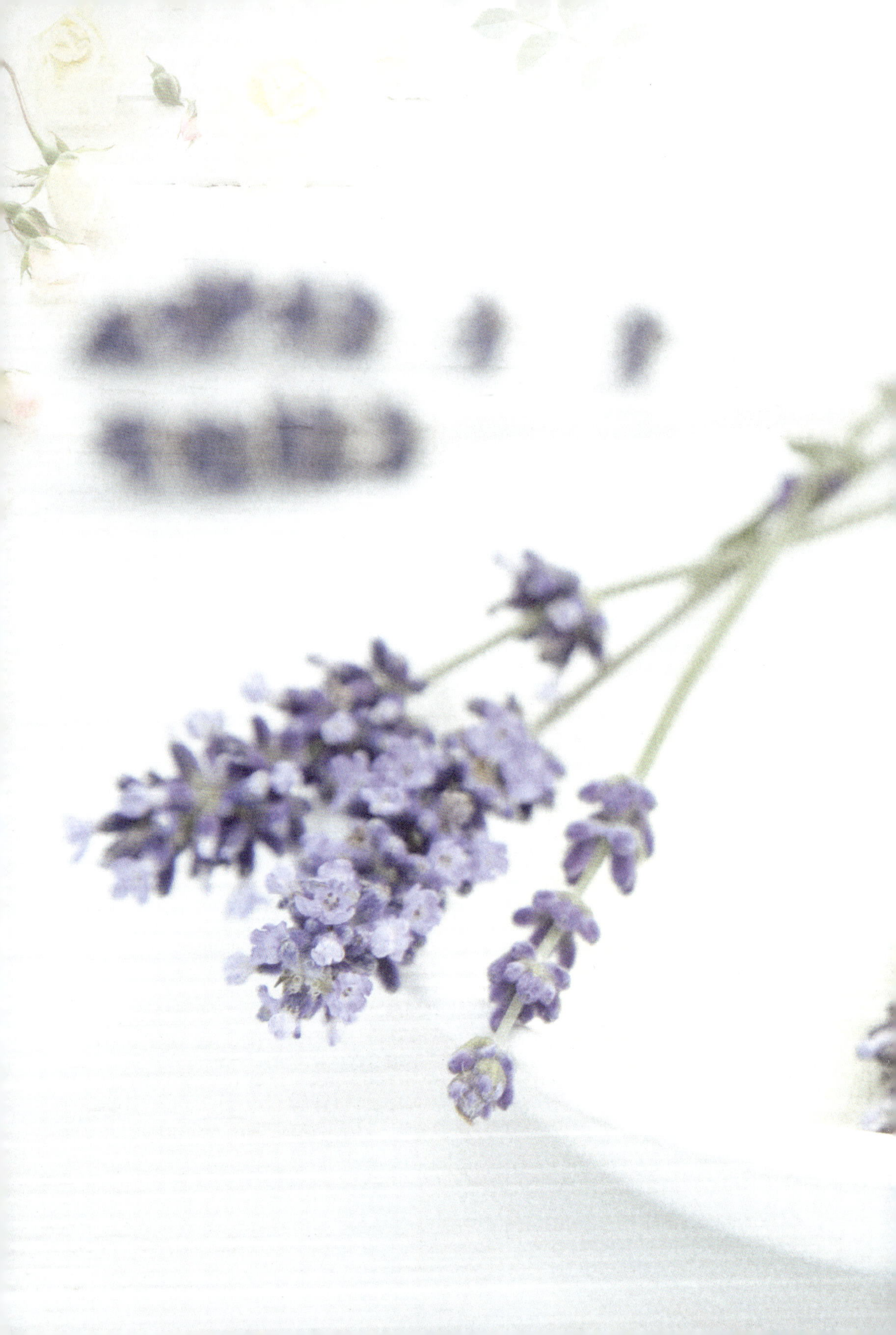

Beschwerden und Erkrankungen aromatherapeutisch begleiten

Kopfschmerzen und Migräne – dem Schmerz die Stirn bieten

Kopfschmerzen können vielfältige Ursachen haben: Stress, Hormone, Fehlstellungen von Muskeln, die Psyche und auch das Wetter können Auslöser von Kopfschmerzen sein. So unterschiedlich die verantwortlichen Faktoren für Kopfschmerzen sind, so vielfältig ist die Auswahl ätherischer Öle, welche bei diesem weitverbreiteten Leiden Linderung verschaffen können. Bei kaum einem anderen körperlichen Zipperlein spielt das eigene Duftempfinden eine so große und entscheidende Rolle wie beim Kopfschmerz. So können wir in diesem Buch lediglich Anregungen geben, die Nase der betroffenen Frau muss entscheiden, ob diese Mischung passend ist.

Ein ätherisches Öl, das in vielen Fällen hilft und darum am häufigsten empfohlen wird, ist Pfefferminzöl. Sein Inhaltsstoff Menthol spielt eine besondere Rolle, denn er verleiht der Pfefferminze eine (fast) einzigartige Wirkung! Neben Ackerminze und Poleiminze (= Flohminze) finden wir Menthol in sonst keinem anderen ätherischen Öl. Dieses besondere Molekül wirkt unterschiedlich je nach Dosierung und Einwirkungszeit, denn es spricht sowohl Kälte- als auch Wärmerezeptoren in unserer Haut an (Harris 2004). Bei den von seriösen Aromatherapeutinnen empfohlenen Dosierungen von ca. 2 % hinterlässt Pfefferminzöl einen kühlenden Effekt auf der Haut.

Durch l-Menthol wird eine vermehrte elektrische Aktivität in der Zellmembran ausgelöst. Hoch konzentriertes Menthol bewirkt dadurch eine lokal anästhesierende Wirkung. Außerdem kann Pfefferminzöl die Wirkungen der Nerven-Botenstoffe Serotonin und der Substanz-P hemmen. Diese beiden Substanzen spielen bei der Entstehung von Kopfschmerzen eine erhebliche Rolle. Zehnprozentiges Pfefferminzöl (in alkoholischer Lösung als Euminz®) zeigte eine überzeugende Wirksamkeit: In mehreren Experimenten wurde diese inzwischen von Schmerzkliniken gern empfohlene Zubereitung mit den Schmerzmitteln Paracetamol und ASS sowie mit einem Placebo verglichen. Das verdünnte Öl wurde in zwei Durchgängen großflächig auf Stirn und Schläfen aufgetragen. Anders als beim Placebo konnte mit dem Auftragen des Pfefferminzöles bereits nach 15 Minuten eine signifikante Reduktion der Kopfschmerzen erzielt werden. Im Verlauf einer Stunde reduzierte sich die Intensivität des Schmerzes weiter. Es konnte belegt werden, dass zehnprozentiges Pfefferminzöl die gleiche schmerzlindernde Wirksamkeit wie 1 g Paracetamol oder 1 g ASS (2 Tabletten à 500 mg) hat.

Da Kopfschmerzen, insbesondere Migräne, bei vielen Menschen eine Folge von Lebensmittel-Unverträglichkeiten sein können, lohnt es sich, einige Monate ein Schmerztagebuch zu führen. Beispielsweise können auch ohne nachgewiesene Histamin-Intoleranz Hartkäse, Rotwein und (dunkle) Schokolade zu heftigen Kopfschmerzen und Migräneanfällen führen. Letztere kommen bei Frauen dreimal so häufig vor wie bei Männern. Auch der exzessive Konsum von Milchprodukten kann durch „Verschleimung" im Nasen- und Nebenhöhlenbereich Beschwerden auslösen.

Anspannungen und das immerwährende Gefühl von Gehetztsein bei der Arbeit oder im privaten Umfeld können die Situation verschlimmern. Darum empfehlen wir bei regelmäßig auftretenden Kopfschmerzen den Einsatz von stark entkrampfend wirkenden ätherischen Ölen, wie beispielsweise Mandarine, Basilikum und Majoran. Diese sollten zwischen den Attacken regelmäßig eingesetzt werden, am besten testweise zwei bis drei Monate lang. Möglicherweise reduzieren sich dadurch das Auftreten und die Stärke der Schmerzen deutlich. Erfahrungsgemäß tun Düfte während einer Migräneepisode nicht gut bzw. werden als verschlimmernd empfunden. Hängen die Kopfschmerzen deutlich mit dem Menstruationszyklus zusammen, treten sie etwa in der Zeit des Eisprungs oder – wie meist der Fall – zeitnah bei den Blutungstagen auf, kann das homöopathische Mittel Upelva als regulierender Begleiter eine enorme Entlastung bringen. Es wird nur wenige Tage pro Monat eingenommen, die Erinnerungsfunktion auf dem Handy könnte als monatlicher „Weckruf" eingestellt werden.

Pfefferminz-Roll-On „Spannungskopfschmerz"

- *10 ml Wodka*
- *20 Tropfen Pfefferminze*

Wodka und Pfefferminzöl in einem Roll-On vermischen und bei beginnenden Kopfschmerzen in der ersten Stunde alle 10 Minuten auf Stirn und Schläfe auftragen. Vor jeder Anwendung gut schütteln.

Riechstift bei stressbedingten Kopfschmerzen

- *3 Tropfen Mandarine rot*
- *2 Tropfen Basilikum*
- *1 Tropfen Majoran*

Auf die Watterolle des Riechstiftes aufträufeln. Bei Bedarf mehrfach tief einatmen.

Anti-Übelkeit-Riechstift bei Kopfschmerzen

- *1 Tropfen Pfefferminze*
- *3 Tropfen Limette*

Auf die Watterolle des Riechstiftes aufträufeln. Bei Bedarf mehrfach tief einatmen.

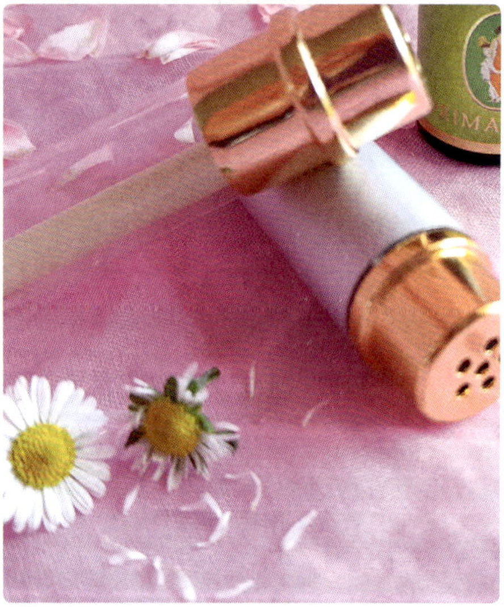

Bei vielen Frauen treten Kopfschmerzen zyklusbedingt auf, sie können quasi die Uhr danach stellen, zu welchem Zeitpunkt im Zyklus ihre Kopfschmerzen kommen. Mit einer ausgleichenden und entspannenden Roll-On-Mischung, welche ca. 1–2 Tage vor den erwarteten Kopfschmerzen im Nacken und Schulterbereich aufgetragen wird, können die Schmerzen entschärft werden.

Kopfschmerz Roll-On „Hormonkarussell“

- *10 ml Jojobaöl*
- *4 Tropfen Muskatellersalbei*
- *2 Tropfen Rosengeranie*
- *2 Tropfen Bergamotte*
- *2 Tropfen Majoran*

Die ätherischen Öle zum Jojobaöl in einen Roll-Ongeben und sanft im Nacken- und Schulterbereich auftragen, ggf. ein Wärmekissen auflegen, dies unterstützt die entspannende Wirkung der ätherischen Öle.

Krampfadern, Besenreiser und Hämorrhoiden

Das beste Produkt für „ausgeleierte" Äderchen stammt aus den Küstenregionen vieler Inseln im Indischen Ozean. Calophyllum heißt dieses bräunlich-zähe Öl, das aus dem Fruchtkern des Indischen Lorbeers (Calophyllum inophyllum) gewonnen wird. Es enthält würzig und curryartig duftende Harzbestandteile. Das Öl ist fast zwei Jahre haltbar, darum lohnt sich die Anschaffung, wenn schwächelnde Blutgefäße für Kummer sorgen.

Calophyllum-Krampfadernöl

- *20 ml Calophyllumöl*
- *30 ml Traubenkernöl (oder Jojobaöl)*
- *5 Tropfen Wacholder*
- *5 Tropfen Zypresse*
- *5 Tropfen Zitrone*

In eine 50-ml-Flasche ohne Tropfeinsatz geben, gut vermischen, jeden Morgen nach dem Duschen sehr sanft, also völlig ohne Druck, von unten nach oben auf die Krampfadern streichen.

Hämorrhoidenbalsam

- *10 ml Calophyllumöl*
- *10 ml Traubenkernöl*
- *10 g Sheabutter*
- *4 Tropfen Lavendel fein*
- *2 Tropfen Cistrose*
- *2 Tropfen Zypresse*
- *2 Tropfen Manuka*
- *2 Tropfen Kamille deutsch*

Sheabutter vorsichtig schmelzen, restliche Zutaten dazugeben und so lange rühren, bis es eine cremige Masse gibt. Alles in einem sauberen Tiegel aufbewahren und bei Bedarf am After auftragen, ein wenig davon mit dem Finger vorsichtig in den Darmeingang einmassieren.

Tipp

Die kurmäßige Einnahme des Gemmo-Mazerates Aesculus hippocastanum (Rosskastanie) und der Ceres-Urtinkutur Millefolium (Schafgarbe) kann bei schwachen Venen eine wertvolle Unterstützung von innen sein. Beide Produkte sind in jeder Apotheke erhältlich.

Magen- und Darmbeschwerden

Die meisten Frauen kennen Magen-Darm-Beschwerden, die nicht selten psychische Ursachen haben. Viele Frauen „fressen" Alltagssorgen, Stress und Belastungen regelrecht in sich hinein. Diese „Sorgennahrung" wird aber nicht nur im Kopf verdaut, sondern auch im Magen-Darm-Trakt.

Manchmal sprechen wir inzwischen vom „Gehirn im Bauch", dem „Second Brain", dabei handelt es sich um das enterische Nervensystem (ENS). Viele Botenstoffe unseres Nervensystems werden dort gebildet. Das limbische System, welches für das Riechen und für die Entstehung von Emotionen zuständig ist, kommuniziert zudem pausenlos mit dem Geschehen im „Bauchhirn" über das vegetative Nervensystem (Nervus sympaticus und Nervus parasympaticus). So ist es nicht verwunderlich, dass beispielsweise Prüfungsangst Durchfall verursachen kann oder ein Streit uns buchstäblich auf den „Magen schlägt".

Der Großteil des menschlichen Immunsystems sitzt im Darm. Wenn es geschwächt ist, wird das gesamte Immunsystem beeinträchtigt.

Verständlich also, dass eine gute Darmpflege zur Vorbeugung vieler Krankheiten (z. B. Allergien, rheumatische Prozesse, Krebs- und Hauterkrankungen) unerlässlich ist.

Durch unpassende Ernährung (zu viel, zu süß, zu salzig, falsche Fette), Einnahme von Medikamenten, wie beispielsweise Antibiotika, und Schadstoffe aus der Umwelt kann die Darmflora und damit auch alle Botenstoffe, die uns mit positiven Emotionen versorgen, leiden.

Der Fitness-Drink von Ruth von Braunschweig (siehe Seite 286) ist für eine unterstützende „Darmpflege" bestens geeignet.

Sodbrennen

Sodbrennen zählt zu den häufigsten Magenstörungen und tritt häufig nach dem Genuss von üppigen Speisen, Kaffee oder Alkohol auf. Meist hilft ein kurzfristiger Verzicht auf diese Übeltäter. Die aufsteigende Magensäure „brennt" in der Speiseröhre manchmal bis hinauf in den Hals. Dadurch können die empfindlichen Schleimhäute stark gereizt werden. Mit Pflanzenölen kann die Schleimhaut der Speiseröhre

„ausgekleidet“ werden, sodass sie besser vor der Magensäure geschützt ist.

Ölmischung „Schutzmantel“

- *90 ml Olivenöl*
- *10 ml Sanddornfruchtfleisch*

Beide Öle in einer 100-ml-Flasche mischen und morgens 1 EL auf nüchternen Magen langsam schlucken.

Sodbrennen
Häufiges Sodbrennen kann ein Hinweis auf die Refluxkrankheit sein, dies muss in jedem Fall ärztlich abgeklärt werden. In späterem Alter macht sich auch häufig der Mangel an unserem „Schleimhauthormon“ Estriol (E3) auf diese Weise bemerkbar. In diesem Fall sind sogenannte Protonenpumpenhemmer sehr fragwürdig wegen ihrer unschönen Nebenwirkungen. Die Anfälligkeit für Darminfektionen und Knochenbrüche kann sich erhöhen, zudem können Säureblocker die Empfindlichkeit des Magens verstärken, sogar das Risiko für Demenz könnte durch die Dauereinnahme steigen.

Durchfall

Durchfälle haben vielfältige Ursachen, bei vielen Frauen werden sie durch seelische Aufregung ausgelöst. Jedoch auch ansteckende virale Infekte oder verdorbenes Essen führen zu Durchfallerkrankungen, die streng genommen eine sinnvolle Einrichtung des Organismus sind: Die giftigen Substanzen müssen so schnell wie möglich raus. Da es meist zu krampfartigen Schmerzen im Unterbauch kommt, helfen entkrampfende ätherische Öle, dazu sanfte Einreibungen und etwas Wärme. So werden die „verkrampften“ Muskeln im Darm gelöst und die Schmerzen gelindert.

Entkrampfendes Bauchöl

- *50 ml Johanniskrautöl (oder 1:1 mit Schwarzkümmelöl gemischt)*
- *5 Tropfen Majoran*
- *5 Tropfen Orange*
- *5 Tropfen Fenchel*
- *5 Tropfen Pfeffer schwarz*

Alle ätherischen und fetten Öle in einer 50-ml-Flasche mischen. 1 EL der Mischung großzügig auf dem Bauch verteilen, ggf. sanft einmassieren und eine Wärmflasche auflegen.

Bauchöl „Seelen-Bauchschmerz“

- *50 ml Johanniskrautöl*
- *3 Tropfen Kamille römisch*
- *3 Tropfen Fenchel*
- *2 Tropfen Mandarine rot*
- *2 Tropfen Lavendel fein*
- *1 Tropfen Kamille deutsch*

Ätherischen Öle mit Johanniskrautöl in einer 50-ml-Flasche mischen und den Bauch sanft damit einreiben.

Verstopfung (Obstipation)

Unser Darm muss im Laufe des Lebens Schwerstarbeit leisten: Nahrung verdauen, Energie bereitstellen, ausscheiden, entgiften, uns mit Happy-Hormonen versorgen und die Immunabwehr steuern. Der Naturheilkundler Hufeland nannte deshalb den Magen-Darm-Trakt den „Hauptkampfplatz“, auf dem viele Krankheiten entschieden werden. Kein Wunder, wenn er manchmal mit all den Anforderungen, die rund um die Uhr zu erledigen sind, überfordert ist und streikt. Zudem befinden wir westlichen Menschen uns fast dauerhaft im Kampf-und-Flucht-Modus des Nervensystems, bei dem die Verdauungsarbeit gedrosselt wird.

Eine Verstopfung kann viele Ursachen haben:

- Reizdarmsyndrom
- Einnahme bestimmter Medikamente
- Schwangerschaft
- mangelnde Flüssigkeitszufuhr
- Hormonstörungen etc.

In den meisten Fällen ist eine Verstopfung jedoch harmlos und nur vorübergehend. Um die Darmfunktion und die Verdauung anzuregen, können Bauchmassagen mit ätherischen Ölen im Uhrzeigersinn Linderung verschaffen. Es ist wichtig, viel zu trinken und sich ausreichend zu bewegen.

Bauchöl „Gut verdaut“

- *50 ml Johanniskrautöl*
- *4 Tropfen Bitterorange*
- *3 Tropfen Cardamom*
- *3 Tropfen Kümmel*
- *2 Tropfen Majoran*

Alle ätherischen Öle mit dem Johanniskrautöl in einer 50-ml-Flasche mischen und den Bauch sanft im Uhrzeigersinn am Morgen damit einreiben.

Darmpflege ist auch Seelenpflege

In unserem Darm leben nicht nur die wichtigen Darmbakterien (über 1 kg Bakterienmasse), sondern er ist mit einem sensiblen Nervengeflecht von mehr als 100 Millionen Nervenzellen durchzogen. Dort werden Botenstoffe wie Dopamin, Opiate, Adrenalin und Serotonin produziert. Wird der Darm „gereizt" oder aus dem Gleichgewicht gebracht, kann dieses gesamte System aus dem Gleichgewicht geraten.

Studien zeigen, dass Darmbakterien die Psyche beeinflussen und eine gestörte Darmflora sogar Depressionen begünstigen kann. Denn der Botenstoff Serotonin, er wird auch Glückshormon genannt, sorgt für innere Ruhe, Gelassenheit und einen guten Schlaf-Wach-Rhythmus. Der größte Anteil des Serotonins wird im Darm und nicht – wie oft vermutet – im Gehirn gebildet. Ein Mangel an Serotonin verursacht Unruhe, Reizbarkeit, schlechte Laune und kann zu Depressionen führen.

Serotonin wird aus einer Vorstufe der Aminosäure Tryptophan von unserem Körper gebildet. Die Aufnahme von Tryptophan erfolgt über den Darm, sind jedoch nicht mehr genügend tryptophanbildende Bakterien (Bifidobakterium infantis) vorhanden, kann die Bildung von Serotonin vermindert werden.

„Seelen-Frühstück"

- *1 Becher Naturjoghurt*
- *1 TL Sanddornfruchtfleischöl oder frisches Leinöl*
- *1 Tropfen Orange, Mandarine oder Zitrone*
- *1 EL gemischte Bio-Nüsse evtl. frisches Obst*

Das ätherische Öl mit dem Sanddornfruchtfleischöl vermischen und über den in einer Schüssel angerichteten Naturjoghurt träufeln, mit Nüssen und Obst genießen.

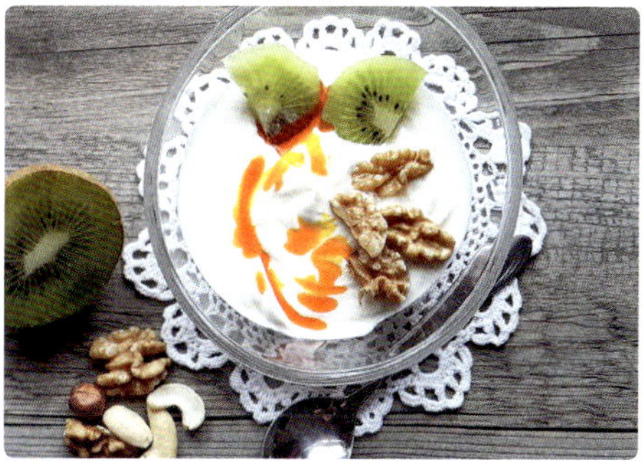

Riechstift „Bauchgefühl"

- *3 Tropfen Douglasie*
- *2 Tropfen Bergamotte*
- *1 Tropfen Fenchel*

Ätherische Öle auf die Watterolle des Riechstiftes träufeln. Mehrmals täglich daran schnuppern.

Harnverhalt

Als Folge von manchen Medikamenten, wenn wir uns verkühlen oder wenn uns schlicht etwas „an die Nieren“ geht, kann das Wasserlassen zu einer fürchterlich unangenehmen Angelegenheit werden. Nach Operationen geht es eventuell gar nicht. Folgende Anwendung kann sehr wirksam beim Loslassen unterstützen.
Einreibungen des Unterleibs mit entkrampfenden und entspannenden ätherischen Ölen, wie z. B. Lavendel fein, Rosengeranie, Majoran oder Melisse, wirken entspannend und reizlindernd. 6 Tropfen der oben genannten ätherischen Öle in 1 EL Pflanzenöl geben und den unteren Bauchbereich damit sanft einmassieren.

Loslassen-Mischung

- *1 EL Sesamöl*
- *1 Tropfen Eucalyptus globulus*
- *1 Tropfen Sandelholz*

Die Öle mischen und etwas davon satt auf die Blasengegend auftragen, mit einer Wärmflasche abdecken, diese hilft zusätzlich, die Anspannung zu lösen.

Teemischung „Reizblase“

- *35 g Heidekrautblüten*
- *30 g Schachtelhalmkraut*
- *20 g grüner Hafer*
- *20 g Melissenblätter*
- *20 g Johanniskraut*

1–2 gehäufte TL dieser Mischung in eine große Tasse geben, heißes Wasser darüber gießen und 8–10 Minuten ziehen lassen. Täglich 2 Tassen trinken, wenn die Blase „nervös“ wirkt. Ein Ziehen in der Blasengegend macht sich bemerkbar und/oder das Bedürfnis taucht auf dauernd Wasser lassen zu müssen, ohne das viel kommt.

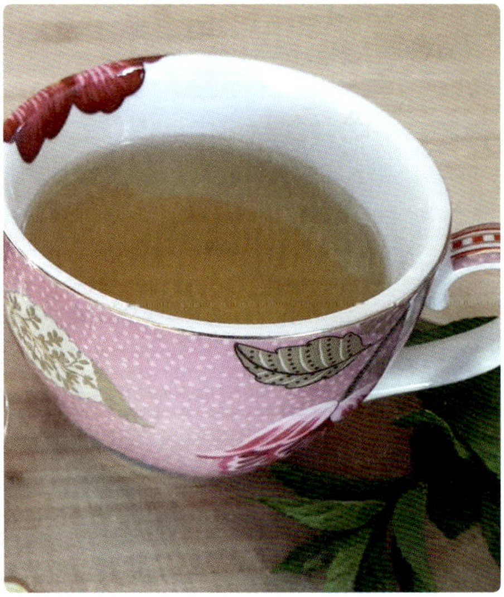

Die Stärkung des Bindegewebes spielt für die Blase eine wichtige Rolle. Das Stärkungs-Öl „Unterer Bauch“ kann dabei behilflich sein

Stärkungs-Öl „Unterer Bauch“

- *50 ml Sesamöl*
- *4 Tropfen Zypresse*
- *2 Tropfen Grapefruit*
- *2 Tropfen Wacholderbeer*
- *2 Tropfen Atlaszeder*
- *4 Tropfen Rosengeranie*

Alle Zutaten in einer 50-ml-Flasche mischen und den unteren Bauch- und Lendenwirbelbereich damit sanft einmassieren.

Fußeinreibungen wirken über die Fußreflexzonen indirekt entspannend, krampflösend und reizlindernd.

Fußöl „Blasenwohl“

- *1 EL Johanniskrautöl*
- *2 Tropfen Lavendel fein*
- *1 Tropfen Kamille römisch*

Alle Zutaten mischen und vor dem Schlafengehen auf die Fußsohlen auftragen und einmassieren.

Tinnitus – die belastende Geräuschkulisse

Ohrgeräusche wie Pfeifen, Summen, Brummen oder gar Zischen: Fast jede Frau hat diese Geräusche schon einmal kennengelernt. Sie sind Erscheinungen, die im Normalfall innerhalb kurzer Zeit von selbst wieder verschwinden. Bleiben diese ungebetenen Töne jedoch auf Dauer, sprechen wir von „Tinnitus“ (lat. tinnire = klingeln, klimpern oder schellen).

Die Ursachen sind bis heute noch nicht eindeutig geklärt, sie können neben Durchblutungsstörungen auch durch extreme und dauerhafte Lärmbelastung sowie durch emotionalen Stress, wie ständige Überforderung, ausgelöst werden. Neben den schulmedizinischen Behandlungsmethoden können aromatherapeutische Anwendungen in Form von Massagen, Riechstiften, Einreibungen, Entspannungsbädern eine ganzheitliche Unterstützung und Hilfe zur Entspannung sein. Sicherheitshalber sollte der Blutdruck eine Zeit lang kontrolliert werden, möglicherweise hören Sie durch zu hohe Werte Ihren eigenen Herzschlag.

Insbesondere (psychisch) entkrampfende und durchblutungsfördernde ätherische Öle, wie Kamille römisch, Bergamotte, Lavendel fein, Petit Grain Mandarine, Jasmin sambac, Tonka-Extrakt, Cajeput, Rosmarin Ct. Cineol, werden als Mischung zum Einreiben hinter dem Ohr, Massageöl oder Badesalz verwendet.

Roll-On „Geflüster“

- *10 ml Jojobaöl*
- *2 Tropfen Petit Grain*
- *2 Tropfen Kamille römisch*
- *2 Tropfen Mandarine rot*
- *2 Tropfen Cajeput*
- *1 Tropfen Jasmin sambac*

Jojobaöl in ein Roll-On-Fläschchen geben und die ätherischen Öle hinzufügen. Die Mischung hinter den Ohren auftragen.

Riechstift „Stille Entspannung“

- *4 Tropfen Bergamotte*
- *2 Tropfen Tonka-Extrakt*
- *2 Tropfen Kamille römisch*
- *1 Tropfen Rosengeranie*

Auf die Watterolle des Riechstiftes aufträufeln, bei Bedarf mehrfach tief einatmen.

Tipp

Bei akutem, hochfrequentem Tinnitus kann die Einnahme der Gemmo-Mazerate Rosmarinus officinalis und Ginkgo biloba helfen. Liegen laut Befund arterioskletorische Durchblutungsstörungen vor, kann die kurmäßige Einnahme von Solunat Nr. 18 helfen (Splenetik, Apotheke).

Kein Lärm ist aufdringlicher als der, den man zu überhören sucht

Clive Staples Lewis

Stressgefühle können Tinnitus auslösen und verstärken. Je größer die Überforderung desto stärker werden die Ohrgeräusche. Für viele Betroffene ist dies ein deutliches Signal „einen Gang zurückzuschalten“. Sie lernen somit ihre Grenzen deutlich kennen.

Von Bakterien, Pilzen, Viren und Co. – wenn guter Rat gebraucht wird

BAKTERIEN – VIELE GUTE UND EINIGE BÖSE

Wenigen ist bewusst, dass wir Menschen aus mindestens 2 kg Bakterien bestehen. Ja, sie sind Teil von uns! Und sie gehören zu uns, weil sie uns unterstützen, verteidigen und sogar unsere Emotionen bestimmen (Fülling & al 2019). In neueren Studien konnte gezeigt werden, dass unsere bakteriellen Darmbewohner Einfluss auf die Neurotransmitter nehmen und sich so mit den Nervenzellen austauschen (Cussotto & al 2019). Ebenso konnte mehrfach belegt werden, dass bestimmte Stoffwechselprodukte der Bakterien die Produktion von Serotonin in den Zellen unserer Dickdarmwand unterstützen – unsere Darmzellen stellen ca. 60 % dieses „Happy-Botenstoffes" her (Jameson & Hsiao 2018). Bei Mäusen, die keimfrei aufgezogen werden, ist der Serotoninspiegel sehr niedrig. Auf den Menschen übertragen könnte das bedeuten, dass wir uns mit der von der Werbung suggerierten „Desinfektionshysterie", also mit Desinfektionsmitteln in Geschirrspülmitteln, Toilettenputztüchern, Händereinigungsgels, keinen Gefallen tun. Auch übertrieben konservierte herkömmliche Kosmetik, regelmäßige Einnahme von Antibiotika und mit Antibiotika belastete tierische Nahrung stören vermutlich unsere Darmbakterien sowie die Verfügbarkeit von Gute-Laune-Molekülen. Darunter leidet höchstwahrscheinlich auch unser seelisches Gleichgewicht.

Folgender Trend kann auch als wichtige Warnung verstanden werden: Die neue Mode, täglich ätherische Öle innerlich einzunehmen, fördert unsere Gesundheit nicht unbedingt. Beispielsweise wird die Darmflora nachweislich durch den Konsum von Oreganoöl gestört, das „zur Immunsteigerung" angepriesen wird (Hawrelak 2018).

Auch der Trend, Wasser mit mindestens 3 Tropfen Zitronenöl zu trinken, kann nicht nur die Schleimhäute unseres Verdauungstraktes durchlässig machen, sondern das Gleichwicht unseres Mikrobioms stören.

Grob gerechnet beträgt das Verhältnis von Körperzellen zu Mikroben ca. 1:1! Grund genug, pfleglich mit unseren winzigen Mitbewohnern umzugehen. Denn von ihrer Balance hängt unser Wohlbefinden ab. Das Mikrobiom auf unserer Haut besteht aus einem bunt gemischten Haufen aus Bakterien, Pilzen und anderen Kleinstlebewesen, deren Aufgabe darin besteht, allerlei andere unverträgliche Kreaturen von uns abzuwehren. Sie sind sehr individuell gemischt, darum ist unser Mikrobiom so einzigartig wie unser Fingerabdruck. Diese Zusammensetzung unterliegt zudem ständiger Wandlung, damit wir bestmöglich an unsere Umwelt angepasst sind. Somit entzieht sich das individuelle Mikrobiom den Versuchen der Wissenschaftler, es zu erkunden. Es ist fast unmöglich, Regeln für alle Menschen abzuleiten und generelle Maßnahmen zur Regeneration und Heilung auszusprechen. Darum müssen probiotische Nahrungsergänzungsmittel sehr behutsam von gut geschulten Fachleuten verschrieben werden.

Die Forschung an diesem Mikrokosmos gestaltet sich jedoch schwierig. Freilich ist inzwischen gut untersucht, dass winzige Störungen seiner Balance zu gesundheitlichen Beeinträchtigungen führen können. Zunächst haben wir vielleicht mit diversen Unverträglichkeiten auf der Haut, den Schleimhäuten und vor allem im Verdauungstrakt zu tun. Diese können, wenn sie nicht als Warnzeichen beachtet werden, zu ausgewachsenen Problemen führen. Allergien und schmerzhafte Entzündungen sind die Folge, wenn es ganz schlimm läuft, können Gewebe sogar mutieren und entarten.

Herkömmliche Kosmetik wird wegen ihrer immer aggressiveren Inhaltsstoffe zur „destruktiven" und zweifelhaften „Pflege" (siehe auch Kapitel Gesichts- und Körperpflege zum Wohlfühlen). Antiobiotikaähnliche Konservierungsstoffe in „Schönheitsmitteln" und Haushaltsreinigern bringen unser Hautmikrobiom auf ähnliche Weise durcheinander, wie sterilisierte und mit Aromastoffen angereicherte Industrienahrung den Mikrokosmos des Darmes beschädigt. Auch das regelmäßig unverdünnte oder hoch dosierte Auftragen ätherischer Öle auf die Haut ist widernatürlich und greift in die gesunde Hautbarriere mit ihrer wohltuenden bakteriellen Besiedelung ein.

Seit Beginn dieses Jahrtausends ist bekannt, dass viele Bakterien und Pilze gar nicht gut auf ätherische Öle zu sprechen sind. Genauer gesagt, stinken sie ihnen geradezu. Wir wissen dank eines neuen Zweigs der Antibiotika-Forschung, dass manche ätherischen Öle, die in der Petrischale keine wirklich überzeugende bakterientötende Wirkung zeigten, dennoch antibakteriell wirken.

Von sehr frühen menschenähnlichen Lebensformen, sozusagen von unseren sehr frühen Vorfahren, erbten wir zahlreiche „Antennen" für Riechstoffe. Diese so genannten Rezeptoren wirken im Zusammenspiel mit ätherischen Ölen schützend und unterstützend auf unseren Organismus. Denn sie sorgen im täglichen Leben für wichtige Reparaturen aller unserer Gewebe. Die „normalen" kleinen Entzündungen, die uns regelmäßig und meist ohne unser Wissen heimsuchen, werden an vielen Stellen gelindert. Schwellungen und sogar Schmerzen werden reduziert, Immunzellen und auch neurologische Botenstoffe, die uns spürbar happy machen, werden aktiviert.

MIT GEBALLTER PFLANZENKRAFT GEGEN MULTIRESISTENTE KEIME

„Man muss halt dran glauben" bekommen Pflegende immer noch oft zu hören. Doch von höchst akademischer Stelle haben wir nun Belege dafür vorliegen, dass schon beim Waschen mit Lavendelöl oder wenn „nur" etwas natürlicher Raumduft versprüht wird, eine wirksame Maßnahme gegen multiresistente Keime erfolgt. Inzwischen sind also aromapflegerische Tätigkeiten, die einst vielleicht belächelt wurden, wissenschaftlich bestätigt.

Im Jahr 2015 veröffentlichten Mitglieder der deutschen Regierung ihre Besorgnis über sich stets weiter verbreitende mikrobielle Resistenzen, denn viele krank machende Mikroorganismen können sich immer effektiver gegen die heftigsten Waffen der Pharmaindustrie schützen – auch gegen die „schärfsten" Antibiotika. In Anbetracht von jährlich mindestens 15.000 Todesfällen in Deutschland und 700.000 weltweit, hervorgerufen durch antibiotikaresistente Keime, müssen neue Wege für die Behandlung von Infektionskrankheiten gefunden werden (Richtel & Jacobs 2019).

Noch überfallen diese Mikroorganismen vor allem die empfindlichsten Opfer: Sie können tödlich für Menschen mit einem noch unterentwickelten Immunsystem sein, also Babys und Kleinkinder, oder mit einem überforderten Immunsystem, wie beispielsweise bei sehr alten Menschen oder auch Rauchern und Diabetikern. Auch Menschen, die aufgrund von Autoimmunerkrankungen Steroide einnehmen müssen oder die Immunsuppressiva benötigen (beispielsweise nach Organtransplantationen), sind gefährdet.

Derzeit sind zahlreiche neue Errungenschaften der modernen Medizin, beispielsweise Transplantationen, Operationen am offenen Herzen oder der

Austausch von getrübten Linsen in den Augen, nur mit dem begleitenden Schutz von Antibiotika möglich. Der Tag wird kommen, an dem diese kleinen Wunder möglicherweise nicht mehr stattfinden können, doch wir müssen ihn hinauszögern. Für uns persönlich geschieht das durch das Vermeiden von Kosmetika mit antibiotikaähnlichen Inhaltsstoffen, durch den Verzicht auf Billigfleisch, Zuchtfisch, Massenwaren der Milchindustrie etc. Das kommt auch den Tieren und der Natur zugute. Zudem können wir die Kombinationspower einsetzen: Einige Forscher untersuchen die hoffnungsvolle Kombination aus ätherischen Ölen und herkömmlichen Antibiotika. Deren Erkenntnisse sollten sich Privatmenschen unbedingt zunutze machen (Orchard & van Vuuren 2017, van Vuuren & al 2009).

Einige Tage vor chirurgischen Eingriffen oder anderen Behandlungen in einer Klinik, auch als Besucherin, sollten ätherische Öle eingeatmet und im Bereich der Nasenschleimhaut eingerieben werden, auch kann die zu operierende Stelle (oder die Haut in der Umgebung) vorbereitet werden.

Der Hype um das vielseitige Teebaumöl mag sich gelegt haben, dennoch ist dieses Öl immer noch ein wirksamer Verbündeter bei drohenden mikrobiellen Überfällen (Oliva & al 2018). Für die lauernden Keime werden die Düfte in folgenden Mischungen eine Zumutung sein!

Präventions-Handspray

- *40 ml Wodka*
- *10 g Aloe-Vera-Gel*
- *3 Tropfen Thymian Ct. Linalool*
- *3 Tropfen Bergamottminze*
- *3 Tropfen Neroli*
- *1 Tropfen Thymian Ct. Thymol*

Alle Zutaten in einer Sprühflasche gut verschütteln, auf Hände und ggfs. in die Nähe der Körperstellen sprühen, die „unters Messer" kommen sollen. Statt Aloe-Vera-Gel kann ein hochwertiges trinkbares Aloe-Vera-Saftkonzentrat (ohne Zusatzstoffe, ohne Fruchtsaft, ohne Aromen) verwendet werden (Reformhaus, Bioladen). Es kann in Schnapsglasmenge jeden Tag zur Stärkung getrunken werden.

Präventions-Handgel

- *10 g Aloe-Vera-Gel*
- *2 Tropfen Ho-Blätter*
- *1 Tropfen Thymian Ct. Thymol*
- *1 Tropfen Zimtblätter (oder Nelkenknospe)*
- *1 Tropfen Thymian Ct. Linalool*

Alles vermischen und bei Bedarf Hände und Unterarme mit einem erbsengroßen Klecks der Mischung einreiben.

Präventions-Raumspray

- *50 ml Wodka*
- *7 Tropfen Zitrone*
- *5 Tropfen Thymian Ct. Linalool*
- *5 Tropfen Zitronenmyrte*
- *5 Tropfen Ho-Blätter*
- *3 Tropfen Petit Grain Bigaradier*
- *3 Tropfen Thymian Ct. Thymol (oder Bohnenkraut)*

Alle Zutaten in einer Sprühflasche vermischen, vor jeder Anwendung gut schütteln. Zwei bis drei Pumpstöße alle 3–4 Stunden wiederholen.

Nasen- und Intimbalsam „Prävention"

- *15 ml Johanniskrautöl*
- *15 g Bio-Kokosöl, nativ*
- *3 Tropfen Thymian Ct. Linalool*
- *3 Tropfen Teebaum*
- *3 Tropfen Rosengeranie*
- *1 Tropfen Thymian Ct. Thymol*

Das Kokosöl in einem sauberen, verschließbaren Tiegel auf der Heizung oder im Wasserbad vorsichtig schmelzen, dann die restlichen Zutaten dazugeben. Mehrmals täglich auf die zu operierende Stelle auftragen oder bei Befall auf oder in der Nähe der infizierten Hautstellen auftragen.

Tipp

Von der Firma Sonett ist ein Flächen- und Händedesinfektionsmittel erhältlich, es besteht aus ätherischen Ölen und Alkohol und darf aufgrund der nachgewiesenen keimtötenden Wirkungen sogar in Krankenhäusern und Pflegeheimen eingesetzt werden.

Quorum Sensing – Schwarm-Kommunikation

Im Zusammenhang mit der Suche nach neuen Antibiotika befassen sich Wissenschaftler mit der Schwarmintelligenz von Keimen. Ihr sogenanntes Quorum Sensing (QS) beschreibt die Mechanismen, die sie nutzen, um sich sozusagen abzusprechen. Nur mithilfe dieser Koordination können sie ihre Attacken gemeinsam und erfolgreich durchführen (Paza et al 2013). Mit diesem Begriff werden auch die „Buchstaben", also die Kommunikationswerkzeuge der Mikroorganismen beschrieben. Inzwischen sind etliche Riechstoffe, die diese „Unterhaltung" empfindlich stören, bekannt: Der Angriff mag dann noch stattfinden, jedoch unkoordinierter und weniger effektiv, die sogenannte Virulenz wird geringer.

In Zeiten ansteckender Infektionen sollten wir Duftmoleküle als „Störsender" nutzen, auch vor Klinikaufenthalten und erst recht während anstrengender Behandlungen von schweren Erkrankungen (siehe ab Seite 273). Denn durch das Stören der bösartigen Keime geben wir unserem Organismus Zeit, sich besser zu wehren, unser Immunsystem kann sich bestmöglich einschalten und den Abwehrkampf aufnehmen.

Mittlerweile sind einige ätherische Öle sowie einzelne Riechmoleküle bekannt, die das Quorum Sensing vieler Keime unterminieren. Zudem wirken sie der Bildung von Biofilmen entgegen, die beispielsweise auf Kathetern und anderen in der Pflege verwendeten Kunststoffteilen entstehen können. Das sind Schleimschichten, in denen Mikroorganismen eingebettet sind.

- Kardamomöl (Jaramillo-Colorado & al 2012)
- Carvacrol in Thymian-, Bohnenkraut- und Oreganoöl (Burt & al 2014)
- Citral in Lemongrass-, Litsea- und Zitronenmyrtenöl (Jaramillo-Colorado & al 2012)
- Eucalyptus globulus (Merghni & al 2018)
- Eugenylacetat in Nelkenknospenöl (Musthafa & Voravuthikunchai 2015)
- Ingweröl (Jaramillo-Colorado & al 2012)
- Lavendelöl (Yap & al 2014, Szabó & al 2010)
- Majoranöl (Kerekes & al 2013)
- Pfefferöl (Jesús & al 2011)
- Rosenöl (Szabó & al 2010)
- Rosmarinöl (Szabó & al 2010)
- Rosengeranienöl (Szabó & al 2010)

- Rosenhydrolat (Murakami & al 2017)
- Zimtöl (Yap & al 2014)
- Zitronenöl (Kerekes & al 2013)

Raumspray „Störfunk"

- *50 ml Wodka (oder Weizenkorn)*
- *5 Tropfen Lemongrass*
- *5 Tropfen Zitrone*
- *5 Tropfen Rosengeranie*
- *5 Tropfen Nelkenknospen*
- *5 Tropfen Kardamom*
- *5 Tropfen Thymian Ct. Linalool*

Alle Zutaten in einer Sprühflasche vermischen, vor jeder Anwendung gut schütteln.

Zwei bis drei Pumpstöße alle 3–4 Stunden wiederholen. Ideal für Räume, in denen sich immungeschwächte Menschen aufhalten und Patienten mit Infektionen, wie Grippe, MRSA (methycillinresistenter oder auch multiresistenter Staphylococcus aureus) oder VRE (vancomycinresistenter Enterococcus faecium) – vom Wohnzimmer über den Warteraum einer Arztpraxis bis zum Krankenzimmer in Heim oder in einer Klinik. Am besten abwechselnd mit dem Präventions-Raumspray auf Seite 249.

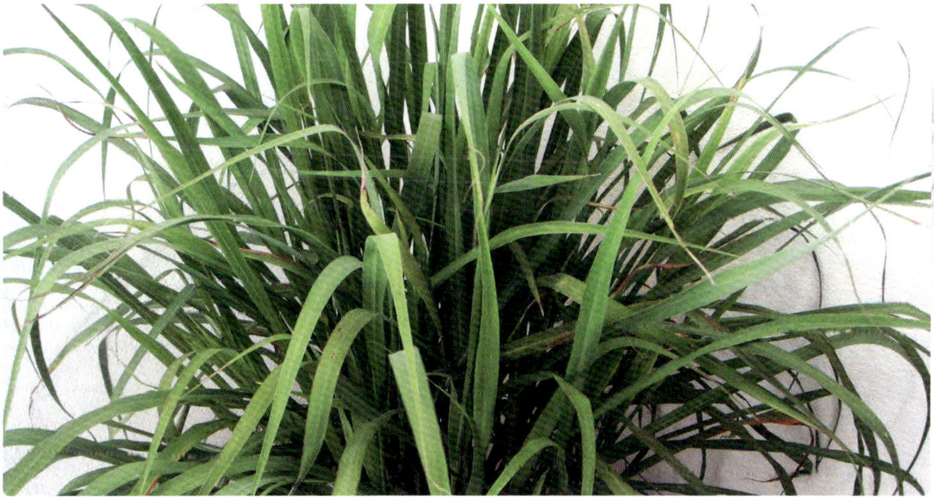

Lemongrass

UNSPEZIFISCHE BAKTERIELLE VAGINALENTZÜNDUNGEN

Manche Frauen neigen zu regelmäßigen unspezifischen bakteriellen Entzündungen (Vaginitis, Vulvitis), da möglicherweise der schützende saure pH-Wert der Scheide (normal 4,5) durch ein Ungleichgewicht der physiologischen Vaginalflora verändert ist. Gründe können „übersäuernde" Nahrung, Stress, bestimmte Medikamente, mangelnde oder übertriebene Hygiene (auch seitens des/der GeschlechtspartnerInnen), Schwimmbad- und Saunabesuche, synthetische Unterwäsche mit dadurch verursachtem Schwitzen und vieles mehr sein. Diese Frauen leiden an Juckreiz, eitrigem Ausfluss, auch Kreuzschmerzen und Brennen beim Wasserlassen sind möglich.

Wenn Sie wissen, dass Sie diesbezüglich empfindlich sind, werden Sie mit der Zeit die allerersten Anzeichen erkennen, um gleich mit entzündungshemmenden und sanft antibakteriellen ätherischen Ölen einschreiten zu können.

Tipp

Kamillen- oder Schafgarbentee können hervorragend unterstützen. Die stark entzündungshemmenden Gemmo-Mazerate Ribes nigrum (Schwarze Johannisbeere) und Alnus glutinosa (Schwarzerle) ergänzen deren Wirkung. Diese Mischung kann auch begleitend zur Antibiose bei Gebärmutterhalsentzündung (Zervizitis), Gebärmutterschleimhautentzündung (Endometritis), Eileiterentzündung (Salpingitis) und Eierstockentzündung (Oophoritis) mehrmals täglich satt auf den unteren Bauch aufgetragen werden. In schweren und fortgeschrittenen Fällen muss der Verlauf der Heilung von der Gynäkologin begleitet und bestätigt werden.

Vaginale Öleinreibung

- *10 ml Johanniskrautöl*
- *10 ml Calendulaöl*
- *3 Tropfen Thymian Ct. Thujanol*
- *2 Tropfen Kamille deutsch (oder Schafgarbe)*
- *2 Tropfen Lorbeer*
- *1 Tropfen Rose*

Zutaten in einer 20-ml-Flasche mischen und mehrmals täglich einige Tropfen alle 3–4 Stunden im äußeren und inneren Vaginalbereich auftragen, eventuell einige Tropfen auf eine Minibinde geben und in den Slip einlegen.

BLASENENTZÜNDUNG

Frauen sind eher von Blasenentzündungen (Cystitis, Zystitis) als Männer betroffen, weil ihre Harnröhre deutlich kürzer (ca. 4 Zentimeter lang) als die von Männern ist (ca. 20 Zentimeter lang). Zudem liegen Harnröhre und Darmausgang bei Frauen recht nah beieinander. So können nützliche Darmbakterien (Escherichia coli) in die Blase gelangen. Durch Anheften an die Wand der Blasenschleimhaut kann es zu einer Blasenentzündung kommen. Ein geschwächtes Immunsystem ist ein Symptom von stressigen Lebensbedingungen. Ein Ausbruch kann durch Vorsichtsmaßnahmen verhindert werden:

- Auf ausreichende Trinkmenge achten
- Den Unterleib niemals unterkühlen, nie auf kalte Mauern und Treppen setzen
- Die Intimreinigung von vorn nach hinten durchführen
- Vor und nach dem Geschlechtsverkehr gründlich nur mit warmem Wasser waschen
- Häufiger Geschlechtsverkehr kann zur sogenannten „Honeymoon-Zystitis" führen. Spermienabtötende Verhütungsgels und -cremes oder die Verwendung eines Diaphragmas können das Risiko ebenfalls erhöhen

Seltener können auch Pilze, Viren oder Parasiten (z. B. Würmer) Blasenentzündungen auslösen. Hormonveränderungen während der Schwangerschaft und im Klimakterium führen zu angreifbareren Schleimhäuten und somit zu verstärkter Empfindlichkeit gegenüber den Erregern. Ist die Blasenentzündung erst einmal ausgebrochen, darf nicht leichtfertig damit umgegangen werden, insbesondere wenn sie häufiger auftaucht. Das passiert meist in der kühlen Jahreszeit, ist aber auch im Sommer nach einem Schwimmbadbesuch möglich.

Die auslösenden Keime können zu den Fortpflanzungsorganen wandern und dort schlimme Narben und Verklebungen hinterlassen, im schlimmsten Falle zu Unfruchtbarkeit führen. Auch schwerste Nierenschäden gehören zu den gefürchteten Komplikationen. Darum wird eine Blasenentzündung meist antibiotisch behandelt, was bei öfters wiederkehrenden Infekten und Antibiosen zu Darmproblemen und immer häufigeren Überfällen der verursachenden Bakterien führen kann.

Wichtig ist, bei den ersten Signalen einer Blasenentzündung so schnell wie möglich drei- bis maximal viermal täglich ein Glas Wasser mit jeweils einem halben gestrichenen Teelöffel Speisenatron (in der Backzutatenabteilung jedes Supermarktes zu kaufen) zu trinken. Das schmeckt zwar, als würde man an Seife lutschen, kann jedoch wirklich Wunder wirken: Manchmal sind die Beschwerden bereits nach wenigen Stunden deutlich besser.

Der Urin wird entsäuert und entzieht so den Bakterien ihre Lebensgrundlage. Der Gynäkologe, der einer von uns diese Maßnahme empfahl, schilderte das Schicksal der Keime mit einer ruckartig ausladenden Handbewegung ganz plastisch: Die Bakterien können nicht anders, als in diesem alkalischen Milieu zu platzen. Jedoch sollte dieses basische Gebräu nicht zeitnah zum Essen getrunken werden, sonst kann die Magensäure ihre Arbeit nicht ordentlich erledigen.

Ergänzend pro Tag zwei Liter Blasentee aus oder zumindest mit der indischen Ätherisch-Öl-Droge Katzenbart trinken (Orthosiphon stamineus, in Apotheken als Indischer Blasentee erhältlich und in Cystinol®). Dieser indische nahe Verwandte von Pfefferminze und Zitronenmelisse fördert die Durchspülung und löst die krampfartigen Schmerzen beim Wasserlassen.

Senfölglykoside können ähnlich wie Antibiotika helfen, den Keimbefall einzudämmen und gleichzeitig die Entzündung zu bekämpfen. Bewährt haben sich Präparate aus Kapuzinerkresse und Meerrettich (in jeder Apotheke, beispielsweise Tropaeolum-majus-Tinktur und Angocin®).

D-Mannose ist in den letzten Jahren der Renner bei häufig wiederkehrenden Blasenentzündungen geworden. Es handelt sich um einen Einfachzucker, der im Körper kaum verstoffwechselt, sondern mit dem Urin ausgeschieden wird. Auf der Passage durch die Blase bindet D-Mannose die Bakterien, welche die Harnwegsinfekte und Blasenentzündungen auslösen. So werden die ungebetenen Gäste zusammen mit dem Urin ausgeschieden und weggespült. D-Mannose kann nicht nur ein Baustein bei der Behandlung von Harnwegsinfekten sein, sondern auch zur Prävention eingesetzt werden [Kranjčec & al 2014].

Dazu ist es hilfreich, regelmäßig Cranberrysaft und -Extrakte zu trinken, sie wirken antibakteriell, dazu stabilisieren sie die angegriffene Blaseninnenwand. Diese wird bei regelmäßigen Blasenentzündungen regelrecht „brüchig“ und bietet den aufdringlichen Keimen wunderbare Versteckmöglichkeiten. Eine wärmende antibakterielle Ölemischung auf dem Unterbauch und ein Sitzbad (dafür sind schüsselartige Einsätze für die Toilette sehr praktisch, sie zaubern im Nu ein „Bidet“) unterstützen die innerlichen Maßnahmen.

Bei wiederkehrenden Blasenentzündungen kann ein Aromatogramm (siehe Seite 181) zur passenden Aromatherapie-Mischung führen.

Sitzbad „Blase“

- *2 Esslöffel gutes Meersalz*
- *2 Tropfen Teebaum*
- *1 Tropfen Sandelholz neukaledonisch*

Alles gut mischen und in eine Schüssel mit sehr warmem Wasser (ca. 5 Liter) geben. Einige Minuten baden.

Ölauflage „Blase“

- *20 ml Johanniskrautöl*
- *3 Tropfen Teebaum (frisches Öl)*
- *2 Tropfen Eucalyptus citriodora*
- *2 Tropfen Bergamotte*
- *1 Tropfen Thymian Ct. Thymol*
- *1-2 Tropfen Sandelholz neukaledonisch (optional)*

Alle Zutaten gut mischen und alle paar Stunden ca. ½ bis 1 Teelöffel dieser Mischung auf den Unterbauch auftragen, mit einem feuchtheißen Waschlappen oder Gästehandtuch abdecken und eine Wärmflasche auflegen.

Blasenkompresse

- *10 ml Olivenöl*
- *10 Tropfen Eucalyptus globulus*

Zutaten miteinander vermischen und auf eine 10 x 10 cm große Kompresse oder ein Baumwollläppchen verteilen und im Bereich der Blase auflegen. Wirkt entzündungshemmend, entkrampfend und schmerzlindernd, auch bei Reizblase und Harnverhalt. Eine Wärmflasche wirkt zusätzlich krampflösend und schmerzlindernd.

Ein ansteigendes Fußbad führt zur einer Überwärmung der Füße, so dass es reflektorisch zu einer stärkeren Durchblutung der Unterleibsorgane kommt. Dies unterstützt die Nieren in ihrer Funktion.

Ansteigendes Fußbad „Lavendel“

- *3 Tropfen Lavendel fein*
- *2 EL Sahne*

Ätherisches Öl in die Sahne geben und vermischen. In eine Fußbadeschüssel mit knöchelhohem, körperwarmem

Wasser geben. Alle 3–5 Minuten sehr heißes Wasser (aus einer Thermoskanne) vorsichtig dazugeben. Die Dauer des Fußbades beträgt etwa 20 bis 30 Minuten. Die Füße sollten danach warm eingepackt werden.
Vorsicht: nicht bei Krampfadern

CHLAMYDIEN-INFEKTION

Chlamydien sind Bakterien, die immer als Krankheitskeime eingestuft werden (es gibt also keine „guten" Chlamydien) und die sich nur innerhalb einer Wirtszelle als Parasiten vermehren können. Anders als viele bekanntere Bakterien können sie nicht auf üblichen Nährmedien angezüchtet und untersucht werden. Sie befallen die Schleimhäute im Augen-, Atemwegs- und Genitalbereich besonders heimtückisch. Letztere Infektion zählt zu den sexuell übertragbaren Krankheiten (früher Geschlechtskrankheiten genannt).

Ein direkter Kontakt bei sexuellen Praktiken mit „Kontakt von Schleimhaut zu Schleimhaut" kann zur Ansteckung führen. Während der Geburt kann sie von der Mutter an ihr Kind weitergeben werden.

Die Gefahr der Ansteckung durch diese und andere sexuell übertragbare Krankheiten wie Aids und Gonorrhöe (Tripper) kann durch einige Vorsichtsmaßnahmen erheblich reduziert werden, insbesondere bei regelmäßig wechselnden SexualpartnerInnen:

- Bei jedem Vaginal- oder Analverkehr bieten korrekt verwendete Kondome einen zuverlässigen Schutz. Das gilt für Männer und Frauen.
- Beim Oralsex sollte ein Kondom oder für die weiblichen Genitalien ein »Dental Dam« verwendet werden. Das ist ein dünnes Latextuch, das zwischen Mund und Scheide gelegt wird, es kann online bestellt werden.
- Sexspielzeuge, wie z. B. Vibratoren oder Dildos, sollten niemals verliehen werden (es sei denn, sie werden zuverlässig

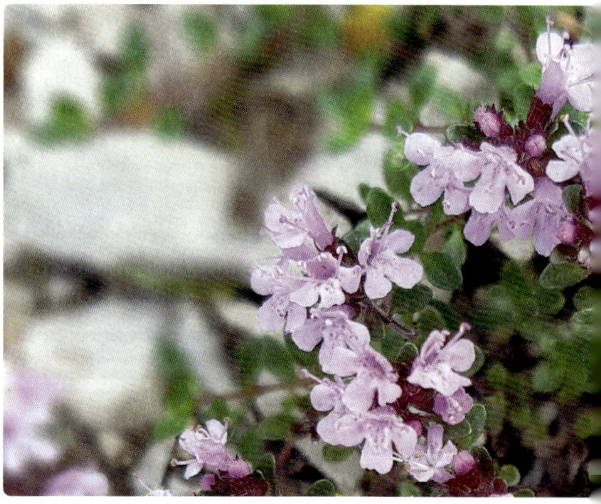

Thymian

mit jeweils einem neuen Kondom geschützt), denn mit diesen kann eine Weitergabe der Keime erfolgen.

Im Fall einer Ansteckung ist die Einnahme von Antibiotika ein Muss. Allerdings gilt auch in diesem Fall, dass bestimmte ätherische Öle die Wirkung der antibakteriellen Mittel reaktivieren und verstärken können. Denn gemeinsam agierende und vernetzte unterschiedliche Moleküle können hervorragend von uns Menschen verarbeitet und genutzt werden (Network Pharmacology). Eher schwach wirksame Pflanzenmoleküle können laut dieser Erkenntnisse stärker wirksame Moleküle aktivieren (siehe Kasten).

Bereits in den frühen 1990er-Jahren beschrieben Pierre Franchomme und Dr. Daniel Pénoël recht ausführlich Arbeiten mit Chlamydia trachomatis. Von den acht bekannten Chemotypen wird in Frankreich Thymian Ct. Thujanol seit den Erkenntnissen von Miller und Menozzi 1987 an der Medizinischen Fakultät in Mons (Belgien) zur begleitenden Behandlung von Chlamydien-Infektionen eingesetzt (Pénoël 1995). Das milde und doch sehr effektive Thymianöl hat sich seither in Frankreich bei allen gynäkologischen Infektionen bewährt. Es ist im deutschsprachigen Bereich allerdings nicht überall erhältlich, die jährliche Erntemenge ist gering und die Pflanze lässt sich nicht oder nur schwierig kultivieren.

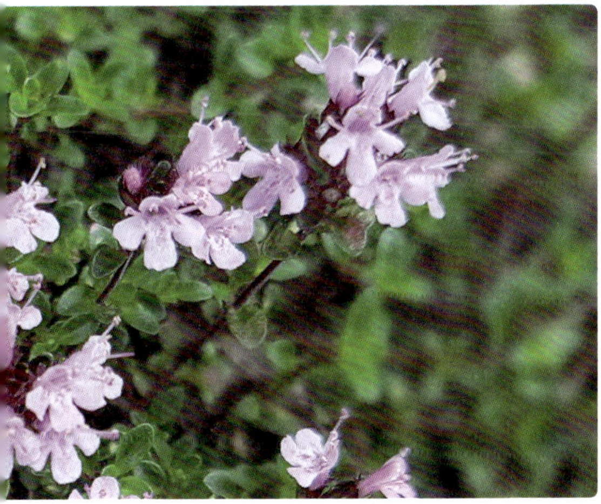

Öleinreibung

- *10 ml Johanniskrautöl*
- *10 ml Calendulaöl*
- *3 Tropfen Thymian Ct. Thujanol*
- *3 Tropfen Teebaum*
- *1 Tropfen Rosengeranie*

Zutaten in einer 20-ml-Flasche mischen und mehrmals täglich einige Tropfen im Vaginalbereich auftragen, ggfs. auch intravaginal einreiben oder einige Tropfen auf einen Mini-Tampon geben und diese Anwendung alle 3–4 Stunden wiederholen. Wenn die Heilung langwierig ist, in einer weiteren Mischung statt

Teebaumöl Manukaöl verwenden, beide Mischungen abwechselnd anwenden. Der Fortschritt der Heilung muss von der Gynäkologin begleitet und bestätigt werden.

Sanft durchblutungsfördernde und anregende Massageöl-Mischungen können nicht nur die sexuelle Lust erhöhen, sondern durch ihre keimwidrige Wirkung auch die Ansteckungsgefahr reduzieren. Sie dürfen allerdings nicht verwendet werden, wenn Kondome mit im Spiel sind, sind also eher für Dauer-Paare geeignet. Sie sind schnell gemischt, bei Gefallen können die Zutaten verdoppelt werden.

Massageöl „Blume der Lust"

- *10 ml Jojobaöl*
- *1 Tropfen Rose*
- *1 Tropfen Jasmin*
- *1 Tropfen Pfeffer schwarz (frisch!)*
- *1 Tropfen Nelkenknospe*

Alle Zutaten in einem 10-ml-Fläschchen mischen. Den oder die Partnerin nach Herzenslust an jedem beliebigen Körperteil mit einigen Tropfen der Mischung massieren.

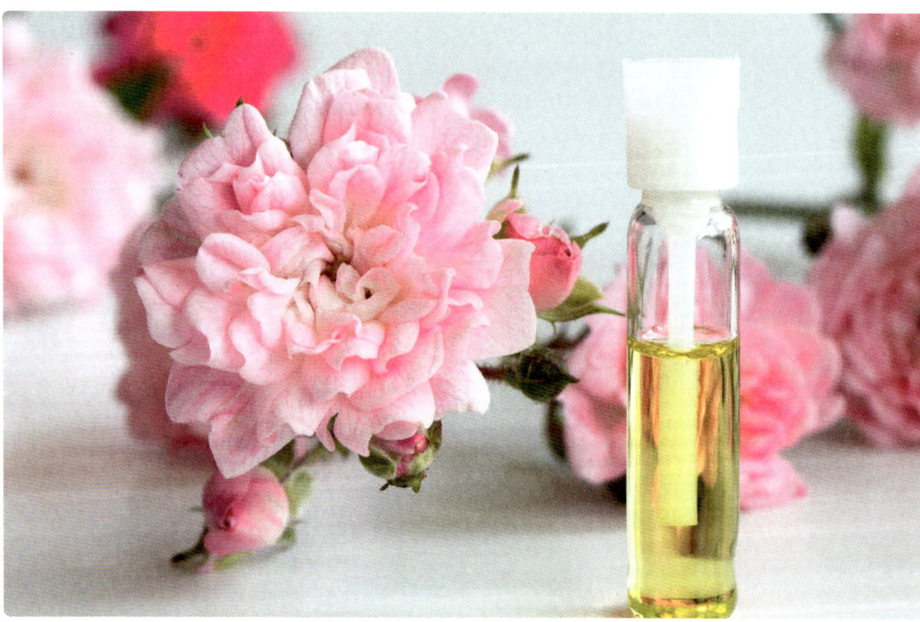

Rosenöl

Ätherische Öle sind Vielstoffgemische – das ist ihr Vorteil

Vielstoffgemische können effektiver wirken als Medikamente, die nur aus einer einzigen Substanz bestehen, weil sie unterschiedliche Targets, also Wirkstoffziele in der Zelle ansteuern. Stark antibakteriell wirksame oder pilztötende Inhaltsstoffe in ätherischen Ölen können aufgrund ihres Molekülaufbaus die (feindliche) Zellwand nicht sehr gut durchdringen. Dagegen können andere Duftmoleküle, die gleichzeitig im jeweiligen ätherischen Öl enthalten sind, jedoch nicht so extrem antibiotisch wirken, sozusagen den Weg ebnen: Sie durchdringen die Zellwand des Krankheitskeimes, so dass nun die „starke Truppe" – auch die Antibiotika – die Aufgabe der Abwehr perfekt erfüllen kann.

Die phenolischen Verbindungen (in Thymian, Oregano, Bohnenkraut, Zimtrinde, Zimtblätter, Tulsi, Nelkenknospe etc.) sind also auf ihre „schwächeren Mitspieler" wie Linalool, Geraniol und p-Cymen angewiesen, um Infektionen wirklich erfolgreich zu unterbinden.

Anhand der verschiedenen Inhaltsstoffe von Thymianöl lässt sich dieser Effekt illustrieren: Zunächst kann p-Cymen (ein Monoterpen, es ist oft nur in geringen Spuren in ätherischen Ölen enthalten) die Zellemembranen von Bakterien sozusagen aufblasen, sie werden dadurch destabilisiert und durchlässiger. Dann kann Carvacrol (ein phenolisches Monoterpen, das als pflanzliches Antibiotikum gilt) angreifen: Es kann leicht in die instabile Zellmembran eindringen und seine „Killerwirkung" effizient ausführen.

Geraniol (ein Monoterpenol, das in etlichen ätherischen Ölen vorkommt, auch in kleinen Mengen in Thymianölen), stört Pumpmechanismen in Zellmembranen und kann auf ähnliche Weise zur Störung oder Zerstörung von Bakterien beitragen – in Zusammenarbeit mit stärkeren Molekülen – beispielsweise in Antibiotika (Valussi 2014).

Im Thymianöl sind die Anteile der unterschiedlich wirksamen Moleküle bereits gut untersucht, es wurden 21% synergistische, 42% additive, 36% neutrale und 1% antagonistisch wirksame Interaktionen der einzelnen Inhaltsstoffe beobachtet. Dieses Zusammenspiel findet nur zwischen den eher schwächer wirksamen und den hoch aktiven Molekülen statt, es wurde jedoch keinerlei Synergie zwischen rein hochaktiven Inhaltsstoffen beobachtet (Ahmad et al 2014b).

PILZINFEKTIONEN

Infektionen mit dem Candida-Hefepilz sind eine recht weitverbreitete Plage bei Säuglingen und auch bei dafür anfälligen Mädchen und Frauen. Es ist bekannt, dass er mithilfe von Farnesol-Molekülen seine Angriffsstrategie „abspricht“: Diese sind beispielsweise in den ätherischen Ölen von Lemongrass, Neroli, Rose undYlangYlang enthalten (Abe et al 2009). Diverse ähnliche Arbeiten aus Japan zeigen ferner, dass Geraniol, ein fein rosig duftendes Molekül im Rosenhydrolat und in rosenduftenden ätherischen Ölen wie Rosengeranie, Palmarosa und Indianernessel, eine vielversprechende Hilfe bei Pilzerkrankungen des Vaginalbereiches sein kann (Maruyama & al 2017).

Allerdings wird insbesondere im Bereich der Pilzinfektionen der breiten Bevölkerung verschwiegen, dass es inzwischen – genau wie im Bereich der Bakterien – erschreckende Resistenzen von gängigen Anti-Pilz-Mitteln gibt. Sogenannte Antimykotika werden zu oft verschrieben und privat eingesetzt, zudem verwendet die Landwirtschaft gigantische Mengen davon, damit Obst- und Gemüsesorten die weiten Transportwege und wochenlangen Lagerungsbedingungen überstehen. Pilz-Mikroorganismen können die Gifte in aller Ruhe „studieren“ und entsprechende Enzyme bilden, sodass die menschlichen Waffen ihnen nichts mehr anhaben können.

Einer der „neueren“ Übeltäter ist Candida auris, der schwierig zu identifizieren und fast nicht behandelbar ist. Fast alle Menschen, die sich diesen Pilz einfangen, sterben innerhalb von 90 Tagen (Richtel & Jacobs 2019).

Auf Imazalil (Enilconazol) – ein systemisches Fungizid aus der Gruppe der Imidazole – treffen wir beispielsweise recht häufig, da schimmelempfindliche Zitrusfrüchte und Bananen oft damit konserviert werden. Nach dem Schälen klebt es an unseren Händen und weil danach kaum jemand die Hände wäscht, gelangt es sofort ins Fruchtfleisch. Imazalil wurde von der amerikanischen Umweltbehörde EPA als wahrscheinlich krebserregend eingestuft, weil im Tierversuch Adenome der Leber sowie Adenome kombiniert mit Karzinomen auftraten. Das Fungizid kann auch in Anti-Schuppen-Kosmetika gefunden werden.

Vaginalmykosen

Bei Vaginalmykosen ist viel Geduld und Ausdauer nötig, um sowohl den Pilz als auch seine Sporen abzutöten, das kann mindestens drei Wochen dauern. Es muss auf schleimhautfreundliche ätherische Öle geachtet werden:

- Manuka
- Rosengeranie
- Lavendel fein
- Rose
- Palmarosa
- Teebaum
(gering dosiert & frisch!!)

Intimpflegeöl „Vaginalmykose akut"

- *50 ml Jojobaöl*
- *6 Tropfen Rosengeranie*
- *5 Tropfen Lavendel fein*
- *8 Tropfen Manuka*
- *5 Tropfen Palmarosa*
- *5 Tropfen Teebaum, frisch*

Alle Zutaten in einer 50-ml-Weithalsflasche mischen, dreimal täglich je einen Tampon tränken und einführen, auch äußerlich auftragen, Dauer 3 Wochen, danach zweimal täglich morgens u. abends. Möglichst nach dem Toilettengang mit Rosenhydrolat pflegen. Damit kein „Pilz-Ping-Pong" stattfindet, muss der/die SexualpartnerIn die Behandlung ebenfalls durchführen.

Frauen, die sehr leicht zu Vaginalmykosen neigen, sollten ihren Intimbereich täglich mit stark verdünnten ätherischen Ölen und Hydrolaten pflegen. Eine im Handumdrehen hergestellte Schüttellotion ist ideal für diese angenehme Routine. Also zunächst täglich nach dem Duschen/Waschen den Vaginalbereich mit einen hochwertigen Rosenhydrolat (ohne Alkohol) einsprühen. Auch Teebaumhydrolat und Lavendelhydrolat eignen sich, ihr leicht saurer pH-Wert entspricht dem Scheidenmilieu eher als Wasser.

Pflege-Schüttellotion

- *25 ml Rosenhydrolat*
- *25 ml Mandelöl (oder Olivenöl, Nachtkerzenöl)*
- *1 Tropfen Rosengeranie*
- *1 Tropfen Lavendel fein*

Alle Zutaten in einer 50-ml-Flasche mischen, vor jeder Anwendung gut durchschütteln, einige Tropfen auftragen. Bei einer Neigung zu Blasenentzündungen wird noch ein Tropfen neukaledonisches Sandelholzöl zugefügt.

Empfehlungen von Dorothea Hamm, Apothekerin

Unsere Kollegin Dorothea Hamm, eine engagierte Apothekerin mit besten Kenntnissen über Aromatogramme, mit denen die Wirkungen von ätherischen Ölen gegen zahlreiche Keime untersucht werden, rät zur Anwendung von Vaginalzäpfchen. Diese haben nicht die austrocknende Wirkung von Tampons und wirken aufgrund der enthaltenen Fette stark schleimhautpflegend. Eine Dosierung bis zu 200 mg pro Zäpfchen ist möglich. Bei empfindlichen Frauen sollte die Dosierung nicht höher als 150 mg pro Zäpfchen liegen.

Von Thymian Ct. Thymol nur maximal einen Tropfen auf 5 Zäpfchen verteilen, dies entspricht einer Dosierung von 10 mg pro Zäpfchen. Lemongrass sollte nicht höher als 25 mg pro Zäpfchen dosiert werden (1 Tropfen für 2 Zäpfchen), Zimtrinde darf nie verwendet werden!

Bei anaeroben Keimen ist die Anfertigung eines Aromatogrammes aufwendiger als bei aeroben Keimen, letztere sind üblicher, sie stören sich nicht, wenn Sauerstoff an die Wunde kommt.

Dorothea Hamm empfiehlt für Vaginalzäpfchen bei **Candida albicans:**

- Lemongrass
- Palmarosa
- Rosengeranie
- Teebaum

Bei ß-hämolysierenden **Streptokokken B:**

- Lemongrass
- Rosengeranie
- Lavendel
- Neroli

Bei **Escherichia coli:**

- Lemongrass
- Neroli
- Teebaum
- Thymian Ct. Linalool

Bei Gardnerella-Keimen, die am typischen Fischgeruch erkennbar sind, hat ein auf ätherische Öle spezialisiertes Labor in Herborn einige Öle ausgetestet und es sind Zäpfchen verfügbar mit Lavendel, Lemongrass, Niauli und Rosengeranie. Manche Apotheken haben schon fertige Zäpfchen im Angebot (Bezugsquellen siehe Seite 293).

Bei der Herstellung von Rezepturen für vaginale Anwendungen ist es besonders wichtig darauf zu achten, dass die ätherischen Öle nicht älter als 3 Monate nach dem ersten Öffnen sind.

Tipp
Bei Gardnerella-Infektionen sollte der Vaginalbereich täglich 5 Minuten „gelüftet“ werden. Diese uralte Methode ist einfach und sehr effektiv. Da diese Keime keinen Sauerstoff mögen, verabschieden sie sich von ganz allein. Lüften bedeutet: Beine unbekleidet in die Höhe strecken und Luft an die Vagina lassen.

Bei Candida, Streptokokken und Escherichia Coli eignen sich die Allround-Vaginalzäpfchen.

Vaginalzäpfchen „Allround Pilzinfekt“

- *56 g Kakaobutter*
- *40 Tropfen Rosengeranie*
- *20 Tropfen Lemongrass*
- *20 Tropfen Teebaum*
- *30 Tropfen Palmarosa*
- *10 Tropfen Neroli*

Die Kakaobutter in einem sauberen Schälchen im Wasserbad bei max. 37 °C schmelzen, dann die restlichen Zutaten hinzufügen, mit einem sauberen Löffel verrühren und vorsichtig bis ganz oben in die Ovula-Formen einfüllen (Bezugsquellen siehe Seite 293). Die Zäpfchen müssen einige Stunden im Kühlschrank auskühlen, danach wird mit einer dafür geeigneten Klebefolie die Oberseite der Ovula verschlossen. Die Zäpfchen sind im Kühlschrank ca. 4 Monate haltbar. Die Mischung ist ausreichend für 20 Stück Ovula à 3 g. Jeweils morgens und abends in die Vagina einführen und möglichst einige Minuten danach liegen bleiben, optimal wären 30 Minuten, Slipeinlage verwenden.

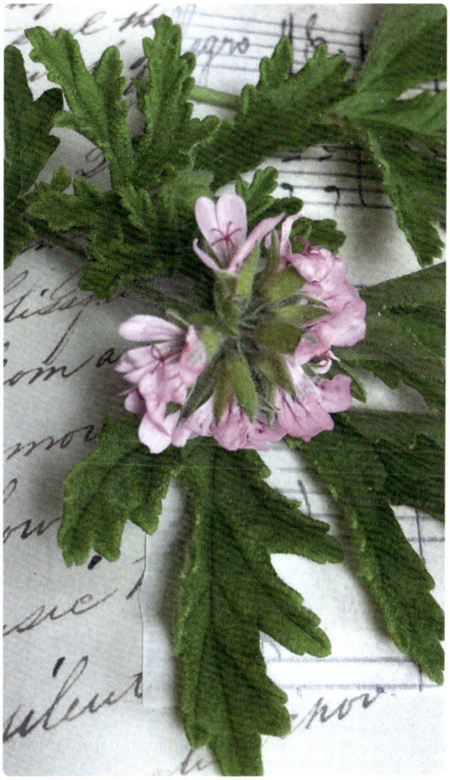

Rosengeranie

VIREN – MIT NATURDÜFTEN DIE ABWEHR STÄRKEN

Jeden Winter werden wir aufs Neue mit Aufrufen zur Grippeimpfung aufgeschreckt, alle paar Jahre geht geradezu Panik wegen einer schrecklich klingenden Grippeepidemie um: Viren scheinen uns an jeder Ecke aufzulauern. Es gibt Abhilfe! Jedoch sind Tests zur antiviralen Wirkung von ätherischen Ölen nicht so einfach zu machen wie die Aromatogramme, mit denen die antibakterielle Wirkung von ätherischen Ölen recht schnell und unkompliziert untersucht werden kann.

An der Universität Heidelberg wurde dieses Thema eingehend mithilfe des sogenannten Plaquereduktionstests erforscht, dieser ist aufwendiger und dauert länger. Es ist bekannt, dass die „Antennen", mit denen Viren an fremde Erbsubstanz andocken, durch manche ätherischen Öle „abgeknickt", also geschwächt und gestört, werden (Schnitzler & al 2008, Schnitzler & al 2001, Schuhmacher & al 2003).

Vorbeugung in der Grippezeit

Wir empfehlen eine allgemeine antiviral wirksame Prophylaxe-Rezeptur, die wir auch gern unterwegs – insbesondere seit Vogelgrippe- und Schweinegrippezeiten – verwenden:

Einreibung „Antiviral"

- *48 ml Mandelöl*
- *2 ml Calophyllumöl*
- *5 Tropfen Ravintsara*
- *5 Tropfen Teebaum (oder Manuka)*
- *4 Tropfen Lavendel fein*
- *1 Tropfen Eucalyptus citriodora*

Alle Öle in einer 50-ml-Flasche mischen, zweimal täglich auf Brust und Unterarmen dünn auftragen (möglichst auch Füße, z. B. vor dem Schlafengehen); diese Rezeptur ist auch für Kinder über 3 Jahre geeignet.

Es ist erwiesen, dass häufiges gründliches Händewaschen vor Ansteckung schützt. Wer viel mit Menschen in Kontakt kommen muss, fühlt sich sicherlich mit einem zusätzlich anwendbarem Hand- und Dekolleté-Spray wohler. Es kann auch unterwegs auf Türklinken und Toilettensitzen angewendet werden. Anstelle der hautreizenden, auf hochprozentigem Alkohol basierenden Händedesinfektionsmittel kann ein im Handumdrehen hergestelltes Spray antiviral wirksamen Schutz bieten:

Handspray „Desinfekt"

- *50 ml Wodka*
- *10 Tropfen Ravintsara*
- *3 Tropfen Melisse*
- *2 Tropfen Zimtrinde (oder Cassiazimt)*
- *2 Tropfen Eucalyptus citriodora*
- *2 Tropfen Cistrose*

Alle Öle in einer 50-ml-Flasche mit Sprühaufsatz mischen, mehrmals täglich die Hände damit besprühen und verreiben (ggfs. danach mit Sheabutter Hände eincremen, weil auch der 40%ige Alkohol leicht austrocknend sein kann). Durch Versprühen in die Luft auf Kopfhöhe und auf (bekleidete) Schultern kann die Wirkung erhöht werden, evtl. ein bisschen davon einatmen.

Erfahrungsgemäß können virale Erkrankungen mit diesen Ölen besser abgewehrt werden, oder die Infektionen laufen meist recht glimpflich ab, falls es einen doch erwischt hat.

Der Körper bekommt damit Unterstützung, sein Abwehrprogramm störungsfreier durchzuziehen, beispielsweise können manche ätherischen Öle nachweislich die weißen Blutkörperchen beeinflussen (Nakamura & al 2009).

Pflege der Nasenschleimhaut

Die ölige Pflege der Nasenschleimhaut wird meist sehr unterschätzt, dabei ist die preiswerte Abwehr schnell gemacht. So trocknen die empfindlichen Nasenschleimhäute nicht aus und das „Andocken" von Viren wird erschwert. Eine ähnliche Mischung ist als Medikament in jeder Apotheke erhältlich (Gelositin).

Nasenöl

- *10 ml Sesamöl (oder Bio-Kokosöl)*
- *2 Tropfen Sanddornfruchtfleischöl*
- *1 Tropfen Manuka*
- *1 Tropfen Zitrone*

Zutaten in einem 10-ml-Fläschchen mischen (bei Verwendung von antiviral wirksamem Kokosöl dieses vorher in einem sauberen Schraubgläschen im Wasserbad schmelzen lassen) und mehrmals täglich einige Tropfen in beiden Nasenöffnungen verteilen.

Tipp

Mit dem mehrmals täglichen Lutschen von Cistus-Infektblocker-052-Tabletten (Pandalis) kann diese Unterstützung an den besonders virenbedrohten Schleimhäuten des Nasen-Rachen-Traktes verstärkt werden.

Anders als chemische Mittel können Ätherische-Öle-Mischungen prophylaktisch eingesetzt werden und sie führen auch nicht – wie andere Produkte aus dem Labor – zu Resistenzen (wenn hochwertige, sogenannte genuine ätherische Öle verwendet werden und nicht halbsynthetische, „kastrierte" Duftstoffe).

Natürliche ätherische Öle „arbeiten" in den Fläschchen, sie interagieren also mit dem Sauerstoff oberhalb der Ölsäule. Das kann zu Problemen mit der Haltbarkeit und zu Hautunverträglichkeiten führen, insbesondere wenn sie „ewig" aufbewahrt werden. Durch den Einfluss des Sauerstoffs verändert sich ständig minimal die chemische Zusammensetzung des jeweiligen Öles. Mikroorganismen gelingt es (bislang) nicht, sich gegen die keimtötende Wirkung solcher sich wandelnden Moleküle zu immunisieren.

Schnelle Hilfe bei ersten viralen Anzeichen

Beim ersten Niesen, Kribbeln in der Nase, geschwollenem Gefühl im Rachenbereich jeweils 2–3 Tropfen unverdünntes Ravintsaraöl auf die Fußsohlen geben und sanft einreiben, Füße mit einer Wärmflasche warmhalten. Dazu alle 15 Minuten ein haselnussgroßes Stückchen Kokosöl im Mund zergehen lassen, es wirkt sanft antiviral. Einige Minuten im Mund verteilen und dann runterschlucken.

Grippezäpfchen

- *37 g Kakaobutter*
- *25 Tropfen Manuka*
- *20 Tropfen Ravintsara*
- *20 Tropfen Eucalyptus radiata*
- *15 Tropfen Thymian Ct. Linalool*
- *10 Tropfen Speiklavendel*

Die Kakaobutter in einem sauberen Schälchen im Wasserbad bei max. 37 °C schmelzen, dann die restlichen Zutaten hinzufügen, mit einem sauberen Löffel verrühren und die Suppositorien-Formen vorsichtig bis ganz oben füllen. Die Zäpfchen müssen einige Stunden im Kühlschrank auskühlen, danach wird mit einer dafür geeigneten Klebefolie die Oberseite der Form verschlossen. Die Zäpfchen sind im Kühlschrank ca. 4 Monate haltbar. Die Mischung ist ausreichend für 20 Stück Zäpfchen à 2 g. Abends vor dem Schlafengehen rektal anwenden. (Rezeptur nach Dorle Hamm)

GÜRTELROSE (HERPES ZOSTER)

Gürtelrose ist eine sehr schmerzhafte Erkrankung, die als „Windpocken“ der Erwachsenen gilt. Ein immer wiederkehrender (und manchmal auch genauso schnell verschwindender) Schmerz entlang der Nervenstränge, ausgelöst durch Varizella-Zoster-Viren, kann in den meisten Fällen mit ätherischen Ölen effektiver als mit schulmedizinischen Mitteln gelindert werden:

Zoster-Mischung

- *25 g Bio-Kokosöl, nativ*
- *25 ml Calophyllumöl*
- *30 Tropfen Ravintsara*
- *5 Tropfen Melisse*
- *evtl. je 1 Tropfen Rose und Manuka*

Kokosöl in einem Schraubglas im Wasserbad oder auf der Heizung sanft schmelzen, leicht abkühlen lassen, die anderen Öle hinzufügen. Bei Bedarf ganz vorsichtig auftragen, evtl. nur punktuell mit einem Wattestäbchen.

Wer häufig an diesen Beschwerden leidet, sollte sich noch das antiviral wirksame und entzündungshemmende Melissenhydrolat zulegen und vor Auftragen des Öles großzügig auf die betroffenen Stellen sprühen. Beides hilft auch recht gut bei Lippenbläschen, die bekanntlich auch von Herpesviren ausgelöst werden.

Manchmal entwickelt sich nach dem Abheilen der juckenden und schmerzenden Bläschen eine sogenannte Post-Zoster-Neuralgie. Obwohl nichts mehr auf der Haut sichtbar ist, schmerzen die Hautareale sehr. Dies kann manchmal Wochen oder Monate andauern.

Ölmischung zum Betupfen

- *50 ml Johanniskrautöl (oder Calophyllumöl)*
- *5 Tropfen Ravintsara*
- *5 Tropfen Melisse 10%*
- *5 Tropfen Rosengeranie*
- *5 Tropfen Teebaum*

Mit dieser Mischung werden die betroffenen Hautstellen 2–3 mal täglich vorsichtig betupft.

Sollten beim Betupfen zu starke Schmerzen entstehen, kann die Mischung auch als Sprühlotion angewendet werden:

Sprühlotion „Herpes-zoster“

- *30 ml Johanniskrautöl (oder Calophyllumöl)*
- *20 ml Melissenhydrolat*
- *5 Tropfen Ravintsara*
- *5 Tropfen Melisse 10 %*
- *5 Tropfen Rosengeranie*
- *5 Tropfen Teebaum*

Die ätherischen Öle und mit dem Johanniskraut- oder Calophyllumöl in einer 50-ml-Sprühflasche mischen und mit dem Hydrolat auffüllen.Die Mischung 2–3 x täglich auf die betroffenen Areale aufsprühen, vor jeder Anwendung gut schütteln.

Johanniskraut- oder Calophyllumöl unterstützen die schmerzlindernde und antivirale Wirkung in Herpesmischungen.

Zoster-Schmerzspray

- *50 ml Pfefferminzhydrolat*
- *2 Tropfen Pfefferminze*
- *2 Tropfen Lavendel fein*

Alle Zutaten in einer Sprühflasche miteinander mischen und bei diesen neuralgischen Schmerzen auf die entsprechenden Areale aufsprühen.

LIPPENBLÄSCHEN

Lippenbläschen, hervorgerufen durch Herpes simplex (HSV-1), betrifft rund 80 %der Menschheit. Es handelt sich um ein „schlummerndes“ Virus, denn hat man sich einmal infiziert, kommt es bei vielen Menschen (ca. 40 %) häufiger zu einem wiederholten Ausbruch. Das Wort „Herpes“ stammt aus dem Griechischen und bedeutet so viel wie „kriechen“.

Auf diese Weise breiten sich die fiesen Bläschen auch aus: Kaum spürt man das erste Kribbeln an der Lippe, werden es in den ersten Stunden und Tagen immer mehr.

Durch die Anwendung ätherischer Öle kann bereits im Anfangsstadium,

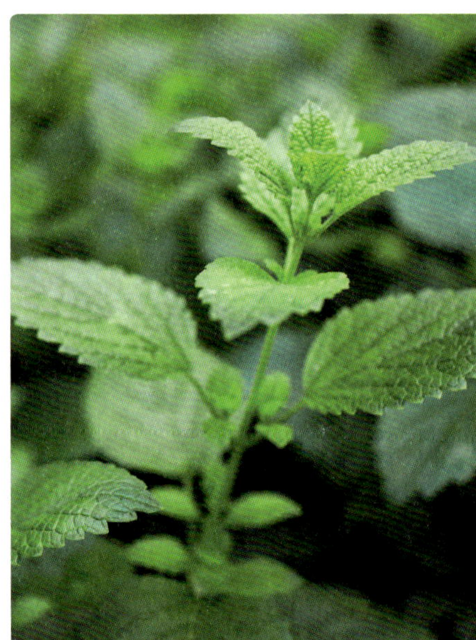

Melisse

also beim ersten Kribbeln, die Ausbreitung der Bläschen stark eingeschränkt werden.

Es gibt immer mehr Virusstämme, die gegen die üblichen Medikamente, wie z.B. Aciclovir, resistent sind. Heidelberger Wissenschaftler haben herausgefunden, dass das ätherische Öl der Zitronenmelisse den Befall der Zellen mit Herpesviren blockiert. Ihr Öl verringert die Infektion einer Zellkultur mit Herpes-Viren um mehr als 97 %, indem es die Viren vor dem Befall der Zellen blockiert (Schnitzler & al 2008). Auch andere ätherische Öle haben sich als sehr gut wirksam gezeigt:

- Melisse
- Ravintsara
- Teebaum
- Manuka

Ravintsara ist immer dann sehr gut einsetzbar, wenn die Immunabwehr geschwächt ist, denn genau dann hat das Herpes-Virus „freie Bahn". Das Öl ist sehr hautfreundlich, gut verträglich und kann daher in Mischungen wunderbar auf die von Herpesbläschen befallene Haut aufgetragen werden.

Auch Melissenhydrolat zeigte eine erstaunliche Wirkung bei Infektionen mit Herpes simplex. Es ist auch für Kinder mit Windpocken eine effektive Ergänzung zu den üblichen Medikamenten. Es kühlt, wirkt juckreizlindernd und schmerzstillend.

Grundmischung „Herpes akut"

- *10 Tropfen Melisse 10%*
- *10 Tropfen Teebaum (ganz frisch)*
- *10 Tropfen Manuka*
- *10 Tropfen Ravintsara*

Einen Tropfen dieser Grundmischung bei den ersten Anzeichen mit einem Wattestäbchen auf die betroffene Hautstelle tupfen. Danach von der Grundmischung 10 Tropfen auf 5 ml Basisöl, z. B. Johanniskraut- oder Callophyllumöl, geben und die Haut damit betupfen. Zusätzlich darf die Haut zwischendurch immer mit Melissenhydrolat besprüht werden.

Bei allen Herpeserkrankungen und bei Windpocken darf unterstützend mehrmals täglich Melissenhydrolat auf die juckenden Bläschen gesprüht werden.

In Brasilien war früher die Anwendung von ganz schlichten „Stiften" auf naturbelassener Kakaobutter zur Vorbeugung und zur Lippenpflege üblich. Kakaobutter lässt sich mit ätherischen Ölen wunderbar ergänzen.

Kakao-Pflegestift

- *8 g Kakaobutter*
- *2 g Jojobaöl*
- *2 Tropfen Vanille-Extrakt*
- *1 Tropfen Melisse*

Kakaobutter mit dem Öl sanft im Wasserbad schmelzen, mit den Naturdüften mischen und in eine leere Lippenstifthülse, deren Einsatz nach unten geschraubt wurde, einfüllen, abkühlen lassen. Die Mischung mindestens 4 Stunden im Kühlschrank aushärten lassen.

VERÄNDERUNGEN AM GEBÄRMUTTERHALS (HPV-INFEKTIONEN)

Papillomviren sind Erreger, die Entzündungen und Hautveränderungen hervorrufen können. Einige von ihnen kommen nur beim Menschen vor, darum ihr Name: Humane Papillomviren (HP-Viren oder HPV). Nach Eindringen in die Haut oder Schleimhaut vermehren sie sich im Inneren der Zellen. HPV werden durch direkten Kontakt mit befallenen Haut- oder Schleimhautstellen übertragen.

Inzwischen sind über 200 verschiedene HPV-Typen bekannt. Manche führen zur Bildung von Hautwarzen (Papillome). Etwa 40 Arten von HPV verursachen Infektionen von Haut- und Schleimhautzellen im Genitalbereich und sind sexuell übertragbar. Sie werden „genitale HPV" genannt. Andere Arten befallen das Gesicht, die Hände oder Füße. Unterschied-

Medizinalpilze

In der englischsprachigen Welt und in einigen Ländern Ostasiens ist die naturheilkundliche Begleitung mit Medizinalpilzen bei vielen Tumorerkrankungen, insbesondere bei Krebsarten, die durch HPV ausgelöst wurden, recht bekannt (Chernev 2013). Seit vielen Jahrzehnten werden diese Pilze vorwiegend bei den unterschiedlichsten Infektionen eingesetzt. Extrakte aus dem kurios aussehenden Baumpilz – er besiedelt auch in unseren Breiten Stümpfe von umgefallenen oder gefällten Rotbuchen – mit dem schönen Namen Schmetterlings-Tramete (Trametes versicolor, auch Coriolus versicolor oder Polyporus versicolor) werden bei und nach jeder Art von schweren viral bedingten Erkrankungen empfohlen (Sharma & al 2018).

liche HPV-Typen können gleichzeitig auftreten.

Eine Infektion mit HPV wird meist gar nicht bemerkt, denn sie verursacht keine Beschwerden und heilt von ganz allein, sofern das Immunsystem funktioniert. Bei jungen Frauen sind HPV-Infektionen sogar sehr häufig und heilen meist schnell aus. Ein einmalig positiver HPV-Test ist also überhaupt kein Grund zur Besorgnis.

Bei älteren Frauen jedoch kann ein positives Ergebnis des HPV-Tests auf eine lang anhaltende HPV-Infektion hinweisen. Dann wird eine schnelle Kontrolle mit Gewebeentnahme (Kolposkopie mit Biopsie) empfohlen. Denn im ungünstigsten Fall kann diese Infektion zu Gebärmutterhalskrebs führen. Er kann erst viele Jahre, wenn nicht gar Jahrzehnte nach der Infektion ausbrechen. Auch sind Tumore in der Scheide, am Penis, am After sowie im Mund- und Rachenraum möglich.

Es gibt seit 2006 eine Impfung, die jedoch nicht unumstritten ist, da sie manchmal erhebliche Nebenwirkungen hat und zudem nicht alle HPV-Arten abdeckt. Sie wird jedoch von der Ständigen Impfkommission als bestens verträglich angepriesen – für Mädchen ab 9 Jahren und inzwischen auch für Jungen.

Vaginalzäpfchen bei HPV

- *56 g Kakaobutter*
- *10 Tropfen Rose 10 %*
- *10 Tropfen Cistrose*
- *10 Tropfen Manuka*
- *20 Tropfen Teebaum*
- *20 Tropfen Melisse 10 %*
- *10 Tropfen Rosmarin Ct. Verbenon*

Kakaobutter in einem sauberen Schälchen im Wasserbad vorsichtig schmelzen. Die restlichen Zutaten hinzufügen, mit einem sauberen Löffel verrühren und die Ovula-Formen bis ganz oben befüllen. Die Mischung mindestens 4 Stunden im Kühlschrank aushärten lassen, danach mit einer dafür geeigneten Klebefolie die Oberseite verschließen. Die Zäpfchen sind im Kühlschrank ca. 4 Monate haltbar. Die Mischung ist ausreichend für 20 Stück Ovula à 3 g. Abends vor dem Zubettgehen ein Zäpfchen in die Vagina einführen. Mindestens 20 Tage anwenden!

In Untersuchungen wurde gezeigt, dass ein ausgeprägter Vitamin-D-Mangel das Risiko erhöht, an einer Infektion mit HPV zu erkranken. Eine zusätzliche Behandlung mit Vitamin-D-Ovula brachte bei einer Bekannten erhebliche Verbesserung, sodass eine bereits geplante und bevorstehende Operation abgewendet werden konnte. Vitamin-D-Ovula sind in Apotheken erhältlich.

In den frühen Jahren der englischsprachigen Aromatherapie wurden bei bedenklichen Ergebnissen von Abstrichen Einreibungen und Tampons mit frischem Teebaumöl und anderen monoterpenolhaltigen ätherischen Ölen empfohlen. Auf diese Weise konnten unerfreuliche Schleimhautveränderungen rückgängig gemacht werden. Seit der Impfmöglichkeit ist diese langwierige und aufwendige Intimschleimhautpflege jedoch nicht mehr im Fokus.

Schleimhaut-Regenerationsöl 1

- *25 ml Johanniskrautöl*
- *20 ml Calendulaöl*
- *5 ml Calophyllumöl*
- *7 Tropfen Teebaum (sehr frisch!)*
- *5 Tropfen Manuka*
- *2 Tropfen Kamille deutsch*
- *1 Tropfen Rose*
- *1 Tropfen Cistrose*

Alle Öle in einer 50-ml-Flasche mischen und wenige Tropfen davon ca. drei Wochen lang zweimal täglich intravaginal einreiben, evtl. die Tropfen auf einen Minitampon geben und diesen einführen. Gern auch einige Tropfen auf Minibinden geben. Nach dieser Zeit eine sanftere Mischung anwenden oder beide Mischungen tageweise abwechselnd verwenden:

Schleimhaut-Regenerationsöl 2

- *25 ml Johanniskrautöl*
- *25 ml Calendulaöl*
- *10 Tropfen Calophyllumöl*
- *3 Tropfen Teebaum (sehr frisch!)*
- *3 Tropfen Manuka*
- *2 Tropfen Benzoe*
- *1 Tropfen Kamille deutsch*
- *1 Tropfen Melisse*

Alle Öle in einer 50-ml-Flasche mischen und wenige Tropfen davon ca. drei Wochen lang 1–2 Mal täglich intravaginal einreiben, evtl. die Tropfen auf einen Minitampon geben und diesen einführen. Gern auch einige Tropfen auf Minibinden geben. Wenn möglich, noch 2–3 Tropfen des selten erhältlichen, stark entzündungshemmenden Copaibabalsams hinzufügen.

Krebs – nach einer schweren Zeit wieder Leichtigkeit ins Leben lassen

AROMATHERAPEUTISCHES ERFAHRUNGSWISSEN

In Großbritannien ist die Begleitung und Unterstützung von schwer kranken Menschen ohne Aromatherapie kaum mehr denkbar. Man könnte fast meinen, je hoffnungsloser die Lage, desto mehr wird auf der Insel die lindernde Anwendung von ätherischen Ölen als erstes Mittel der Wahl betrachtet. Durch die lange Erfahrung von über drei Jahrzehnten gibt es inzwischen reichlich Erfahrungswissen – und auch etliche klinische Studien. Aromatherapie hat sich also in diesem speziellen Gebiet gut etabliert.

In der Zeitschrift DER SPIEGEL war zu lesen, dass Krebskranke, die psychotherapeutisch betreut wurden, eine wesentlich längere Überlebensrate aufwiesen als PatientInnen ohne diese Unterstützung. Uns überrascht die Information am Ende des Artikels, dass es sich nur um zwei Sitzungen im Laufe von mehreren Jahren gehandelt hat! Diese etwas seltsame Erkenntnis bestärkt NaturheilkundlerInnen in ihrer festen Überzeugung und in ihren Erfahrungen, dass gerade in belastenden Lebenssituationen, in denen sich ein Mensch mit der eigenen Sterblichkeit befassen muss, achtsame Hilfe erforderlich ist. Die menschliche Unterstützung ist in so schweren Zeiten besonders notwendig: Die Not kann dann hoffentlich (etwas) gelindert werden.

Dennoch finden Hilfesuchende mit bösartigen Tumoren oder Sterbenskranke in der Aromatherapieliteratur selten Erläuterungen zur stabilisierenden Wirkung von ätherischen Ölen. Es scheint, als ob die Autoren genauso hilflos und gelähmt sind wie die Betroffenen mit ihren Angehörigen. Es wurde bereits viel geforscht, zumindest mit Tumorgewebe im Reagenzglas. Die Ergebnisse sind teilweise bemerkenswert und machen Hoffnung. Natürlich ist ein Geschwür im lebenden Organismus anderen Stoffwechselprozessen ausgesetzt als einzelne Gewebekulturen in der Petrischale. Würden die Ergebnisse aus Tiermodellen auf erkrankte Menschen übertragen, müssten die PatientInnen mit riesigen Mengen an ätherischen Ölen bombardiert werden, was gesundheitsschädlich wäre.

Allerdings ist die chemoprotektive Wirkung (Schutz vor der Erkrankung) etlicher ätherischer Öle und zahlreicher Inhaltsstoffe ausführlich nachgewiesen worden, sodass es auf alle Fälle sinnvoll ist, nach einer überstandenen Erkrankung vorzusorgen. So wird ein Rückfall unwahrscheinlicher.

Insbesondere das ätherische Öl, das aus den Schalen der Zitrusfrüchte gewonnen wird, könnte eine sehr nachhaltige Form der Prophylaxe sein (Nair & al 2018). Dem Monoterpen d-Limonen und seinem Abbauprodukt Perillylalkohol (POH), der fast alleinige Inhaltsstoff in den Ölen von Zitrusfrüchten, darf sich inzwischen mit dem Attribut „antitumoral wirksam" schmücken, es ist sozusagen amtlich bzw. wissenschaftlich erwiesen (Yang & al 2017).

Auch sind zahlreiche andere Naturdüfte diesbezüglich untersucht (Gautam & al 2014, Bohusch 2014). Leider können sie bislang nicht an erkrankten Menschen angewendet werden, die effektive Dosierung wäre unverträglich. Beispiele für die Prävention sind:

- Balsamtanne
- Angelikawurzel
- Bergamotte
- α-Bisabolol (in Kamille deutsch)
- Kardamom
- Carvon (in Kümmel)
- Eugenol (in Nelkenknospe, Lorbeer, Tulsi, Piment)
- Ionon (Spuren in Veilchenblätter-Absolue, Iriswurzel, Boronia, Champaca)
- Geraniol (in Rosengeranie, Indianernessel, Rose, Palmarosa)
- Hanf
- Hypericin in Johanniskraut
- Ingwer
- Kamille deutsch
- Katzenminze
- Lemongrass
- Linalool (in Lavendel, Ho-Blätter, Koriander, Thymian Ct. Linalool)
- Lorbeer
- Mandarine
- Myrte
- Orange
- Oregano
- Patchoulialkohol (in Patchouli)
- Pfefferminze
- Rhododendron
- Rosmarin
- Salbei
- Sanddorn
- Schwarzkümmel
- Spearmint
- Terpineol-4 (in Teebaum, Majoran)
- Thymianarten
- Weihrauch arabisch
- Zedratzitrone
- Zimt
- Zitrone
- Zypresse

Diese sind bei den folgenden Krebsarten erfolgreich untersucht worden, allerdings hauptsächlich an Gewebeproben (in-vitro), selten an erkrankten Menschen (in-vivo). Wobei sich bei den wenigen Untersuchungen am Menschen immerhin eine Verlängerung des Lebens der Betroffenen abzeichnet. Die Erfahrungsmedizin zeigt zudem, dass mit aromapflegerischen Begleitmaßnahmen die Lebensqualität dieser Menschen erheblich verbessert werden kann bei:

- Brustkrebs
- Prostata
- Hautkrebs (Melanom)
- Leberkarzinom
- Bauchspeicheldrüsenkrebs
- Dickdarm/Rectum
- Eierstockkrebs/ Gebärmutterhals
- Gehirntumor (Glioblastom)
- Leukämie
- Lungenkrebs (Adenokarzinom)
- Blase

Spannend könnte sein, dass etliche ätherische Öle oder ihre Hauptinhaltsstoffe die Wirkung von Anti-Krebs-Medikamenten verstärken können, sodass resistente Tumore wieder „angesprochen“ werden könnten (Blowman & al 2018).

Jede Tumorart sendet bereits lange, bevor sie eitert oder verfällt, Geruchsmoleküle aus, Hunde können diese recht zuverlässig erkennen (McCulloch & al 2006). Aus diesem Zweig der Forschung gibt es interessante Erkenntnisse. Die Trefferquote bei Brustkrebs betrug bei der ausgeatmeten Luft 98 %, beim Urin 20 %. Bei Blasenkrebs erkannten die Tiere 41 % der betroffenen Personen anhand des Urins, bei Melanomen (schwarzem Hautkrebs) lag die Trefferquote bei 75–85,7 %. Besonders gut erkennt die Hundenase Lungenkrebs, die Erfolgsquote liegt bei 99 %. Bei Eierstockkrebs konnten 97,5 % der eingefrorenen Gewebeproben identifiziert werden.

In Deutschland wurde dieses Ergebnis in der Klinik Schillerhöhe bei Stuttgart an 220 Personen bestätigt: Die trainierten Hunde konnten mit wenigen Ausnahmen zwischen der Atemluft von 110 gesunden Personen 60 Patienten mit Lungenkrebs und 50 Menschen mit COPD unterscheiden (Ehmann & al 2012).

Erste Forschungsergebnisse zeigten zudem, dass riechende Substanzen aus Tumoren von neu entwickelten „elektronischen Nasen“ detektiert werden können, somit könnten diese als Biomarker zur Krebs-Früherkennung eingesetzt werden (Schmidt & Podmore 2015).

Die Arbeit an der Weiterentwicklung sogenannter „E-Noses“ ist derzeit ein vielversprechender Forschungszweig (Wilson & Baietto 2011). Im Fall von Krebs im Harntrakt können bereits heute Riechstoffe im Urin identifiziert werden, man spricht von „Liquid Biopsy“. Es muss also nicht mehr operiert werden, um dem Tumor auf die Spur zu kommen.

Beim Krebsgeschehen sind viele Signalkaskaden gestört, eine Zelle weiß sozusagen nicht mehr, was die andere macht, was sie machen soll, das Zusammenspiel all dieser komplizierten „Kommunikationsvorgänge“ ist völlig durcheinander. Wie auf Seite 15 beschrieben, ist der Mensch mit teilweise denselben Rezeptoren ausgestattet wie die Pflanze. Wir „verstehen“ also sozusagen diese Ursprache, weswegen uns bei vielen Düften wohl ums Herz wird.

Wenn die „bedrohlichen Riechstoffe“, die von Tumoren ausgeströmt werden, auf ätherische Öle treffen, kann möglicherweise das ganze unbalancierte Geschehen wieder reguliert werden. Durch ihre Signalwirkung können Naturdüfte also nachweislich wieder Balance und „Frieden“ in gestörte Abläufe bringen. Das ist regulative Medizin im besten Sinn! Sie arbeitet nicht mit Holzhammer-Methoden (was im Notfall nötig ist und zum Glück meist funktioniert), sondern sie stellt sanft und eher langsam eine gesunde Balance her.

Sanfte Unterstützung während einer Krebstherapie

Bei den folgenden Rezepten geht es also keineswegs darum, den behandelnden Ärzten ins Handwerk zu pfuschen. Diese aromatische Begleitung während und nach der Erkrankung sollte immer mit den zuständigen MedizinerInnen abgestimmt werden. Die Rezepte sind bewusst niedrig dosiert und weil sie sich im kosmetischen Bereich bewegen, sind sie nicht „schlimmer“ als Hautpflegemittel, die ein kranker Mensch ja weiterhin benutzen darf.

Da noch nicht allzu viel über die Wechselwirkungen von ätherischen Ölen und den meisten in der Krebstherapie eingesetzten Medikamenten bekannt ist, sollten hoch dosierte ätherische Öle nicht während Chemotherapie und Bestrahlung verwendet werden. Vielmehr sollten sie nur in den Pausentagen oder während der Intervallwochen angewendet werden. Naturdüfte wirken nicht nur antioxidativ, sondern sie sind auch lipophil, also fettlöslich, genau wie einige Krebsmedikamente. Dadurch haben sie eine Affinität zu unseren fettartigen Zellmembranen, können sich an diese anlagern und winzige Kanäle in die Zellen hinein öffnen und beeinflussen. In Kombination mit ätherischen Ölen könnten Krebsmedikamente unkontrollierbare, noch stärkere Schäden anrichten, also auch bei gesunden Zellen. Denn einige Riechmoleküle wirken als sogenannte Carrier, sie können pharmazeutisch aktive Stoffe in tiefe Gewebeschichten transportieren. Bei den Anti-Brustkrebs-Medikamenten 5-Fluorouracil und Tamoxifen kann es durch die Anwendung von Carvon (in Kümmel), Eugenol (in Nelkenknospe), Eukalyptusöl, Pfefferminzöl und Ylang Ylang-Öl zu Überdosierungen kommen (Zhao & Singh 2000, Gao & Singh 1998, Williams & Barry 1991).

Während der Chemotherapie-Intervalle kann der strapazierte Körper jedoch mit ätherischen Ölen aufgebaut und gestärkt werden. Die regulierende Wirkung der meisten Öle auf das Immunsystem kann wertvolle Hilfe zur Selbsthilfe bieten. Aus dem Gebiet der Psychoneuroimmunologie ist inzwischen bestens bekannt, dass unser Immunsystem seine Verteidigungsarbeit nur dann bestmöglich ausführen kann, wenn es der Seele gut geht. Darum sollte regelmäßig von stimmungsaufhellenden Ölen Gebrauch gemacht werden, um Angst, Verzweiflung und Resignation wenigstens etwas in den Griff zu kriegen.

SEELISCHE UNTERSTÜTZUNG BEI DER DIAGNOSE

Eine ganzheitliche aromatherapeutische Begleitung bei schwerwiegenden Erkrankungen kann sehr unterschiedlich aussehen. Allerdings zeigen die Abläufe von ersten Verdachtsmomenten, frühen Diagnoseverfahren, Schockerlebnissen und Therapien oft Parallelen. Die Lebensumstände des betroffenen Menschen müssen unbedingt berücksichtigt und mit einbezogen werden. Selbst wenn wir also nicht direkt etwas gegen das Tumorgeschehen unternehmen können, gibt es Möglichkeiten, damit erkrankte Menschen die Monate (oder gar Jahre) der teilweise extrem unangenehmen „schulmedizinischen" Behandlungen besser überstehen können. Vieles spricht dafür, dass dadurch auch die Gefahr der Rezidive reduziert wird. Für folgende Bereiche stehen uns etliche bewährte fette und ätherische Öle sowie Mischungen zur Verfügung:

- Den Schock der Diagnose auffangen
- Vermeidung oder Reduzierung von Strahlenschäden
- Weniger Schmerzen beim Hand-Fuß-Syndrom
- Vermeidung oder glimpflicher verlaufende Mucositis
- Reduktion der Übelkeit

- Verhindern von Infektionen mit MRSA oder anderen „Krankenhauskeimen"
- Management und Linderung unterschiedlichster Schmerzen
- Reduktion und Pflege von Narben (auch seelische)
- Stabilisierung des Kreislaufs
- Dem Menschen die Würde bewahren

Grundmischung „Schock lass nach"

- *5 ml Orange (1 Fläschchen)*
- *2 Tropfen Neroli*
- *1 Tropfen Petit Grain*
- *1 Tropfen Kamille römisch*

Entfernen Sie den Tropfeinsatz des Orangenöl-Fläschchens und träufeln die anderen ätherischen Öle hinein. Dann den Tropfeinsatz wieder aufstecken, die Flasche verschließen und gut schütteln.

50 ml Orangenblütenhydrolat und 5 Tropfen der Grundmischung (s.o.) miteinander in einer Sprühflasche mischen, vor Gebrauch immer gut verschütteln und bei Bedarf auf Puls und/oder Dekolleté sprühen.

Petit Grain und Neroli zum Orangenöl geben, gut mischen, davon regelmäßig 5 Tropfen in die Duftlampe geben.

Auch ab und zu 3 Tropfen der Grundmischung mit etwas Honig emulgiert in ein Fußbad geben oder 7 Tropfen in die Badewanne.

15 Tropfen der Grundmischung in 30 ml Jojobaöl geben. Immer dann wie eine Bodylotion aufgetragen, wenn Sie der seelische Schmerz überfällt.

5 Tropfen in einem schönen Riechstift können eine wertvolle Hilfe für unterwegs sein, wenn die Panik und der seelische Schmerz einen zu überwältigen droht.

Orangenblütenhydrolat kann jederzeit rund um das Gesicht versprüht und auch eingeatmet werden. Angst vor Klaustrophobie bei einer Computertomografie kann mit diesen Düften – einzeln oder in Kombination – reduziert werden.

HAUT- UND SCHLEIMHAUTSCHÄDEN

Hautpflege-Mischung „Strahlenprophylaxe"

- *48 ml Aloe-Vera-Mazerat*
- *2 ml Sanddornfruchtfleischöl*
- *15 Tropfen Niauli*
- *5 Tropfen Lavendel fein*
- *5 Tropfen Rosengeranie*

Alle Zutaten miteinander mischen und ca. 2 Wochen vor Beginn der Strahlentherapie auf die zu bestrahlenden Hautpartien auftragen. Während der Bestrahlung aussetzen. Während der Bestrahlungszyklen kann die bestrahlte Haut mit Rosenhydrolat (ohne Alkohol) eingesprüht werden. Bitte lufttrocknen lassen und nicht wischen.

Hand-Fuß-Syndrom

Bei diesen extremen Schmerzzuständen der Handinnenflächen und Fußsohlen handelt es sich um neuropathische Störungen in Händen und Füßen (HFS oder palmar-plantare Erythrodysästhesie). Diese werden als starkes Kribbeln, schmerzhaftes Brennen und Empfindungsstörungen wahrgenommen. Manche PatientInnen können nach langen Behandlungen nichts mehr richtig anfassen und kaum noch gehen. Mit einfachen Zutaten aus der Küche kann die Durchblutung verbessert, das Kribbeln und die Schmerzen verbessert werden:

Zucker-Peeling

- *1 EL Zucker*
- *2 EL Olivenöl*

Zutaten miteinander vermischen und 1–2 Mal täglich Hände und Füße für 2–3 Minuten sehr vorsichtig damit „peelen", also ganz sanft massieren, danach lauwarm abwaschen und mit dem Hand- und Fußbalsam einreiben.

Hand- und Fußbalsam

- *40 g Sheabutter*
- *10 ml Johanniskrautöl (oder Olivenöl)*
- *4 Tropfen Bergamotte*
- *3 Tropfen Rosmarin Ct. Cineol*
- *3 Tropfen Angelikawurzel*

Sheabutter auf der Heizung oder im Wasserbad vorsichtig

schmelzen, restliche Zutaten hinzugeben, gut verrühren und in einen sauberen Cremetiegel füllen.

Hautstabilisierende Mischung

- *50 ml Johanniskrautöl*
- *3 Tropfen Thymian Ct. Linalool*
- *3 Tropfen Orange*
- *2 Tropfen Manuka*
- *2 Tropfen Lavendel fein*

Alle Zutaten miteinander mischen und die Haut täglich damit pflegen, damit Krankenhauskeime keine Chance haben.

Stützendes und schützendes Vitalitäts-Körperöl

- *50 ml Olivenöl*
- *5 Tropfen Orange*
- *5 Tropfen Bergamotte*
- *4 Tropfen Copaiba-Balsam*
- *2 Tropfen Angelikawurzel*

Alle Zutaten miteinander mischen und täglich den Körper bzw. einige Stellen, auf denen es sich gut anfühlt, sanft einreiben.

Bergamotte und Angelika wirken laut einigen Studien antitumoral, Copaiba wirkt stark entzündungshemmend, sodass diese Rezeptur auch in der Nähe des Erkrankungsherdes aufgetragen werden kann, insbesondere nach erfolgter schulmedizinischer Behandlung zum Stabilisieren.

Alle Schleimhäute reagieren wegen ihrer sich schnell teilenden Zellen sehr empfindlich auf Chemo- und Bestrahlungstherapie. Um Schäden der Mundschleimhaut und der Speiseröhre zu vermeiden, zu minimieren und zu lindern, ist folgende Mischung gut geeignet, die auch bei Reflux verwendet werden kann:

Pflanzenölmischung „Schleimhautpflege“

- *90 ml Olivenöl*
- *10 ml Sanddornfruchtfleischöl*
- *1 Tropfen Niauliöl (optional)*

Alle Zutaten in einer 100-ml-Flasche vermischen. Vorbeugend zur Pflege des Mundes und der Speiseröhre tägl. vor dem Frühstück 1 EL langsam hinunterschlucken. Bei bereits bestehenden Entzündungen im Mund (Mucositis) einige Tropfen der Mischung im Mund verteilen.

Tipp
Es ist inzwischen erwiesen, dass die Einnahme von hochwertigen unterstützenden Darmbakterien (Probiotika) die verheerenden Schäden, insbesondere an der Schleimhaut des Darmes, deutlich reduzieren kann: Mehrere Studien – die umfassendste wurde an fast 500 Patienten durchgeführt– zeigten, dass der chemotherapieassoziierte Durchfall deutlich verringert wurde. Darum gelten inzwischen Probiotika als überaus wichtige Begleitung von Chemotherapien, um schwere Nebenwirkungen zu reduzieren, auch mit dem Ziel, die Behandlung nicht deshalb abbrechen zu müssen.

Auch wenn der Unterleib oder Vaginalbereich nicht bestrahlt wird, ist die Schleimhaut im Intimbereich empfindlich, dünnhäutig und schmerzhaft. Die folgende Mischung sollte in jedem Fall in die tägliche Intimhygiene eingebaut werden.

Pflegemischung „Vaginalschleimhaut"

- *45 ml Mandelöl*
- *5 ml Sanddornfruchtfleischöl*
- *1 Tropfen Lavendel fein*
- *1 Tropfen Rosengeranie*
- *1 Tropfen Niauli*

Alle Zutaten miteinander mischen und täglich die Vaginalschleimhaut damit sanft einreiben. Nach jedem Toilettengang die äußeren und inneren Schamlippen mit Rosenhydrolat einsprühen.

ÜBELKEIT

Ein unangenehmer Begleiter der Chemotherapie ist die Übelkeit. Bei einigen PatientInnen ist diese schon beim Gedanken an die bevorstehende Therapie vorhanden. Pfefferminz- und Ingweröl sind in diesem Zusammenhang gut untersucht. Schon das Schnuppern an diesen Ölen kann Linderung verschaffen. Der Menthol-Duft der Pfefferminze minimiert zudem den oft empfundenen metallischen Geschmack, der nicht nur unangenehm ist, sondern auch zu Appetitlosigkeit führen kann.

Grundmischung „Übelkeit"

- *30 Tropfen Pfefferminze*
- *20 Tropfen Zitrone*
- *10 Tropfen Limette*
- *10 Tropfen Ingwer*

Alle ätherischen Öle in einer 5-ml-Flasche mit Tropfer mischen. 1–2 Tropfen der

Mischung auf ein Papiertaschentuch träufeln oder 3–4 Tropfen der Mischung in ein kleines verschließbares Glasgefäß mit 1 EL Salz oder Zucker mischen. Bei Bedarf immer wieder daran riechen und tief einatmen. Bei Geruchsempfindlichkeit können 3–4 Tropfen der Mischung mit einem EL Pflanzenöl gemischt und auf die Fußsohlen aufgetragen werden.

SCHMERZEN

Je nachdem, wo ein Tumor sitzt, wie lange und womit er behandelt wurde und ob er bereits gestreut hat, können starke Schmerzzustände zum täglichen Schreckgespenst werden. Ergänzend zu Schmerzmedikamenten können bewährte ätherische Öle die Pein lindern.

Schmerzmischung bei Tumorschmerzen

- *50 ml Johanniskrautöl*
- *6 Tropfen Tonka-Extrakt*
- *2 Tropfen Pfeffer schwarz*
- *4 Tropfen Cajeput*
- *4 Tropfen Orange*
- *2 Tropfen Atlaszeder*
- *2 Tropfen Lavendel fein*

Alle Zutaten miteinander mischen und bei Schmerzen sanft auftragen.

Mischung bei schmerzender Muskulatur

- *50 ml Johanniskrautöl*
- *5 Tropfen Majoran*
- *3 Tropfen Lorbeer*
- *2 Tropfen Rosmarin Ct. Cineol*
- *5 Tropfen Lavendel fein*

Alle Zutaten miteinander mischen und auf die schmerzende Muskulatur sanft auftragen. Zusätzliche Wärme verstärkt die Wirkung.

Narbenpflege-Balsam

- *30 g Sheabutter*
- *20 ml Hagebuttenkernöl*
- *5 Tropfen Copaiba-Balsam*
- *3 Tropfen Rosengeranie*
- *2 Tropfen Cistrose*

Sheabutter auf der Heizung oder im Wasserbad vorsichtig schmelzen, restliche Zutaten dazu geben und rühren. Danach in einen sauberen Glastiegel abfüllen und die Narbe damit täglich pflegen.

FATIGUE, DIE BLEIERNE MÜDIGKEIT

Die Krankheit und die Behandlungen sind äußerst strapaziös und so kommt es nicht selten vor, dass der Kreislauf schwächelt, dazu können Müdigkeit und Antriebsschwäche zu täglichen Begleitern werden. Ein Inhalierstift mit jeweils einem Tropfen Rosmarin Ct. Cineol, Zitrone, Bergamotte und Angelikawurzel weckt die müden Geister wieder.

Im Laufe der Erkrankung kommt es bei PatientInnen häufig zu Erschöpfungszuständen (Fatigue), die mit der emotionalen und körperlichen Belastung verbunden sind. Versuchen Sie, die Erschöpfung als Teil Ihrer Erkrankung anzunehmen und zu akzeptieren. Unterstützend können alle ätherischen Zitrusöle, Nadelbaumöle sowie Zeder und Basilikum angewendet werden.

Roll-On „Frische Energie"

- *10 ml Jojobaöl*
- *2 Tropfen Basilikum*
- *4 Tropfen Bergamotte*
- *4 Tropfen Orange (oder Zitrone)*

Alle Zutaten in einem Roll-On-Fläschchen miteinander mischen und bei Bedarf auf Puls oder Solarplexus auftragen.

Körperspray „Eau Energy"

- *45 ml Orangenblüten- oder Lavendelhydrolat*
- *5 ml Wodka*
- *5 Tropfen Fichtennadel*
- *5 Tropfen Bergamotte*
- *5 Tropfen Grapefruit*
- *3 Tropfen Atlaszeder*
- *2 Tropfen Angelikawurzel*

Erst die ätherischen Öle mit dem Alkohol mischen und dann dem Hydrolat zugeben. Vor jeder Anwendung gut schütteln und den Körper mit verwöhnenden Gedanken einsprühen.

Grundmischung „Achterbahn der Gefühle"

- *5 ml Orange (1 Fläschchen)*
- *5 Tropfen Kamille römisch*
- *5 Tropfen Melisse*
- *2 Tropfen Rosen-Absolue (optional)*

Kamille römisch, Melisse und Rosen Absolue zum Orangenöl geben, gut mischen, davon regelmäßig 5 Tropfen in die Duftlampe geben. Auch ab und zu 3 Tropfen mit etwas Honig emulgiert in ein Fußbad geben oder 7 Tropfen in die Badewanne. 15 Tropfen in

30 ml Mandelöl können immer dann wie eine Bodylotion aufgetragen werden, wenn Ängste und Unruhe zu stark werden. 5 Tropfen in einem Riechstift können eine wertvolle Hilfe für unterwegs sein, wenn Panik und seelischer Schmerz einen zu überwältigen drohen.

Tipp

Die entgiftende Arbeit der Leber muss bei schweren Erkrankungen unbedingt unterstützt werden, denn die Medikamente belasten das höchstwahrscheinlich ohnehin bereits geschwächte Organ zusätzlich. Pflücken Sie im Frühling junge Löwenzahnblättchen, kauen Sie jedes Blatt langsam, spüren Sie die bittere Wirkung sehr achtsam: Das ist ein kostenloses Wunder für Ihre Leber. Mariendisteltinktur kann auch eine gute Unterstützung zur Heilung der Leber sein, sie ist allerdings extrem konzentriert und darum nicht billig, es werden jedoch nur 1–2 Mal täglich jeweils 4 Tropfen eingenommen.

EXKURS: NAHRUNG ALS MEDIZIN

Es gibt genügend Erkenntnisse über den Zusammenhang zwischen Ernährung und „degenerativen" Erkrankungen: Eine unvollständige Versorgung mit Mikronährstoffen sowie Nahrung, die mit künstlichen Zusatzstoffen belastet ist, kann bei entsprechender Veranlagung die Entwicklung von schweren Erkrankungen fördern. Die Überlebenschancen liegen höher, wenn dem Körper dann möglichst wenig „schwer verdauliche Kost" zugeführt wird und auf Mangelsymptome geachtet wird.

Diese müssen schnellstmöglich durch entsprechende Gaben von Nährstoffen behoben werden. Mangelsymptome werden durch die toxische Wirkung vieler Krebstherapien noch vielfach verschlechtert. Tumor-PatientInnen werden aber immer noch viel zu wenig beraten, wie sie die schädigende Wirkung dieser Mittel während und nach der Krebsbehandlung etwas abmildern können.

Spätestens bei der niederschmetternden Krebsdiagnose ist der Zeitpunkt gekommen, den Körper mit möglichst hochwertiger Nahrung zu verwöhnen und ihn mit möglichst wenig „leerem Futter" zu belasten. Dieser Zusammenhang wird von altmodisch denkenden Medizinern vehement abgestritten, sie gehen davon aus, dass Ernährung (fast) überhaupt nichts mit der Entwicklung von degenerativen Erkrankungen zu tun habe. Dass es sich um einen Schicksalsschlag und schlichtweg um Pech handele.

Im Bereich der Autowartung werden solche Zusammenhänge sofort verstanden: Tanken wir den falschen Sprit, fängt das Auto zu stottern an, schmieren wir die „Gelenke" nicht oder mit dem falschen Fett, fängt die

Karre an zu quietschen. Meinen wir es gar besonders gut mit unserem fahrbaren Untersatz und kühlen ihn mit Champagner, können wir mit einem baldigen „Kolbenfresser“ im Getriebe rechnen. Doch schwer kranke Menschen brauchen angeblich nicht auf ihre Ernährung zu achten, meint die überwiegende Anzahl der Mediziner immer noch. Und bei hoffnungslosen Fällen sei große Mühe ohnehin vergebens. Das darf einfach nicht sein!

Erst seit wenigen Jahren wird der Einfluss unseres Mikrobioms auf die Entstehung von Krebs untersucht. Die Darmbakterien können unsere Gesundheit auf vielfältige Weise beeinflussen, indem beispielsweise Darmbakterien nicht verdauliche Kohlenhydrate zu kurzkettigen Fettsäuren verstoffwechseln. Diese sogenannten SCFAs vermindern Entzündungen im Körper, verbessern die Darmbarriere und sind eine wichtige Energiequelle für die Epithelzellen, die innerste Schicht unseres Darms. Das Darmmikrobiom spielt nach neuen Erkenntnissen auch eine zentrale Rolle bei der Regulierung körpereigener Hormone und könnte darum das Risiko maßgeblich erhöhen, hormonell bedingte Erkrankungen wie Brustkrebs zu entwickeln.

Ein gesundes Mikrobiom im Darm sorgt dafür, dass vor allem die Eierstöcke genau die richtige Menge des Enzyms ß-Glucoronidase, das für die Regulierung des Östrogenspiegels zuständig ist, produzieren. Ein Ungleichgewicht dieser Mikroorganismen kann die Arbeit des Enzyms beeinträchtigen. So sind neben einer Unter- oder Überversorgung mit freiem Östrogen auch damit zusammenhängende Erkrankungen wie Endometriose, Brust- und Prostatakrebs sowie das Polyzystische Ovarsyndrom (PCOS) möglich.

Ärzte, die in Orthomolekularmedizin ausgebildet sind, wissen, dass der gefräßige Tumor und auch diverse Medikamente erhebliche Nährstoffdefizite verursachen können. Diese werden sie durch Nahrungsergänzungsmittel versuchen aufzufangen, z. B. durch die Einnahme eines L-Carnitin-Präparats. Denn einerseits verbraucht das wuchernde Gewebe viel von diesem Eiweißbaustein und gleichzeitig schwindet er als Begleitwirkung vieler Tumor-Behandlungen.

OrthomolekularmedizinerInnen werden auch höchstwahrscheinlich die Einnahme von Vitamin D empfehlen, dazu Selen, hochwertige Omega-3-Fettsäure-Präparate und im Fall von Ödemen (Schwellungen) auch zu Albumin raten, das ebenfalls ein Eiweißbaustein ist.

Wenig bekannt ist, dass die starken Schädigungen und Schmerzen der Mundschleimhaut sowie die große Gefahr, einige Zeit nach der „Chemo“ die Zähne zu verlieren, durch den Verlust der Aminosäure L-Glutamin entstehen. Diese sollte vorsorglich und rechtzeitig ersetzt werden, wenn die Therapie aus Mitteln besteht, die bekanntermaßen die Mundschleimhaut schädigt (Kuhn & al 2010).

L-Glutamin ist reichlich in Quark enthalten, das weiße Pulver ist als Nahrungsergänzung für Sportler erhältlich und auch als frei verkäufliches Medikament namens Glutamin Verla. Menge und Einnahmemodus sollten fachärztlich empfohlen werden. Auch die Einnahme von Probiotika gilt inzwischen als unabdingbar, um die entstehende Mucositis zu verzögern und zu verringern (siehe Seite 285).

Es ist wichtig, sich selbst gut zu informieren, denn der heutige gewinnorientierte Medizinbetrieb wird die meisten vom Krebs geheilten Menschen entlassen, ohne Tipps für das weitere Leben und vor allem für den Alltag auszusprechen. Hilfe gibt das Ratgeber-Buch von Josef Beuth: „Gut durch die Krebstherapie" und das Heftchen von Uwe Gröber: „Besser durch die Krebstherapie", siehe Literaturverzeichnis Seite 292.

Das regelmäßige Genießen des Fitness-Drinks nach Ruth von Braunschweig (siehe Literaturverzeichnis Seite 292) kann eine frische und natürliche Nahrungsergänzung sein, sie hat bereits vielen KrebspatientInnen geholfen

Fitness-Drink nach Ruth von Braunschweig

- *4 Teile Karottensaft*
- *1 Teil Apfelsaft*
- *1 TL Zitronensaft, frisch*
- *1 Teelöffel Honig*
- *1-2 TL Leinöl, frisch*
- *¼ bis ½ TL Kurkumapulver*

Statt der frisch gepressten Karotten und Äpfel kann auch jeder andere hochwertige Obst- und Gemüsesaft verwendet werden. Alles gut vermischen und schluckweise trinken, bis zu zweimal am Tag.

Viele Onkologen sind noch völlig gegen die Einnahme von Vitaminpräparaten und anderer Nährstoffe, denn die Chemotherapie soll ja erst mal zerstörend wirken. Die antioxidative und aufbauende Wirkung von Vitaminen (und auch von ätherischen Ölen) wäre laut dieser Einschätzung kontraproduktiv. Es zeichnet sich jedoch in den letzten Jahren ab, dass diese, wenn sie sorgfältig mit der Medikation und den Laborbefunden der Patientinnen abgestimmt werden, sehr hilfreich und lebensverlängernd sein können. Denn ein ausgemergelter und geschwächter Körper kann sich weder gegen die Krankheit wehren, noch kann er die toxische Wirkung der Chemotherapie kompensieren.

Zu guter Letzt

Nach so vielen Worten kommen wir mit diesem umfassender als ursprünglich geplantem Werk zum Schluss.

Wir hoffen, dass wir Ihnen Inspiration und Mut mit auf den Weg geben konnten, so dass Sie ab sofort Ihr Frau-Sein noch mehr genießen können. Sollten diverse Zipperlein oder gar ernsthafte Erkrankungen Ihr Leben belasten, können ätherische und fette Öle sowie fein duftende Hydrolate in fast allen Fällen helfen. Es wäre schön, wenn wir zu dieser Überzeugung beitragen konnten.

Eine nochmalige Erinnerung an dieser Stelle: Gehen Sie immer Ihrer Nase nach, vertrauen Sie zusehends Ihrer Intuition und sehen Sie unsere Rezept-Ideen nur als einen Einstieg in die neue Wahrnehmung Ihrer Weiblichkeit. Experimentieren Sie ruhig, nehmen Sie Ihre Empfindungen ernst. Denn anders als bei gleich aussehende Pillen und Kügelchen besitzen Sie das Instrument, das Ihnen sagt, was genau in bestimmten Momenten Ihr passendes Mittel ist. Nutzen Sie dieses wundervolle Instrument, Ihren Geruchssinn, er führt Sie gewiss zu den genau richtigen Düften und Mischungen.

Wenn Sie sich an unsere empfohlenen niedrigen Dosierungen und an äußere Anwendungen halten, sind keine Fehler möglich, selbst in der sensiblen Zeit der Schwangerschaft nicht.

Sie können über den QR-Code auf der Umschlagklappe mit uns in Kontakt bleiben, wenn Sie das Bedürfnis nach Vertiefung haben. Wir werden mehrmals pro Jahr weitere wissenschaftliche Arbeiten auf den entsprechenden Seiten beschreiben und Sie an hoffentlich weiteren spannenden Entwicklungen dieser jungen Wissenschaft teilhaben lassen.

In diesem Sinne wünschen wir Ihnen schöne Duft-Erlebnisse, wundervolle Momente mit Ihrem Frau-Sein und im Falle von Herausforderungen auch eine gute Besserung!

Eliane Zimmermann und Sabrina Herber

Index

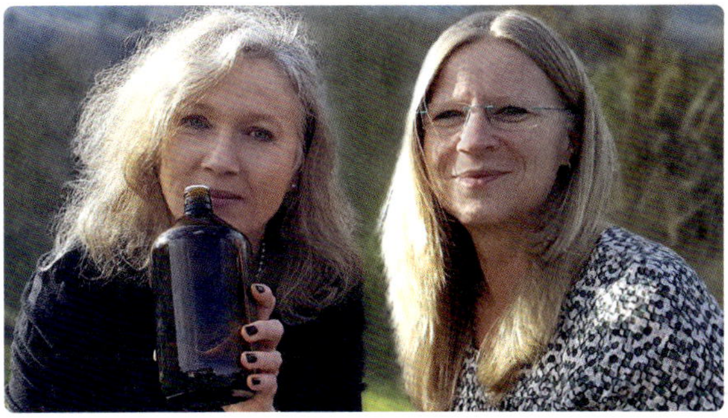

Autorinnen

Sabrina Herber & Eliane Zimmermann

Die Liebe zur Natur, Pflanzen und Düften begleitet die beiden schon von Kindheit an, sei es durch die Prägung der Urgroßmutter oder die Erinnerung an den Duft des Rasierwassers des geliebten Vaters, wenn er auf Reisen war.
Seit mehr als 30 Jahren beschäftigen sich Eliane und Sabrina mit der Heilkraft der ätherischen Öle und unterrichten interessierte Menschen, Pflegende, Therapeuten und Ärzte im verantwortungsvollen Umgang mit ätherischen Ölen. Eliane in ihrer Wahlheimat Irland und in befreundeten deutschsprachigen Schulen, Sabrina inmitten von duftenden Pflanzen und Heilkräutern im Hunsrück.
www.vivere-aromapflege.de
www.aromapraxis.de
Podcast „Aromatherapie für die Ohren"

Gemeinsam liegt uns unser aromaMAMA-Projekt am Herzen:
Wir sprechen seit Ende 2016 interessierte Eltern und BetreuerInnen in einer gut besuchten Facebook-Gruppe und auf unserer Internetseite an. Damit EinsteigerInnen bei kleinen Wehwehchen wirkungsvoll Erste Hilfe leisten können, teilen wir Rezeptideen und verantwortungsvolle Tipps.
www.aroma-mama.de • www.facebook.com/groups/aromaMAMMA
www.instagram.com/_aromamama_ • www.pinterest.de/aromamamas

Danke

Wir bedanken uns ganz herzlich bei Dorle Hamm, Ruth von Braunschweig, Sibylle Broggi-Läubli und bei Dr. Dorothee Struck für Inspirationen und Rezepturen. Bei Feliza und Thomas Kettenring bedanken wir uns für die Möglichkeit, aus einem ursprünglich geplanten kleinen Ratgeber ein umfangreiches Werk zu einem wichtigen Thema zu gestalten. Unseren treuen Leserinnen danken wir für ihre Geduld. Nicht zuletzt danken wir unseren Familien für ihre Unterstützung, wenn wir Nachteulen mal wieder kein Ende finden konnten.

Weiterführende Literatur

Beuth, Josef: Gut durch die Krebstherapie, Goldmann 2017
Bichsel-Altherr, Barbara; Brönnimann, Julia: Gemmotherapie. Die Kraft der Knospen, Verlag Eugen Ulmer 2022
Braunschweig, Ruth von: Pflanzenöle, Stadelmann Verlag 2018
Bühring, Ursel; Girsch, Michaela: Unsere besten Heilpflanzenrezepte, Verlag Eugen Ulmer 2023
Casagrande, Christina: Spagyrik: nach Alexander von Bernus, Haug Verlag 2019
Fischer, Heide: Ab 40 – Gesund und munter durch hormonelle Turbulenzen, Nymphenburger 2016
Fischer-Rizzi, Susanne: Himmlische Düfte – Aromatherapie, AT Verlag 2011
Gröber, Uwe; Kisters, Klaus: Besser durch die Krebstherapie, Wissenschaftliche Verlagsgesellschaft 2015
Herber, Sabrina: Aromatherapie in der häuslichen Pflege, Joy Verlag 2017
Herber, Sabrina: Basics Ätherische Öle, Joy Verlag 2018
Herber, Sabrina; Zimmermann, Eliane: Aromatherapie für Kinder, Verlag Eugen Ulmer 2018
Herber, Sabrina; Zimmermann, Eliane: Aromatherapie für Kopf und Seele Verlag Eugen Ulmer, 2022
Hönig, Sabine; Kutschera, Ursula: Aromaküche, Stocker Verlag 2012
Scheuernstuhl, Annelie; Hild, Anne: Natürliche Hormontherapie, Kamphausen 2010
Stadelmann, Ingeborg: Die Hebammen-Sprechstunde; Stadelmann Verlag 2018
Struck, Dorothee: Verhüten ohne Hormone, Stadelmann Verlag 2019
Thumm, Anusati; Kettenring, Maria M.: Waldmedizin, Verlag Eugen Ulmer 2024
Wabner, Dietrich; Beier Christiane: Aromatherapie, Elsevier Verlag 2012
Thumm, Anusati; Zeh, Katharina: Handbuch, Ätherische Öle
Zimmermann, Eliane: Hydrolate – Pflanzenwässer, die vergessene Dimension der Aromatherapie, Grasl 2018
Zimmermann, Eliane: Aromatherapie für Pflege- und Heilberufe, Haug Verlag 2022
Zimmermann, Eliane: Aromapflege für Sie, Trias Verlag 2016
Zimmermann, Eliane; Herber, Sabrina Aromapraxis für Pflege- und Heilberufe, Haug Verlag 2024
Zimmermann, Eliane: Aromatherapie – Die Heilkraft ätherischer Pflanzenöle, Irisiana Verlag 2016
Zimmermann, Eliane; Herber, Sabrina Aromatherapie: Begleitung bei Tumorerkrankungen, Eigenverlag 2023

Lernmaterial:

Herber, Sabrina; Zimmermann Eliane: Poster und aromaMAMA Magazin
www.aroma-mama.de

Weitere Infos und Podcasts

www.aromapraxis.de
www.olionatura.de
www.vivere-aromapflege.de

Laboradressen: Aromatogramme

Biovis Diagnostic MVZ, Limburg, www.biovis.de
Labor L & S Enterosan, Bad Bocklet-Großenbach, www.labor-ls.de
Ganzimmun Diagnostic AG, Mainz, www.ganzimmun.de

Apotheken, die Aromatogramme bearbeiten

OK Apotheke am Kolpingplatz, Karlsruhe
www.ok-apotheke-karlsruhe.de
Hessel Apotheke, Wiesloch
www.hessel-apotheke.de
Licht Apotheke, Eckernförde
www.die-licht-apotheke.de
Burg-Apotheke, Königstein
www.apotheke-koenigstein-app.de

Gynäkologinnen

Dr. med. Dorothee Struck
www.frauengesundheit-kiel.de
Heide Fischer
www.frauen-naturheilkunde.de

Bezugsquellennachweis

Äth. Öle, Hydrolate, Fette Öle:

Aetherio love & science: www.aetherio.de: Aromasprays für Babys, Kinder und Eltern
Arteverde: www.arteverde.at: äth. Öle
Bahnhof-Apotheke: www.bahnhof-apotheke.de: Fertige Aromapflegemischungen, Hydrolate ohne Alkohol, ätherische Öle
Bergila: www.bergila.com: Kleine, aber feine Auswahl ätherischer Öle
Bio Planète, Ölmühle Moog: www.bioplanete.com: Pflanzenöle in guter Qualität
Bruno Zimmer: www.brunozimmer.de: Bio-Pflanzenöle
Doris Karadar Aromapflege: www.doriskaradar.it: Acetum aromaticum, Doris Karadar Aromacare, Demeter-Hydrolate und ätherische Öle, Gemmotherapie
Evelyn Deutsch: www.aromapflege.com: Cremedosen, Roll-Ons, ätherische Öle von Farfalla, Aromapflegemischungen
Farfalla: www.farfalla.eu: Ätherische Öle, ketonarmes Salbeiöl, Hydrolate ohne Alkohol, neutrales Duschgel, elektr. Duftgeräte
Feeling: www.feeling.at: Ätherische Öle, Hydrolate ohne Alkohol, neutrales Duschgel, CBD-Öl, elektrische Duftgeräte
Florentia: www.florentia.ch: Ätherische Öle, Inhalierstifte und Hydrolate ohne Alkohol
Jophiel: www.jophiel-aromaoele.de: Ätherische Öle, Hydrolate ohne Alkohol
Maienfelser Naturkosmetik: www.maienfelser-naturkosmetik.de: Ätherische Öle, Hydrolate, Rohstoffe
Neumond: www.neumond.de: Ätherische Öle, fertige Aromapflegemischung für den Pflegebereich
Oshadhi: www.oshadhi.com: Große Auswahl Hydrolate und ätherische Öle
Primavera: www.primaveralife.com: Ätherische Öle, Pflanzenöle, fertige Aromapflegemischung, Hydrolate mit Alkohol, elektrische Duftgeräte
ViVere: www.shop-vivere.de: Ätherische Öle, Premium Hydrolate und Acetum aromaticum von Doris Karadar
Taoasis: www.taoasis.de: Ätherische Öle, Ätherische Öle für die Aromaküche - zertifiziert als Lebensmittel
Vegaroma: www.vegaroma.de: Ätherische Öle für die Aromaküche – zertifiziert als Lebensmittel
Wadi: www.etherischeoele.de: Ätherische Öle, Hydrolate ohne Alkohol

Rohstoffe, Zubehör, Heilmittel:

Alexmo cosmetics: www.alexmo-cosmetics.de: Undecane und Tridecane (Cetiol®Ultimate)
Aliacura: www.aliacura.de: Undecane und Tridecane (Cetiol®Ultimate)
Aroma-Zone: www.aroma-zone.com: Roll-Ons, Döschen, Xanthan, Inhalierstifte und viele weitere Rohstoffe
Brennnessel-München: www.brennnessel-muenchen.de: Zubehör, Zäpfchenhülsen
Ceres: www.ceresheilmittel.de: Hochwertige, besonders wirksame Urtinkturen
Fitomedical: www.fitomedical.com: Hochwertige Gemmotherapie-Produkte
Heidak: www.heidak.eu: Hochwertige spagyrische Tinkturen, Gemmotherapie-Produkte
Maria Rose: www.maria-rose.de: Spezielle Naturkosmetik bei Rosacea und ähnlichen Hautproblemen
Pekana: www.pekana.de: homöopathisch-spagyrische Komplexmittel, insbesondere bei Frauen-Problemen
Phytomed: www.phytomed.ch: Hochwertige Gemmotherapie-Produkte, ätherische Öle und Rohstoffe
Phytopharma: www.phytopharma.at: Hochwertige Gemmotherapie-Produkte
Rosa Heinz: www.rosa-heinz.de: Cremedosen, Sprühflaschen, Roll-Ons
Soluna: www.soluna.de: Hochwertige spagyrische Tinkturen, andere Spagyrik
Sonett: www.sonett.eu: Pflanzliche Desinfektionsmittel, Seife und Haushaltsreiniger
Spagyros: www.spagyros.de: Hochwertige spagyrische Tinkturen, Gemmotherapie-Produkte

Quellenverzeichnis:

Abedi P, Najafian M, Yaralizadeh M, Namjoyan F. Effect of fennel vaginal cream on sexual function in postmenopausal women: A double blind randomized controlled trial. Journal of Medicine and Life Vol. 11, Issue 1, January-March 2018, pp.24-28

Alijaniha F, Naseri M, Afsharypuor S, Fallahi F, Noorbala A, Mosaddegh M, Faghihzadeh S, Sadrai S. Heart palpitation relief with Melissa officinalis leaf extract: double blind, randomized, placebo controlled trial of efficacy and safety. J Ethnopharmacol. 2015 Apr 22;164378-84

Auerbach L, Rakus J, Bauer C, Gerner C, Ullmann R, Wimmer H, Huber J. Pomegranate seed oil in women with menopausal symptoms: a prospective randomized, placebo-controlled, double-blinded trial. Menopause. 2012 Apr;19(4):426-32

Bahrami T, Rejeh N, Heravi-Karimooi M, Vaismoradi M, Tadrisi SD, Sieloff C. Effect of aromatherapy massage on anxiety, depression, and physiologic parameters in older patients with the acute coronary syndrome: A randomized clinical trial. Int J Nurs Pract. 2017 Oct 25

Bakhtshirin F, Abedi S, YusefiZoj P, Razmjooee D. The effect of aromatherapy massage with lavender oil on severity of primary dysmenorrhea in Arsanjan students. Iran J Nurs Midwifery Res. 2015 Jan-Feb;20(1):156-60

Barrett J, Gonzalez S, Sarantis H, Varshavsky J. Gestörte Weiblichkeit – Endokrine Disruptoren und das weibliche Fortpflanzungssystem. Ein Bericht über den Workshop "The Women's Reproductive Health and the Environment". www.wecf.eu 2. Auflage; München 2012

Blowman K, Magalhães M, Lemos MFL, Cabral C, Pires IM. Anticancer Properties of Essential Oils and Other Natural Products. Evid Based Complement Alternat Med. 2018 Mar 25;2018:3149362

Bokaie M, Farajkhoda T, Enjezab B, Khoshbin A, Karimi-Zarchi M. Oral fennel (Foeniculum vulgare) drop effect on primary dysmenorrhea: Effectiveness of herbal drug. Iran J Nurs Midwifery Res. 2013 Mar;18(2):128-32

Braunschweig R. von Pflanzenöle, Stadelmann Verlag, 2018

Broggi-Läubli S. Kursunterlagen Hormone in Aufruhr; Sela Schule für integrale Gesundheit und Aromatherapie. Bern 2018

Buchner E. Der Mann und seine Hormone. Familienverlag Buchner Kleinsendelbach. 2016

BUND: Mikroplastik und andere Kunststoffe in Kosmetika Einkaufsratgeber. BUND August 2019

BUND: Achtung Hormongifte. BUND Dezember 2018 Burgerstein UP, Schurgast H, Zimmermann MB. Handbuch Nährstoffe. Trias Verlag, Stuttgart 2012

Carson CF, Tisserand R, Larkman T. Lack of evidence that essential oils affect puberty. Letter to the Editor. Reproductive Toxicology Vol 44, April 2014, 50-51

Cheraghbeigi N, Modarresi M, Rezaei M, Khatony A. Comparing the effects of massage and aromatherapy massage with lavender oil on sleep quality of cardiac patients: A randomized controlled trial. Complement Ther Clin Pract. 2019 May;35:253-258

Chernev T. Coriolus-MRL supplementation in patients infected with low-risk and high-risk HPV subtypes - Bulgarian experience, 3rd Congress of Gynecologists and obstetricians of Macedonia, 16–19 May, 2013

Chopin Lucks B. Vitex agnus castus essential oil and menopausal balance: a research update [Complementary Therapies in Nursing and Midwifery 8 (2003) 148-154]. Complement Ther Nurs Midwifery. 2003 Aug;9(3):157-60

Conrad P, Adams C. The effects of clinical aromatherapy for anxiety and depression in the high risk postpartum woman – A pilot study. Complementary Therapies in Clinical Practice. June 2012 1-5

Cordell B, Buckle J. The effects of aromatherapy on Nikotine craving on a U.S. campus: a small comparison study. J Altern Complement Med. 2013 Aug;19(8):709-13

Cornwell PA, Barry BW. Sesquiterpene components of volatile oils as skin penetration enhancers for the hydrophilic permeant 5-fluorouracil. J Pharm Pharmacol 1994; 46: 261–269

Cussotto S, Clarke G, Dinan TG, Cryan JF. Psychotropics and the Microbiome: a

Darsareh F, Taavoni S, Joolaee S, Haghani H. Effect of aromatherapy massage on menopausal symptoms: a randomized placebo-controlled clinical trial. Menopause. 2012 Apr 30

Davis P. Aromatherapie von A bis Z. Goldmann Verlag München 2008

de Menezes-Filho JER, de Souza DS, Santos-Miranda A, Cabral VM, Santos JNA, Cruz JDS, de Araujo AM, de Vasconcelos CM.

L. Nerol Attenuates Ouabain-Induced Arrhythmias. Evid Based Complement Alternat Med 2019, 5935921

Delic A. Einfluss des ätherischen Öls der Römischen Kamille auf den Menschen nach Inhalation. Diplomarbeit Universität Wien 2015

Dong JY, Qin LQ, Zhang Z, Zhao Y, Wang J, Arigoni F, Zhang W. Effect of oral L-arginine supplementation on blood pressure: A meta-analysis of randomized, double-blind, placebo-controlled trials. Am Heart J, 2011

Doty RL. Clinical Studies of Olfaction. Chemical Senses, Volume 30, Issue suppl_1, i207–i209(2005)

Dwivedi, S Chopra D: Revisiting Terminalia arjuna – An Ancient Cardiovascular Drug. J Tradit Complement Med. 2014 Oct-Dec; 4(4): 224–231

Ehmann R, Boedeker E, Friedrich U, Sagert J, Dippon J, Friedel G, Walles T: Canine scent detection in the diagnosis of lung cancer: revisiting a puzzling phenomenon. Eur Respir J. 2012 Mar;39(3):669-76

Erb M, Veyrat N, Robert CA, Xu H, Frey M, Ton J, Turlings TC. Indole is an essential herbivore-induced volatile priming signal in maize. Nat Commun. 2015 Feb 16;6:6273

Ferrie JE, Shipley MJ, Cappuccio FP, Brunner E, Miller MA, Kumari M, Marmot MG. A prospective study of change in sleep duration: associations with mortality in the Whitehall II cohort. Sleep. 2007 Dec;30(12):1659-66

Fülling C, Dinan TG, Cryan JF. Gut Microbe to Brain Signaling: What Happens in Vagus….Neuron. 2019 Mar 20;101(6):998-1002

Gao S, Singh J: In vitro percutaneous absorption enhancement of a lipophilic drug tamoxifen by terpenes. J Control Release. 1998 Feb 12;51(2–3):193–199

Gautam N, Mantha AK, Mittal S. Essential oils and their constituents as anticancer agents: a mechanistic view. Biomed Res Int. 2014

Ghiasi A, Bagheri L, Haseli A. A Systematic Review on the Anxiolytic Effect of Aromatherapy during the First Stage of Labor. J Caring Sci. 2019 Mar 1;8(1):51-60

Göbel H, Heinze A, Heinze-Kuhn K, Göbel A, Göbel C. Peppermint oil in the acute treatment of tension-type headache. Schmerz. 2016 Jun;30(3):295-310

Han SH, Hur MH, Buckle J, Choi J, Lee MS. Effect of aromatherapy on symptoms of dysmenorrhea in college students: A randomized placebo-controlled clinical trial. J Altern Complement Med. 2006 Jul-Aug;12(6):535-41

Hardman WE, Primerano DA, Legenza MT, Morgan J, Fan J, Denvir J. Dietary walnut altered gene expressions related to tumor growth, survival, and metastasis in breast cancer patients: a pilot clinical trial. Nutr Res. 2019 Mar 10

Harris B. Menthol: A review of its thermoreceptor interactions and their therapeutic applications. The International Journal of Aromatherapy (2006) 16, 117–131

Hashemi SH, Hajbagheri A, Aghajani M: The Effect of Massage With Lavender Oil on Restless Leg Syndrome in Hemodialysis Patients: A Randomized Controlled Trial. Nurs Midwifery Stud. 2015 December; 4(4): e29617

Hawrelak J. Using herbal medicines to modify the microbiota. Conference Proceedings Botanica2018, Brighton 2018

Hay IC, Jamieson M, Ormerod AD. Randomized trial of aromatherapy. Successful treatment for alopecia areata. Arch Dermatol. 1998 Nov;134(11):1349-52

Henley DV, Korach KS. Physiological effects and mechanisms of action of endocrine disrupting chemicals that alter estrogen signaling. Hormones (Athens). 2010 Jul-Sep;9(3):191-205

Henley DV, Lipson N, Korach KS, Bloch CA. Prepubertal gynecomastia linked to lavender and tea tree oils. N Engl J Med. 2007 Feb 1;356(5):479-85

Heydari N, Abootalebi M, Jamalimoghadam N, Kasraeian M, Emamghoreishi M, Akbarzadeh M. Investigation of the effect of aromatherapy with Zitrus aurantium blossom essential oil on premenstrual syndrome in university students: A clinical trial study. Complement Ther Clin Pract. 2018 Aug;32:1-5 [Heydari & al a]

Heydari N, Abootalebi M, Jamalimoghadam N, Kasraeian M, Emamghoreishi M, Akbarzaded M. Evaluation of aromatherapy with essential oils of Rosa damascena for the management of premenstrual syndrome. Int J Gynaecol Obstet. 2018 Aug;142(2):156-161 [Heydari & al b]

Heydarirad G, Keyhanmehr AS, Mofid B, Nikfarjad H, Mosavat SH. Efficacy of aromatherapy with Rosa damascena in the improvement of sleep quality of cancer patients: A randomized controlled clinical trial. Complement Ther Clin Pract. 2019 May;35:57-61

Holford P. Balancing your Hormones. Piatkus. London 2013

Holland RW, Hendriks M, Aarts H. Smells like clean spirit. Nonconscious effects of scent on cognition and behavior. Psychol Sci. 2005 Sep;16(9):689-93

Hwang E, Shin S. The effects of aromatherapy on sleep improvement: a systematic literature review and meta-analysis. J Altern Complement Med. 2015 Feb;21(2):61-8

Igarashi M, Song C, Ikei H, Ohira T, Miyazaki Y. Effect of olfactory stimulation by fresh rose flowers on autonomic nervous activity. J Altern Complement Med. 2014 Sep;20(9):727-31

Imura M, Misao H, Ushijima H. The psychological effects of aromatherapy-massage in healthy postpartum mothers. J Midwifery Womens Health. 2006 Mar-Apr;51(2):e21-7

Jameson KG, Hsiao EY. Linking the Gut Microbiota to a Brain Neurotransmitter. Trends Neurosci. 2018 Jul;41(7):413-414

Jagfeld EP. Frauenheilkunde natürlich. BoD 2014

Ju MS, Lee S, Bae I, Hur MH, Seong K, Lee MS. Effects of Aroma Massage on Home Blood Pressure, Ambulatory Blood Pressure, and Sleep Quality in Middle-Aged Women with Hypertension. Evidence-Based Complementary and Alternative Medicine, Vol 2013, Article ID 403251

Jung DJ, Cha JY, Kim SE, Ko IG, Jee YS. Effects ofYlang-Ylang aroma on blood pressure and heart rate in healthy men. J Exerc Rehabil. 2013 Apr;9(2):250-5

Kabuto H, Yamanushi TT. Effects of zingerone [4-(4-hydroxy-3-methoxyphenyl)-2-butanone] and eugenol [2-methoxy-4-(2-propenyl)phenol] on the pathological progress in the 6-hydroxidopamine-induced Parkinson's disease mouse model. Neurochem Res. 2011 Dec;36(12):2244-9

Kabuto H, Tada M, Kohno M. Eugenol[2-methoxy-4-(2-propenyl)phenol] prevents 6-hydroxidopamine-induced dopamine depression and lipid peroxidation inductivity in mouse striatum. Biol Pharm Bull. 2007 Mar;30(3):423-7

Kalbermatten R. Wesen und Signatur der Heilpflanzen: Die Gestalt als Schlüssel zur Heilkraft der Pflanzen. AT Verlag 2019

Karsten H. Duft-Farb-Ton-Therapie bei psychosomatischen Erkrankungen. Ein neuer Weg gegen den Tablettenmissbrauch. Haug, Heidelberg 1978

Käser H: https://www.olionatura.com/dekorative-kosmetik/cream-to-powder-produkte/ abgerufen am 14. Mai 2019

Kim IH, Kim C, Seong K, Hur MH, Lim HM, Lee MS. Essential Oil Inhalation on Blood Pressure and Salivary Cortisol Levels in Prehypertensive and Hypertensive Subjects. Evidence-Based Complementary and Alternative Medicine Vol 2012, Article ID 984203

Kleine-Gunk B, Imgrund B. Ihr Einkaufsführer Phytoöstrogene: Mit Pflanzenhormonen gesund und fit durch die Wechseljahre. Haug Verlag Stuttgart 2003

Köchlin F. „PflanzenPalaver: Belauschte Geheimnisse der botanischen Welt"; Lenos 2013

Konrad K, Firk C, Uhlhaas PJ. Brain development during adolescence: neuroscientific insights into this developmental period. Dtsch Arztebl Int 2013; 110(25): 425–31

Kranjčec B, Papeš D, Altarac S. D-mannose powder for prophylaxis of recurrent urinary tract infections in women: a randomized clinical trial. World J Urol. 2014 Feb;32(1):79-84

Kuhathasan N, Dufort A, MacKillop J, Gottschalk R, Minuzzi L, Frey BN. The use of cannabinoids for sleep: A critical review on clinical trials. Exp Clin Psychopharmacol. 2019 May 23

Kuhn KS, Muscaritoli M, Wischmeyer P, Stehle P. Glutamine as indispensable nutrient in oncology: experimental and clinical evidence. Eur J Nutr. 2010 Jun;49(4):197-210

Lavender and Tea Tree Oil Appear to Be Hormone Disruptors. Pressemeldung ENDO 2018

Le Faou M, Beghe T, Bourguignon E, Dei Tos S, Dupre T, Saunier M, Scaravelli J. The effects of the application of Dermasport plus Solution Cryo in physiotherapy. The International Journal of Aromatherapy (2005) 15, 123-28

Lobmaier JS, Fischbacher U, Wirthmüller U, Knoch D. The scent of attractiveness: levels of reproductive hormones explain individual differences in women's body odour. Proc Biol Sci. 2018 Sep 12;285(1886)

Lundström JN, Mathe A, Schaal B, Frasnelli J, Nitzsche K, Gerber J, Hummel T. Maternal status regulates cortical responses to the body odor of newborns. Front. Psychol., 05 Sep 2013

Maruyama N, Tansho-Nagakawa S, Miyazaki, C, Shimomura K, Ono Y, Abe S. Inhibition of Neutrophil Adhesion and Antimicrobial Activity by Diluted Hydrosol Prepared from Rosa damascena. Biol Pharm Bull 2017; 40(2): 161–168

Marzouk TM, El-Nemer AM, Baraka H. The effect of aromatherapy abdominal massage on alleviating menstrual pain in nursing students: a prospective randomized cross-over study. Evid Based Complement Alternat Med. 2013;2013:742421

Matsumoto T, Kimura T, Hayashi T. Does Japanese Zitrus Fruit Yuzu (Zitrus junos Sieb. ex Tanaka) Fragrance Have Lavender-Like Therapeutic Effects That Alleviate Premenstrual Emotional Symptoms? A Single-Blind Randomized Cross-over Study. J Altern Complement Med. 2017 May 8

McCulloch M, Jezierski T, Broffman M, Hubbard A, Turner K, Janecki T: Diagnostic accuracy of canine scent detection in early- and late-stage lung and breast cancers. Integr Cancer Ther. 2006 Mar;5(1):30-9

Meier B, Berger D, Hoberg E, Sticher O, Schaffner W. Pharmacological activities of Vitex agnus-castus extracts in vitro. Phytomedicine. 2000 Oct;7(5):373-81

Melli SM, Rashidi MR, Delazar A, Madarek E, Kargar Maher MH, Ghasemzadeh A, Sadaghat K, Tahmasebi Z. Effect of peppermint water on prevention of nipple cracks in lactating primiparous women: a randomized controlled trial. Int Breastfeed J. 2007 Apr 19;2:7

Mieritz MG, Rakêt LL, Hagen CP, Nielsen JE, Talman MLL, Petersen JH, Sommer SH, Main KM, Jørgensen N, Juul A. A Longitudinal Study of Growth, Sex Steroids, and IGF-1 in Boys With Physiological Gynecomastia. The Journal of Clinical Endocrinology & Metabolism, Volume 100, Is 10, 1 October 2015, 3752–375

Mori TA, Bao DQ, Burke V, Puddey VIB, Beilin LJ. Docosahexaenoic acid but not eicosapentaenoic acid lowers ambulatory blood pressure and heart rate in humans. In: Hypertension. 34(2), 1999, S. 253–60

Moss M, Bussey L, Moss L."I really must post that letter!"– Enhancing prospective memory in the over 60s through exposure to rosemary aroma. Conference Proceedings Botanica2016, September 2016

Moss M, Smith E, Milner M, McCready J. Acute ingestion of rosemary water: Evidence of cognitive and cerebrovascular effects in healthy adults. J Psychopharmacol. 2018 Dec;32(12):1319-1329

Murakami S, Shirota T, Hayashi S, Ishizuka B. Aromatherapy for outpatients with menopausal symptoms in obstetrics and gynecology. J Altern Complement Med. 2005 Jun;11(3):491-4

Nair S A, Sr RK, Nair AS, Baby S. Zitrus peels prevent cancer. Phytomedicine. 2018 Nov 15;50:231-237

Nakamura A & al: Stress Repression in Restrained Rats by (R)-(–)-Linalool Inhalation and Gene Expression Profiling of Their Whole Blood Cells. J. Agric. Food Chem., 2009, 57 (12), pp 5480–5485

Netzwerk Achtsame Wirtschaft; https://achtsame-wirtschaft.de/a-l-i-achtsamkeits-glocken.html; abgerufen am 14.06.2019

Oliva A, Costantini S, De Angelis M, Garzoli S, Božović M, Mascellino MT, Vullo V, Ragno R. High Potency of Melaleuca alternifolia Essential Oil against Multi-Drug Resistant Gram-Negative Bacteria and Methicillin-Resistant Staphylococcus aureus. Molecules. 2018 Oct 9;23(10)

Orchard A, van Vuuren S. Commercial Essential Oils as Potenzial Antimicrobials to Treat Skin Diseases. Evidence-Based Complementary and Alternative Medicine Vol 2017, Article ID 4517971

Ou MC, Hsu TF, Lai AC, Lin YT, Lin CC. Pain relief assessment by aromatic essential oil massage on outpatients with primary dysmenorrhea: a randomized, double-blind clinical trial. J Obstet Gynaecol Res. 2012 May;38(5):817-22

Pinto JM, Wroblewski KE, Kern DW, Schumm LP, McClintock MK. (2014) Olfactory Dysfunction Predicts 5-Year Mortality in Older Adults. PLoS ONE 9(10): e107541

Ramona Bohusch: Biological activities of essential oils: An update. Diplomarbeit Pharmazie Universität Wien 2014

Rho, K., Han, S., Kim, K. & Lee, M. (2006). Effects of aromatherapy massage on anxiety and self esteem in Korean elderly women: A pilot study. International Journal of Neuroscience, 116, 1447-1455

Rohner A, Ried K, Sobenin IA, Bucher HC, Nordmann AJ. A Systematic Review and Metaanalysis on the Effects of Garlic Preparations on Blood Pressure in Individuals With Hypertension. Am J Hypertens. 2014 Sep 18

Richtel M, Jacobs A. https://www.nytimes.com/2019/04/06/health/drug-resistant-candida-auris.html abgerufen 7.4.2019

Salmalian H, Saghebi R, Moghadamnia AA, Bijani A, Faramarzi M, Nasiri Amiri F, Bakouei F, Behmanesh F, Bekhradi R. Comparative effect of thymus vulgaris and ibuprofen on primary dysmenorrhea: A triple-blind clinical study. Caspian J Intern Med. 2014 Spring;5(2):82-8

Santos PS, Schinemann JA, Gabardo J, Bicalho Mda, G. New evidence that the MHC influences odor perception in humans: a study with 58 Southern Brazilian students". Horm Behav. 47 (4): 384–8(2005)

Scheuernstuhl A, Hild A. Natürliche Hormontherapie: Alles Wissenswerte über Hormone, die Ihre Gesundheit ins Gleichgewicht bringen. Aurum Verlag Bielefeld 2014

Schmidt K, Podmore I. Current Challenges in Volatile Organic Compounds Analysis as Potenzial Biomarkers of Cancer. Journal of Biomarkers; Vol 2015: 981458

Schnitzler P, Schön K, Reichling J. Antiviral activity of Australian tea tree oil and Eucalyptus oil against herpes simplex virus in cell culture. Pharmazie 56 (2001) 345 – 349

Schnitzler P, Schuhmacher A, Astani A, Reichling J (2008) Melissa officinalis oil affects infectivity of enveloped herpesviruses. Phytomedicine, 15, 734-40

Schuhmacher A, Reichling J, Schnitzler P. Virucidal effect of peppermint oil on the envelopped viruses herpes simplex virus type 1 and type 2 in vitro. Phytomedicine 10, 504-510, 2003

Schulte-Uebbing C, Schlett S. Vitamin D in der gynäkologischen Praxis. CoMed 3/10

Seol GH, Lee YH, Kang P, You JH, Park M, Min SS. Randomized controlled trial for Salvia sclarea or Lavandula angustifolia: differenzial effects on blood pressure in female patients with urinary incontinence undergoing urodynamic examination. J Altern Complement Med. 2013 Jul;19(7):664-70

Seol GH, Shim HS, Kim PJ, Moon HK, Lee KH, Shim I, Suh SH, Min SS. Antidepressant-like effect of Salvia sclarea is explained by modulation of dopamine activities in rats. J Ethnopharmacol. 2010 Jul 6;130(1):187-90

Shannon S, Lewis N, Lee H, Hughes S. Cannabidiol in Anxiety and Sleep: A Large Case Series. Perm J. 2019;23:18-041

Sharma D, Singh VP, Singh NK. A Review on Phytochemistry and Pharmacology of Medicinal as well as Poisonous Mushrooms. Mini Rev Med Chem. 2018;18(13):1095-1109

Stadelmann I. Nachtkerzen- und Granatapfelsamenöl – Kostbare Begleiter von der Wiege bis ins hohe Alter. Forum Essenzia 2006, Ausgabe 29

Stumpe B. Hormone im Acker: Östrogene aus der Pille sind abbauresistent. Pressemeldung Ruhr-Universität Bochum. 20.1.2011 https://idw-online.de/de/news405231 (abgerufen am 23.4.2019)

Taavoni S, Darsareh F, Joolaee S, Haghani H: The effect of aromatherapy massage on the psychological symptoms of postmenopausal Iranian women. Complement Ther Med. 2013 Jun;21(3):158-63

Tamschick S, Rozenblut-Koscisty B, Ogielska M, Lehmann A, Lymberakis P, Hoffmann F, Lutz I, Kloas W, Stöck M. Sex reversal assessments reveal different vulnerability to endocrine disruption between deeply diverged anuran lineages. Scientific Reports 6(2016) art.23825

Tierno PM, Hanna BA. Propensity of Tampons and Barrier Contraceptives to Amplify Staphylococcus aureusToxic Shock Syndrome Toxin-I. Infect Dis Obstet Gynecol. 1994; 2(3): 140–145

Tillett J, Ames D. The uses of aromatherapy in women's health. J Perinat Neonatal Nurs. 2010 Jul-Sep;24(3):238-45

Tisserand R, Young R. Essential Oil Safety. Edinburgh. Churchill Livingstone 2014

Tisserand R. Can essential oils raise blood pressure? https://roberttisserand.com/2010/08/can-essential-oils-raise-blood-pressure. August 31st, 2010 Abgerufen 20. Feb 2019

Uehleke B, Schaper S, Dienel A, Schlaefke S, Stange R. Phase II trial on the effects of Silexan in patients with neurasthenia, post-traumatic stress disorder or somatization disorder. Phytomedicine. 2012 Jun 15;19(8-9):665-71

Umweltbundesamt: Phthalate - Die nützlichen Weichmacher mit den unerwünschten Eigenschaften. Umweltbundesamt Februar 2007

Umweltbundesamt: www.umweltbundesamt.de/themen/mikroplastik-in-kosmetika-was-ist-das vom 16.3.2016, abgerufen 3. Mai 2019

Vuuren van SF, Suliman S, Viljoen AM. The antimicrobial activity of four commercial essential oils in combination with conventional antimicrobials. Lett Appl Microbiol. 2009 Apr;48(4):440-6

Arzt V. „Kluge Pflanzen: Wie sie locken, lügen und sich wehren"; Goldmann Verlag München 2011

Watzl B, Leizmann C. Bioaktive Substanzen in Lebensmitteln. Hippokates Verlag Stuttgart 2005

Wedekind C, Seebeck T, Bettens F, Paepke A J. MHC-dependent mate preferences in humans". Proc Biol Sci. 260 (1359): 245–249(1995)

Williams AC, Barry BW. Terpenes and the lipid-protein-partitioning theory of skin penetration enhancement. Pharm Res 1991; 8: 17–24

Wilson AD, Baietto M. Advances in Electronic-Nose Technologies Developed for Biomedical Applications. Sensors 2011, 11(1), 1105-1176

Wink M. Wie funktionieren Phytopharmaka – Wirkmechanismen der Vielstoffgemische. Zeitschrift für Phytotherapie 2005; 26: 262–270)

Yang C, Chen H, Chen H, Zhong B, Luo X, Chun J. Antioxidant and Anticancer Activities of Essential Oil from Gannan Navel Orange Peel. Molecules. 2017 Aug 22;22(8)

Zhao K, Singh J. Mechanism(s) of in vitro percutaneous absorption enhancement of tamoxifen by enhancers. J Pharm Sci 2000; 89: 771–780

50plus.de https://m.50plus.de/article/tipps-zum-ueberstehen-der-wechseljahre.html abgerufen am 10.07.2019

Bildnachweis

Mit freundlicher Genehmigung:
Umschlag: U1 © mauritius images: Paul Tomlins, U4 Adobe Stock;
Klappe: © Sabrina Herber, © Eliane Zimmermann
Inhalt:
© Martina Kraus (www.schmueckende-heilkraeuter.de): Seite 190
© EcoYou (www.ecoyou.de): S. 64
© Sabrina Herber: Seite 30, 145, 201, 202, 203, 223, 236, 241, 242, 291
© Eliane Zimmermann: Seite 39 (Grafik), 54, 86, 107, 113, 174, 180, 231 Mitte, 231 re, 251, 263
© Niki Steidl: Seite 291 (Autorinnenfoto)
AdobeStock: Seite 13; 17,21,22,25,36/37,41, 45, 71, 72, 77, 79, 80, 89, 92, 109, 112, 115, 117, 126, 139, 141, 142, 143, 149, 150, 161, 165, 166, 171, 176, 178, 182, 184, 187, 196, 204, 213, 229, 231 li, 233, 257, 258, 268; Shutterstock: Seite 100, 137; Unsplash Photo by Toa Heftiba on: Seite 119
Hintergründe: AdobeStock, Shutterstock

Impressum

Die in diesem Buch enthaltenen Empfehlungen und Angaben sind von den Autorinnen mit größter Sorgfalt zusammengestellt und geprüft worden. Eine Garantie für die Richtigkeit der Angaben kann aber nicht gegeben werden. Autorinnen und Verlag übernehmen keine Haftung für Schäden und Unfälle. Bitte setzen Sie bei der Anwendung der in diesem Buch enthaltenen Empfehlungen Ihr persönliches Urteilsvermögen ein.
Der Verlag Eugen Ulmer ist nicht verantwortlich für die Inhalte der im Buch genannten Websites.

Bibliografische Information der Deutschen Nationalbibliothek
Die Deutsche Nationalbibliothek verzeichnet diese Publikation in der Deutschen Nationalbibliografie; detaillierte bibliografische Daten sind im Internet über http://dnb.d-nb.de abrufbar.

Wollgrasweg 41, 70599 Stuttgart (Hohenheim)
E-Mail: info@ulmer.de
Internet: www.ulmer-verlag.de
Lektorat: Sabine Zürn, Wasserburg (Bodensee)
Satz und Layout: Feliza K.-von Beckerath
Umschlag-Gestaltung: Eliane Zimmermann, Feliza K.-von Beckerath
Druck: AZ Druck und Datentechnik GmbH, Kempten

FSC
www.fsc.org
MIX
Papier | Fördert gute Waldnutzung
FSC® C008457

ISBN 978-3-8186-2415-6